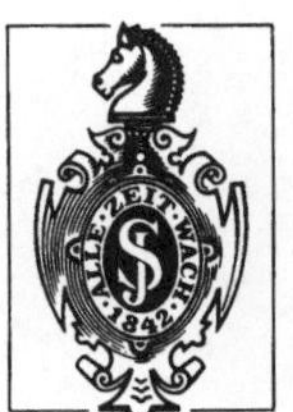

Die wissenschaftlichen Grundlagen des Gelenkersatzes

Herausgegeben von

S. A. V. Swanson und M. A. R. Freeman

Übersetzt von H. Krahl und H. Roesler

Mit 81 Abbildungen

Springer-Verlag
Berlin Heidelberg New York 1979

S.A.V. Swanson, D Sc(Eng), PhD, DIC, ACGI, MIMechE,
Professor of Biomechanics, Imperial College of Science and
Technology, Department of Mechanical Engineering, Exhibition Road, GB-London SW7 2BX

M.A.R. Freeman, MD, MB, BCh, BA, FRCS, The London
Hospital Medical College, University of London, Bone and
Joint Research Unit, Arthritis and Rheumatism Council
Building, 25—29 Ashfield Street, GB-London E1 2AD

Übersetzer: Professor Dr. H. Krahl, Professor Dr. H. Roesler,
Orthopädische Klinik und Poliklinik der Universität Heidelberg, 6900 Heidelberg-Schlierbach

Übersetzung aus dem Englischen. Originaltitel: The Scientific Basis of
Joint Replacement © 1977 Pitman Medical Publishing Co. Ltd., Tunbridge Wells, Kent

ISBN 978-3-642-51047-2   ISBN 978-3-642-51046-5 (eBook)
DOI 10.1007/978-3-642-51046-5

CIP-Kurztitelaufnahme der Deutschen Bibliothek
Die wissenschaftlichen Grundlagen des Gelenkersatzes
hrsg. von S.A.V. Swanson u. M.A.R. Freeman.
[Übers.: H. Krahl; H. Roesler]. —
Berlin, Heidelberg, New York : Springer, 1979.
Einheitssacht.: The scientific basis of joint replacement (dt).
ISBN 978-3-642-51047-2

NE: Swanson, Sydney A.V. [Hrsg.]; EST

Inhaltsverzeichnis

VI

Kapitel 5
Mechanische Aspekte der Prothesenverankerung

Mitarbeiterverzeichnis

M.A.R. Freeman, MD, MB, BCh, BA, FRCS
Consultant Ortopaedic Surgeon, The London Hospital,
White Chapel, London E1, and The Bone and Joint Research
Unit, Arthritis and Rheumatism Council Building

S.A.V. Swanson, DSc (Eng), PhD, DIC, ACGI, MIMechE
Professor of Biomechanics at Imperial College in the University of London Director, Biomechanics Unit, Imperial College, London

B. Vernon-Roberts, MD, PhD, MRCPath
Professor of Pathology, University of Adelaide, and The
Institute of Veterinary and Medical Science, Adelaide,
South Australia

B. Weightman, PhD, BSc (Eng)
Lecturer in Mechanical Engineering, Imperial College,
London

Danksagung

Die Autoren danken für die Erlaubnis, in diesem Buch einige ihrer Illustrationen, die sie an anderer Stelle veröffentlicht haben, reproduzieren zu können.

Abb. 2.11 bis 2.13: Weightman, B.: The stresses in total hip prosthesis femoral stems: a comparative study. In: Engineering in medicine, Vol. 2. Berlin, Heidelberg, New York: Springer 1976.

Abb. 3.9 und 3.10: Weightmann, B., et al.: Lubrication mechanisms of hip joint replacement prostheses. J. Lubricat. Technol. (Trans. ASME) *94*, 131 (1972).

Abb. 3.12: Weightman, B., et al.: A comparative study of total hip replacement prostheses. J. Biomech. *6, 299* (1973).

Abb. 4.1 bis 4.31: Vernon-Roberts, B., Freeman, M. A. R.: Morphological and analytical studies of the tissues adjacent to joint prostheses: Investigations into the causes of loosening of prostheses. In: Engineering in medicine, Vol. 2. Berlin, Heidelberg, New York: Springer 1976.

Eine Einführung für den Chirurgen

Dieses Buch behandelt die naturwissenschaftlichen Grundlagen des totalen Gelenkersatzes. Es ist von Ingenieuren und einem Pathologen verfaßt. Da die Anwendung der Grundkenntnisse die Angelegenheit des orthopädischen Chirurgen ist, muß dem Kliniker die Bedeutung des Gegenstandes und der Gegenstand selbst verständlich gemacht werden. Um dies zu gewährleisten, wurde jedes Kapitel von einem orthopädischen Chirurgen mit einem besonderen Interesse auf diesem Gebiet sorgfältig überarbeitet und teilweise auch selbst geschrieben. Da also jedes einzelne Kapitel abwechselnd von einem Grundlagenwissenschaftler und einem Kliniker abgefaßt wurde, können die Kapitel in ihrer vorliegenden Form als das Ergebnis eines Zwiegespräches zwischen dem Naturwissenschaftler und dem Kliniker angesehen werden.

Bei einem solchen Vorgehen kann ein Buch nur dann geschrieben werden, wenn Autoren und Herausgeber täglich in engem Kontakt miteinander stehen und sich gleichermaßen aktiv mit den Fragen der Konstruktion, Prüfung, Herstellung und Implantation von Prothesen befassen. Diese Bedingungen trafen für dieses Buch zu. Drei von den Autoren leiten (Prof. S. A. V. Swanson) die Biomechanics Unit am Imperial College und gehören ihrem Mitarbeiterstab an (M. A. R. Freeman und Dr. B. Weightman), zwei Autoren leiten die Abteilung für Bone and Joint Research am London Hospital (M. A. R. Freeman und Dr. B. Vernon-Roberts), zwei Einrichtungen, die intensiv auf dem Gebiet des Gelenkersatzes arbeiten.

Das Buch befaßt sich mit den prinzipiellen Grundlagen und nicht mit den Einzelheiten der Prothesenkonstruktion. Der Leser findet hier beispielsweise keine ins Einzelne gehende kritische Würdigung jeder bisher dagewesenen Prothese für den Hüftgelenkersatz. Er findet vielmehr eine Menge von Informationen, die ihn in die Lage versetzen, selbst zu beurteilen, welche Prothesen gut sind, welche schlecht und welche kaum wahrnehmbare Vorzüge besitzen.

Prothesen sind technische Produkte, und deswegen muß die erste Betrachtung den Eigenschaften der Werkstoffe gelten, aus denen sie hergestellt sind. Dieses Thema wird im ersten Kapitel behandelt, während das zweite Kapitel den mechanischen Wechselwirkungen dieser Werkstoffe mit ihrer Umgebung gewidmet ist. Da in der Technik des totalen Gelenkersatzes stets auch zwei oder mehr tragende Flächen ersetzt werden, reagieren die dazu verwendeten Werkstoffe nicht nur mit ihrer Umgebung, sondern auch in Form von Schmierung und Verschleiß mit sich selbst. Fragen hierzu werden im Kapitel 3 untersucht. Die Wechselwirkungen zwischen Gewebe und Implantat werden in Kapitel 4 vom biologischen Standpunkt aus betrachtet, vom mechanischen Standpunkt aus im Kapitel 5. Die beiden letzten Kapitel 6 und 7 beschäftigen sich mit praktischen Aspekten, wie der Herstellung von Implantaten und ihrer Prüfung.

Auf dem Gebiet des totalen Gelenkersatzes erfolgen zur Zeit Änderungen sehr rasch, und es muß damit gerechnet werden, daß das Buch veraltet. Dennoch glauben die Herausgeber, daß bereits eine solide Grundlage vorhanden ist, die das Buch auch auf längere Sicht brauchbar macht. Die außergewöhnliche klinische Bedeutung des Gelenkersatzes erfordert ein sicheres wissenschaftliches Fundament. Wir hoffen, mit diesem Buch einen Schritt in dieser Richtung getan zu haben.

Kapitel 1

Materialeigenschaften

Prothesen für den totalen Gelenkersatz müssen den Belastungen widerstehen können, denen sie im Körper ausgesetzt sind. Mit anderen Worten, die mechanischen Spannungen, die in künstlichen Gelenken hervorgerufen werden, dürfen diese weder zerstören noch übermäßig verformen. Die Konstruktion eines jeden Gelenkteiles erfordert daher Kenntnisse der verschiedenen Werkstoffeigenschaften und eine Analyse der Spannungsverteilungen im Implantat. Diese zwei miteinander verbundenen Gesichtspunkte werden in diesem und im nächsten Kapitel behandelt. Dieses Kapitel beschäftigt sich mit den fundamentalen Materialeigenschaften, die für den totalen Gelenkersatz von Bedeutung sind, während die Analyse der Spannungen, die durch verschiedene Belastungsarten entstehen, in dem folgenden Kapitel besprochen wird.

1.1 Fundamentale Materialeigenschaften

1.1.1 Werkstoffprüfung im Zugversuch

Der Zugversuch ist das am weitesten verbreitete Prüfungsverfahren für die Untersuchung von mechanischen Materialeigenschaften. Bei diesem Versuch wird eine Werkstoffprobe gestreckt, meistens mit konstanter Verformungsgeschwindigkeit, und dabei die Zugkraft und die von ihr verursachte Verlängerung der Probe gemessen. Von dieser Messung kann man ein Kraft-Weg-Diagramm aufzeichnen, gewöhnlich aber formt man die gemessenen Größen in Spannungen und Dehnungen um, so daß die Diagramme von der Probengröße unabhängig werden. Die Spannung ist definiert als das Verhältnis von Kraft und Querschnitt, wobei es allgemein üblich ist, den ursprünglichen Probenquerschnitt zu verwenden und nicht den verkleinerten Querschnitt, der nach der Streckung vorhanden ist (diese Spannung wird technische Spannung genannt). Das Verhältnis der Längenänderung zur ursprünglichen Länge wird als Dehnung bezeichnet (auch als technische Dehnung).

Obwohl sich verschiedene Werkstoffe beim Zugversuch auch verschieden verhalten, lassen sich ihre unterschiedlichen charakteristischen Eigenschaften am Spannungs-Dehnungs-Diagramm (Abb. 1.1) erläutern. Am Anfang des Zugversuches verhalten sich die meisten Werkstoffe elastisch (O-A in Abb. 1.1), d. h. wenn der Versuch unterbrochen und die Belastung aufgehoben wird, dann kehrt die Probe in ihre ursprünglichen Dimensionen zurück. Für die meisten Metalle und keramischen Werkstoffe ist dieser elastische Bereich linear, und die Steigung der Kurve ist als Elastizitätsmodul E des Werkstoffes bekannt.

Wird die Materialprobe der Beanspruchung durch eine Zugspannung unterworfen, so bewirkt diese im Inneren des Werkstoffes zweierlei: Auf Ebenen, die senk-

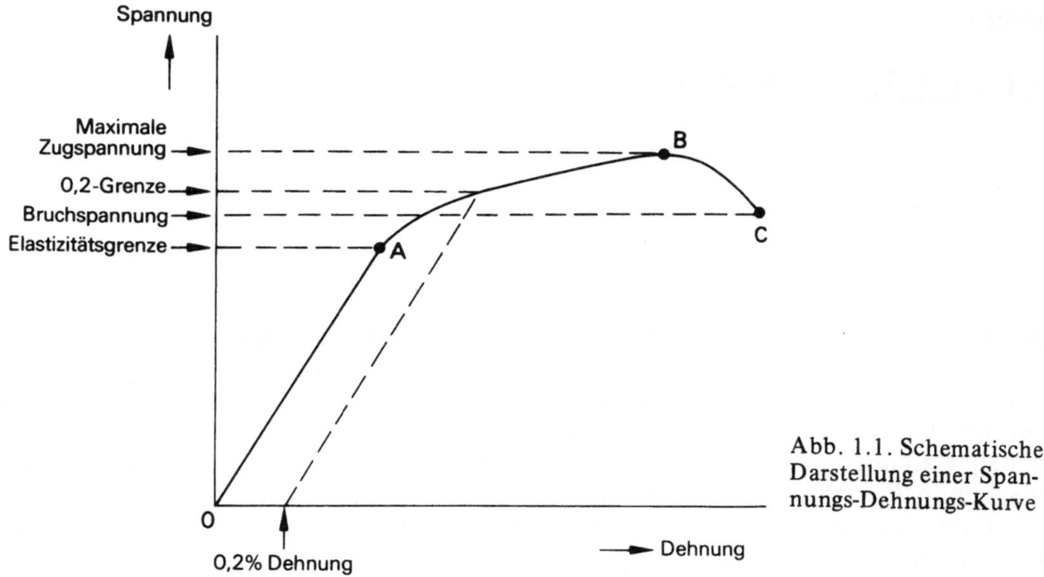

Abb. 1.1. Schematische Darstellung einer Spannungs-Dehnungs-Kurve

recht zur Kraftrichtung stehen, werden die Atome des Materials auseinandergezogen, und weil die Zugverformung im Material Schubspannungen erzeugt, die ein Maximum auf Ebenen unter einem Winkel von 45° zur Kraftrichtung haben (s. Kapitel 2, Abschn. 2.1.1), neigen die Atome dazu, in diesen Ebenen aufeinander zu gleiten und neue Plätze einzunehmen. Wächst also während eines Zugversuches die Last stetig an, so wird schließlich ein Spannungsniveau erreicht (Punkt A, Abb. 1.1), bei dem entweder ein Bruch erfolgt oder ein Fließen einsetzt.

Wenn die begleitenden Schubspannungen das Niveau erreicht haben, bei dem Fließen einsetzt, bevor die Zugspannungen größer geworden sind als die molekularen Kräfte, die das Material zusammen halten, so entsteht durch eine weitere Steigerung der Beanspruchung eine irreversible oder plastische Verformung. Das Material überschreitet seine Elastizitätsgrenze, und die Probe kehrt nach ihrer Entlastung nicht ihren ursprünglichen geometrischen Abmessungen zurück. Sofern das Material die Eigenschaft der Dehnungsverfestigung besitzt (Bearbeitungsverfestigung), erfordert eine neue Streckung eine erhöhte Spannung, und die Steigung der Spannungs-Dehnungs-Kurve stellt in diesem Abschnitt (A-B, Abb. 1.1) ein Maß für die Dehnungsverfestigung des Materials dar. Schließlich erreicht die Spannung einen Maximalwert, der die maximale Zugfestigkeit des Werkstoffes darstellt (Punkt B, Abb. 1.1). Bei verschiedenen Werkstoffen entwickelt sich nun eine Einschnürung, durch die der lokale Probequerschnitt stark herabgesetzt wird. Wenn dies eintritt, so nimmt die Spannung bei weiterer Dehnung wieder ab, bis die Probe bricht (Punkt C, Abb. 1.1). Bei diesen Werkstoffen wird die Beanspruchung kleiner als die maximale Zugfestigkeit. Stoffe mit einem plastischen Verhalten werden als duktil bezeichnet, und die relative Dehnung der Probe beim Bruch ist ein Maß für die Duktilität, die dadurch gemessen wird, daß man die beiden Teile nach dem Bruch wieder zusammensetzt.

Werkstoffe, die sich vor ihrem Bruch nicht plastisch verformen, weil die Zugspannungen größer als die molekularen Kräfte werden, bevor das Gleiten des Ma-

4

terials einsetzen kann, werden als spröde bezeichnet. Die Spannungs-Dehnungs-Kurve solcher Werkstoffe endet im Punkt A in Abb. 1.1.

Alle Werkstoffe enthalten Materialfehler, welche die Ursache von lokalen Spannungen sind, die die mittlere Spannungsbeanspruchung der Probe bei weitem überschreiten. Spröde Werkstoffe sind für eine Spannungsbeanspruchung schlecht geeignet, da in den genannten Gebieten sehr viel höherer Spannung Brüche vorkommen, die sich rasch durch die gesamte Probe fortpflanzen. Der gleiche Werkstoff kann aber sehr viel größere Druckbeanspruchung aushalten, aus dem einfachen Grund, weil die Druckspannungen die Atome nicht auseinanderziehen. In duktilen Werkstoffen bewirken die hohen Zugspannungen um die Materialfehler lokale plastische Deformationen. Da diese eine Ausbreitung von Rissen wirksam verhüten, verhalten sich duktile Werkstoffe einer Zugbeanspruchung gegenüber nicht wesentlich schwächer als gegenüber einer Druckbeanspruchung.

Von den drei Maßen für die Zugfestigkeit eines Werkstoffes, die bisher besprochen wurden, nämlich die Elastizitätsgrenze, die maximale Zugfestigkeit und die Bruchspannung, ist die Elastizitätsgrenze (auch Streckgrenze) die wichtigste, weil die meisten technischen Konstruktionen so entworfen werden, daß ihre Beanspruchung innerhalb des elastischen Bereiches bleibt. Da es in der Praxis jedoch häufig recht schwierig ist, den Übergang vom elastischen zum plastischen Verhalten genau zu bestimmen, ist es üblich, eine Spannung anzugeben, bei der sich der Werkstoff um 0,2% plastisch verformt hat. Die 0,2-Grenze (Abb. 1.1) entspricht also einer Spannung, bei der das Material einer bleibenden Verformung von 0,2% unterworfen ist, ein Wert, der nahe genug an der Elastizitätsgrenze liegt, um als Grundlage für technische Konstruktionen verwendet zu werden.

Bisher haben wir das mechanische Verhalten von Metallen vom duktilen Kupfer bis zum spröden Gußeisen und zur spröden Keramik besprochen, polymere Werkstoffe jedoch bedürfen einer besonderen Erwähnung. Polymere verhalten sich mechanisch teilweise wie viskose Flüssigkeiten, teilweise wie elastische Festkörper. Dies nennt man ein visko-elastisches Verhalten und man meint damit, daß die Verformung eines Polymers unter einer Last sowohl eine Funktion der Zeit als auch eine Funktion der Spannung ist. Wird die Probe eines polymeren Werkstoffes einer konstanten Belastung unterworfen, so findet anfangs eine Verformung wie bei einem elastischen Material statt, dann aber setzt eine weitere Verformung ein, die langsam mit der Zeit zunimmt (Kriechen). Bei Zugversuchen drückt sich die visko-elastische Natur der Polymeren durch die Abhängigkeit der mechanischen Eigenschaften von der Verformungsgeschwindigkeit aus. Allgemein kann man sagen, daß die Zugfestigkeit und die Steife des Werkstoffes (der Elastizitätsmodul) mit anwachsender Verformungsgeschwindigkeit zunehmen, während die Bruchdehnung (Duktilität) herabgesetzt wird. Auch Metalle zeigen ein zeitabhängiges mechanisches Verhalten, doch sind diese Effekte bei den Temperaturen vernachlässigbar, denen Implantate im Körper ausgesetzt sind.

1.1.2 Der Bruch

In gleicher Weise, wie man Werkstoffe als duktil oder spröde bezeichnen kann, lassen sich auch die Brüche (d. h. die Trennungen eines Probekörpers in 2 oder mehr Teile) in duktile und spröde Brüche aufteilen. Duktilen Brüchen geht eine große plastische Verformung voraus. Der Bruch von duktilen Materialien ist durch eine langsame Rißausbreitung gekennzeichnet, wobei die Bruchflächen im allgemeinen stumpf und faserig erscheinen. Spröde Brüche von Metallen erfolgen schnell, ohne eine bemerkenswerte plastische Verformung. Sie verlaufen entlang bestimmter Kristallebenen, die Spaltebenen genannt werden, und dies bewirkt ein körniges Aussehen der Bruchfläche.

Aber auch bei normalerweise duktilen Werkstoffen können unter gewissen Bedingungen spröde Brüche auftreten. Wenn ein Werkstoff gleichzeitig Spannungen in drei aufeinander senkrecht stehenden Richtungen ausgesetzt ist, anstelle einer Richtung, wie im Zugversuch, so wird die Größe der im Inneren des Materials entstehenden Schubspannungen verringert. Wenn diese Schubspannungen aber ausreichend stark herabgesetzt sind, kann es vorkommen, daß die Molekularkräfte des Materials überschritten werden, bevor eine plastische Verformung einsetzt, und dann entsteht ein spröder Bruch. Ein solcher dreidimensionaler Spannungszustand wird beispielsweise auf dem Grund von Kerben und Spalten von Proben angetroffen, die einer einfachen Zugbeanspruchung unterliegen. Eine abnehmende Temperatur und eine zunehmende Verformungsgeschwindigkeit können ebenfalls den Übergang vom duktilen zum spröden Verhalten verursachen, so daß z. B. das Zusammentreffen einer Kerbe und einer hohen Verformungsgeschwindigkeit in einem normalerweise duktilen Werkstoff einen spröden Bruch hervorrufen kann.

1.1.3 Die Härteprüfung

Die Härte eines Werkstoffes bestimmt in weiten Grenzen seine Bearbeitbarkeit und seine Widerstandsfähigkeit gegen Kratzer, Verschleiß und Schlag. Die Standardverfahren der Härtemessung, die Härteprüfung nach Brinell, die Vickers- und Rockwell-Probe laufen so ab, daß ein Eindringkörper in die ebene Oberfläche eines Werkstoffs gedrückt wird, und danach die geometrischen Abmessungen des Abdruckes aufgenommen werden. Das Verhältnis von Last und Querschnittsflächen, die aus den Abmessungen des Abdruckes ermittelt werden, ergibt eine empirische Härtezahl mit der Dimension einer Spannung.

Da die Härteprüfungen im allgemeinen plastische Verformungen verursachen, besteht meist ein guter Zusammenhang zwischen den Härtewerten und den Eigenschaften, die aus den Zugversuchen abgeleitet werden. Die Härteprüfungen sind zerstörungsfreie Prüfverfahren, die sich rasch durchführen lassen, und deswegen werden sie häufig für Routineuntersuchungen und Qualitätsprüfungen von Fertigprodukten eingesetzt.

Die Härteprüfung mit Eindringkörpern ist auch für die Untersuchung von Reibungs- und Verschleißeigenschaften der Werkstoffe von großer Bedeutung (s. Kap. 3). Wenn Festkörper zusammengedrückt werden, so berühren sie sich an den Rauhigkeiten ihrer Oberfläche, und die Ähnlichkeit dieser Situation mit den Härteprüfverfahren bedeutet, daß die Härte die vielleicht wichtigste mechanische Eigenschaft von zwei Werkstoffen ist, die aufeinander gleiten.

1.1.4 Materialermüdung

Materialermüdung ist der technische Ausdruck für das Versagen eines Werkstoffes, das durch eine Wechselbeanspruchung verursacht ist. Die Spannung, die nach einer ausreichenden Anzahl von Beanspruchungszyklen einen Ermüdungsbruch hervorruft,

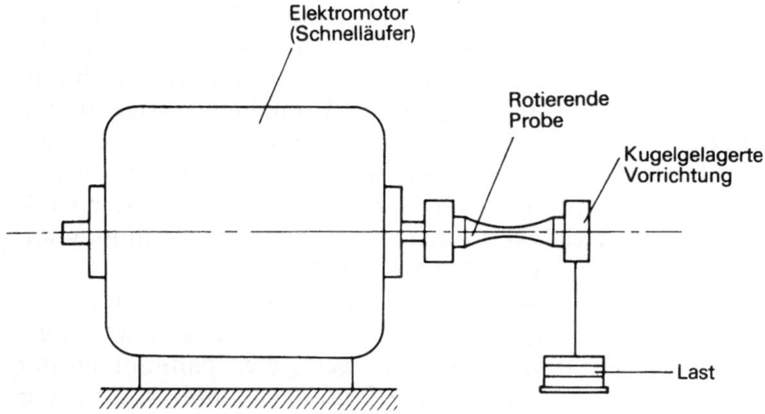

Abb. 1.2. Maschine zur Prüfung der Ermüdungsfestigkeit bei rotierender Biegebelastung

ist häufig weitaus geringer als die Spannung, die bereits nach einer einzigen Beanspruchung zu einem Bruch führt.

Die meisten Maschinenelemente stehen unter Wechselbeanspruchungen und über 80% aller Ausfälle in der allgemeinen Technik sind auf eine Materialermüdung zurückzuführen. Obwohl die Spannungszyklen in Wirklichkeit meist sehr komplex sind, erhält man aus vereinfachten Laborversuchen schon grundlegende Informationen über die Ermüdungseigenschaften eines Werkstoffes.

Die Abb. 1.2 zeigt die Maschine für einen derartigen Versuch. Rundgedrehte, taillierte Proben werden im Spannfutter auf der Antriebswelle eines Elektromotors eingespannt und mit großer Geschwindigkeit gedreht. Am nicht eingespannten Ende der Probe wird eine Last über eine kugelgelagerte Vorrichtung so angebracht, daß während jeder Umdrehung alle Punkte des Probenumfanges einer Spannung unterworfen werden, die sinusförmig zwischen Zug und Druck wechselt. Wenn man diesen Versuch mit einer großen Anzahl von Proben unter verschiedenen Lasten durchführt, so erhält man eine Ermüdungskurve, in der die Spannung gegen die Anzahl der Zyklen aufgezeichnet ist. Typische Ermüdungskurven sind in der Abb. 1.3 dargestellt.

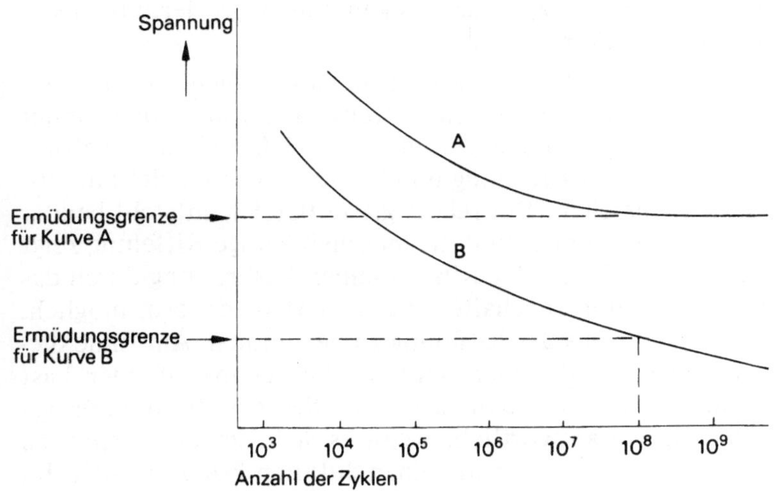

Abb. 1.3. Typische Ermüdungskurven

Einige Werkstoffe, z. B. verschiedene Stähle und Titanlegierungen, brechen nicht, solange die Amplitude der Wechselbeanspruchung einen bestimmten Wert, die Ermüdungsgrenze, nicht überschreitet, gleichgültig wieviele Spannungszyklen durchlaufen werden. Diese Werkstoffe haben eine unbegrenzte Ermüdungsfestigkeit. Bei den meisten Werkstoffen jedoch findet sich dieses Phänomen nicht, und sie versagen möglicherweise schon bei niedrigeren Spannungen. Für die meisten Anwendungsfälle ist eine Ermüdungsfestigkeit von 100 Millionen (10^8) Zyklen mehr als ausreichend, und üblicherweise gibt man als Dauerfestigkeit eines Werkstoffes die Spannung an, für die nach einer Anzahl von 100 Millionen Zyklen der Bruch eintritt.

Viele Faktoren beeinflussen die Resultate von Laborprüfungen der Materialermüdung, und normalerweise streuen die Ergebnisse stark. Ermüdungsrisse setzen gewöhnlich an der Probenoberfläche an, besonders dann, wenn die Spannung an der Probenoberfläche ihr Maximum besitzt, wie bei den Prüfungen unter rotierender Biegebelastung. Aus diesem Grund hat die Oberflächenbearbeitung einen bemerkenswerten Einfluß auf die Dauerfestigkeit; je besser die Oberflächenbearbeitung ausgeführt worden ist, desto größer wird die Dauerfestigkeit. Ferner ist die äußere Umgebung während eines Versuches wichtig, da eine Korrosion sowohl Ermüdungsrisse in Gang setzt (durch Lochfraß an der Oberfläche), als auch ihre Ausbreitung beschleunigen kann (durch Korrosionsangriff am Rißgrund). Selbst eine schwach korrosive Umgebung setzt die Dauerfestigkeit der meisten Metalle und Legierungen herab, und Legierungen, die in trockener Luft eine Ermüdungsgrenze besitzen, verlieren diese in einer anderen Umgebung (s. Abschn. 1.1.5 und 1.1.6).

Der einfache Spannungszyklus, mit dem die Proben bei der Prüfung unter rotierender Biegebelastung beansprucht werden (d. h. mit sinusförmiger Wechselspannung um den Mittelwert Null), stellt keine besonders praxisnahe Beanspruchung dar. Andere Prüfverfahren, bei denen der Wechselbeanspruchung noch eine statische Belastung überlagert ist, haben gezeigt, daß zusätzliche statische Zugspannungen die Dauerfestigkeit herabsetzen, während sie von zusätzlichen statischen Druckspannungen vergrößert wird. Der Grund hierfür liegt darin, daß die Oberflächenspalte von Zugspannungen aufgerissen, von Druckspannungen hingegen geschlossen werden.

In der Praxis beginnen Ermüdungsbrüche gewöhnlich in den begrenzten Gebieten, in denen plötzliche Änderungen der Geometrie hohe Spannungsverdichtungen verursachen. Solche Spannungsverdichtungen infolge von plötzlichen geometrischen Änderungen finden sich vorzugsweise bei Keilnuten, Löchern, Kerben und Gewinden; aber auch Bearbeitungsriefen, Kratzer, scharfe Ecken und eingravierte Buchstaben können spannungsverdichtend wirken.

Im makroskopischen Maßstab besteht die durch Ermüdungsbrüche beschädigte Oberfläche von metallischen Werkstücken normalerweise aus zwei voneinander unterscheidbaren Gebieten, die in Abb. 1.4 angedeutet sind: (1) Aus einer verhältnismäßig glatten Fläche mit konzentrischer Riffelung und (2) aus einem Gebiet mit entweder körnigem oder faserigem Aussehen. Der relativ glatte Bereich entsteht bei der langsamen Ausbreitung des Ermüdungsrisses, und die muschelförmige Riffelung zeigt die verschiedenen Positionen an, an denen der Riß bei seiner Ausbreitung durch das Werkstück infolge der Wechselbelastung angehalten wurde. Oft ist es sogar möglich, den Anfangsort oder die Anfangsorte aus der Riffelung zu bestimmen. Am Ende dieses Vorganges kann dann die verbleibende Querschnittsfläche der angreifenden Last nicht länger widerstehen, und ein rascher Bruch setzt ein. Dieser ist für das körnige Erscheinungsbild der Bruchfläche verantwortlich, wenn es sich um einen spröden Bruch, für das faserige Aussehen, wenn es sich um einen duktilen Bruch handelt. Im

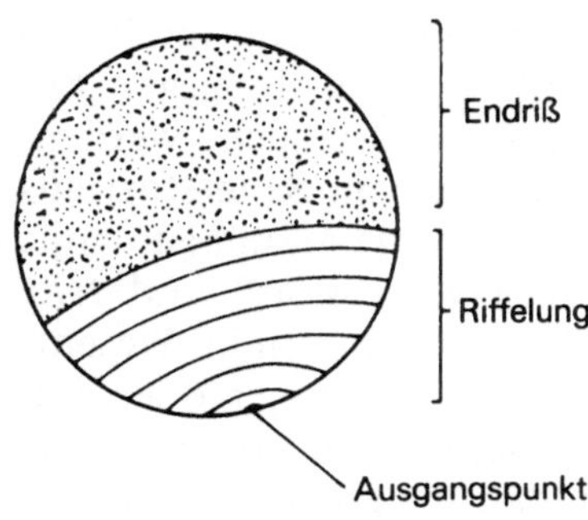

Abb. 1.4. Schematische Darstellung der Bruchfläche nach einem Ermüdungsbruch

letzteren Fall kann es auch vorkommen, daß in diesem Gebiet in größerem Maßstabe Anzeichen einer plastischen Deformation zu beobachten sind. Bei einigen Werkstoffen reichen bereits einige kleine Ermüdungsrisse aus, um einen spröden Bruch zu veranlassen, und dann hat die gesamte Bruchstelle das für den spröden Bruch charakteristische körnige Aussehen.

Der Mechanismus des Ermüdungsbruches ist noch nicht vollständig aufgeklärt, doch wird allgemein angenommen, daß er durch eine Scherung in Gang gesetzt wird, die auf der Oberfläche Riefen mit mikroskopisch kleinen Schergleitbereichen hinterläßt. Schließlich entwickeln sich hieraus Haarrisse, die zu einem Ermüdungsbruch verschmelzen. Diese Anfangsphase des Ermüdungsbruches kann sich über 90% der gesamten Dauerfestigkeit des Werkstückes erstrecken, wobei eine kleine Scherungslippe am Ursprungsort entsteht. Nach der Anfangsphase breitet sich der Bruch unter plastischer Verformung verhältnismäßig langsam aus, und jeder Durchgang durch den Lastzyklus hinterläßt die bereits erwähnte Riffelung aus konzentrischen Ermüdungsstreifen. Mit dem Fortschreiten des Risses steigt die Spannung im verbleibenden Querschnitt an, und die daraus folgende Erhöhung der Geschwindigkeit der Rißausbreitung schlägt sich in einem zunehmenden Abstand der Ermüdungsstreifen nieder. Im mikroskopischen Maßstab sind also die beobachtbaren Charakteristika eines Ermüdungsbruches mikroskopische Gleitlinien auf der Oberfläche des Werkstückes, eine Scherungslippe am Ursprungsort des Bruches und die Ermüdungsstreifen auf der Bruchfläche.

1.1.5 Korrosion

Metalle korrodieren in wäßriger Umgebung infolge eines elektrochemischen Prozesses. Wenn ein reines Metall in eine Lösung eingetaucht wird, so besitzen die Metallatome an der Oberfläche die Neigung, als positiv geladene Ionen in Lösung zu gehen. Diese Reaktion erzeugt einen Überschuß an negativ geladenen Elektronen in der Elektrode, die einer weiteren Ablösung von Metallionen entgegenwirkt. Schließlich wird ein Gleichgewicht erreicht, wenn das Elektrodenpotential des Metalls ausreicht, um eine weitere Ablösung zu verhindern.

Die verschiedenen Metalle besitzen eine unterschiedliche Neigung, sich zu lösen, und deswegen gibt es verschiedene Gleichgewichtspotentiale. Wenn zwei solche verschiedenen Metalle sich in einer Lösung berühren (Abb. 1.5a), so fließen die Elektronen von dem Metall mit dem negativen Potential (d. h. von dem Metall mit mehr Elektronen) zu dem anderen. Damit aber verfügt das erste Metall nicht mehr über ausreichend Elektronen, um dem Lösungsvorgang entgegenzuwirken, und die Reaktion schreitet fort. Das Metall wird eine Anode. Das andere Metall hingegen hat einen Überschuß von Elektronen, die bei Reduktionsreaktionen gebraucht werden. Vielfach handelt es sich bei dieser Reaktion um die Reduktion von Sauerstoff aus der Lösung oder um die Freisetzung von Wasserstoffgas. Das zweite Metall ist damit zur Kathode geworden. Dieser Prozess heißt „galvanische Korrosion" und tritt gewöhnlich dann ein, wenn sich zwei verschiedene Metalle berühren. Ein im Wesentlichen gleicher Prozeß kann ablaufen, wenn die Metalle Verunreinigungen oder Einschlüsse enthalten, wenn die Bestandteile von Legierungen nicht gleichförmig verteilt sind oder bei gelöteten oder geschweißten Verbindungen, da auch kleine Unterschiede in der Zusammensetzung dazu führen können, daß eine Fläche im Vergleich zu einer anderen anodisch wird.

Die galvanische Korrosion ist besonders gefährlich, wenn die Fläche des Anodenbereiches klein im Vergleich zur Kathode ist. Dann konzentriert sich der korrosive Angriff, und die mechanische Festigkeit eines Werkstückes kann durch den Verlust von nur sehr wenig Material erheblich geschwächt werden.

Anodische und kathodische Bereiche bilden sich auch auf Metallen durch andere Mechanismen. Als allgemeine Regel gilt, daß für eine andauernde Korrosion in neutraler Salzlösung Sauerstoff gebraucht wird, daß aber die Zufuhr von Sauerstoff auf der Oberfläche eines Werkstoffes verschiedene Ausmaße annehmen kann. Diese Variationen in der Sauerstoffkonzentration führen zu einer Korrosion, weil Gebiete mit geringer Konzentration gegenüber Gebieten mit hoher Konzentration anodisch werden (Abb. 1.5b). Die Spaltkorrosion (Abb. 1.5c), die durch die Aufzehrung des Sauerstoffes in einem engen Spalt in Gang gesetzt wird, ist ein weit verbreitetes und besonders gefährliches Beispiel für diesen Mechanismus, da sich die aktive Korrosion auf einen kleinen Bereich innerhalb des Spaltes konzentriert.

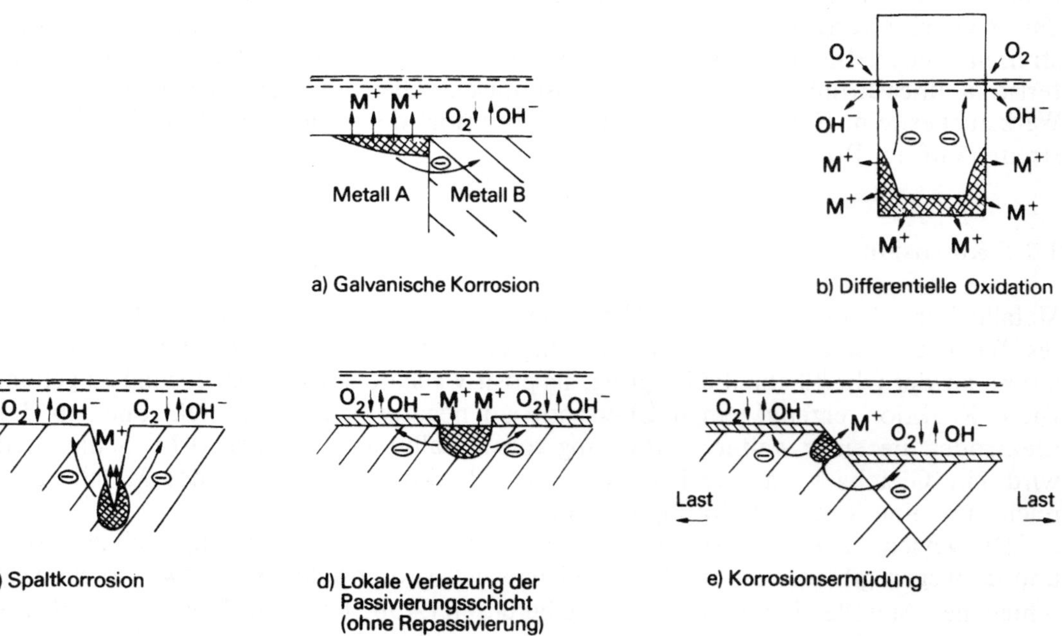

Abb. 1.5. Korrosion und Korrosionsermüdung

Gewisse Metalle und Legierungen, einschließlich derer, die in der Knochenchirurgie verwendet werden, sind höchst korrosionsbeständig, weil sie einen inerten Überzug aus einer Metallverbindung besitzen (gewöhnlich ein Oxid), welcher sich auf der Oberfläche bildet. Diese inerte Schicht wird Passivierungsschicht genannt, und solche Metalle sind als passive Metalle bekannt. Die Passivierungsschicht selbst kann für verschiedene Arten eines chemischen Angriffes anfällig sein. Zum Beispiel sind Chloridionen in dieser Hinsicht besonders gefährlich. Die Schicht kann aber auch mechanisch zerstört werden, z. B. durch Kratzer, und wenn sie sich nicht selbst wieder herstellen kann, so setzt die aktive Korrosion an der freigelegten Metalloberfläche an (Abb. 1.5d). Passive Metalle sind auch deswegen anfällig für eine Spaltkorrosion, weil der Mangel an Sauerstoff auf dem Grund eines Spaltes das Material hier zur Anode machen kann. In chloridhaltigen Lösungen kann aus der Korrosionsreaktion Salzsäure hervorgehen und diese beschleunigt den Korrosionsprozeß. Schließlich kann die Spaltkorrosion durch eine leichte relative Bewegung zwischen zwei Werkstücken in Gang gesetzt werden, die einen Spalt bilden, z. B. ein versenkter Schraubenkopf. Die fressende Bewegung bewirkt eine mechanische Zerstörung der Passivierungsschicht, und eine aktive Korrosion folgt nach, wenn durch den langen elektrolytischen Pfad des Spaltes die Sauerstoffdiffusion so behindert wird, daß eine Repassivierung nicht stattfinden kann.

Die Korrosion ist ein elektrochemischer Prozeß und kann deswegen nur in Metallen auftreten. Aber auch Polymere und keramische Werkstoffe können mit ihrer Umgebung chemisch reagieren, wobei sich ihre mechanischen Eigenschaften verändern, ein Vorgang, der analog zur metallischen Korrosion angesehen werden kann.

Polymere können in ihren Eigenschaften durch Wärmezufuhr, durch Strahlung, durch Sauerstoff und oxydierende Reagenzien sowie durch Wasser beeinträchtigt werden. Obwohl die einzelnen Abläufe sich voneinander unterscheiden, handelt es sich gewöhnlich um einen Depolymerisationsprozeß mit Änderungen der molekularen Struktur, wie z. B. Verkürzung der Kettenlängen und Veränderungen des Vernetzungsgrades zwischen den Ketten.

Über die Zersetzung von keramischen Werkstoffen ist wenig bekannt. Obwohl sie als Klasse von Werkstoffen für ihre chemische Unangreifbarkeit bekannt sind, reagieren doch einige keramische Werkstoffe mit der Umgebung (z. B. in Form einer Oxydation und Hydratation), und deswegen ist eine sorgfältige Auswahl des Werkstoffes für jeden Anwendungszweck unerläßlich.

1.1.6 Korrosionsermüdung

Eine Korrosionsermüdung tritt dann ein, wenn ein Metall in korrosiver Umgebung einer Wechselbeanspruchung unterworfen wird. Die Löcher oder Spalten, die die Folge der Korrosion sind, wirken spannungsverdichtend und beschleunigen die Bildung von Ermüdungsbrüchen. Es ist einleuchtend, daß diese Prozesse die Dauerfestigkeit eines Werkstückes herabsetzen, doch wurde experimentell nachgewiesen, daß die gleichzeitige Wirkung von Korrosion und Ermüdung stärker ist als die Wirkung einer Ermüdung nach einer Korrosion. Ein Grund hierfür liegt darin, daß das anfängliche Schergleiten bei der Ermüdung das ungeschützte Metall der korrosiven Umgebung aussetzt (d. h. ein Metall ohne Passivierungsschicht) und damit den korrosiven Angriff beschleunigt (Abb. 1.5e). Ein zweiter Grund ist, daß die Korrosion, die während der Ausbreitung des Ermüdungsrisses in ihm selbst stattfindet, auch seine Ausbreitungsgeschwindigkeit erhöht.

Metalle, die in Luft eine Ermüdungsgrenze aufweisen (Abb. 1.3, Kurve A), brechen in einer korrosiven Umgebung unterhalb dieses Spannungsniveaus. Ermüdungskurven aus Materialprüfungen in korrosiver Umgebung zeigen gewöhnlich keine Ermüdungsgrenze mehr, sondern verlaufen wie die Kurve B in Abb. 1.3.

Die Anwesenheit von Lochfraß in der näheren Umgebung des Brucheinsatzes ist bei jeder Prüfung von ausgefallenen Werkstücken ein deutlicher Hinweis darauf, daß eine Korrosionsermüdung Ursache des Bruches ist. Es kann aber durchaus vorkommen, daß der Lochfraß selbst unter dem Lichtmikroskop nicht zu erkennen ist, und daß so wenig Material infolge der Korrosion verschwunden ist, daß das Werkstück völlig unkorrodiert erscheint.

Ebenso wie Polymere und keramische Werkstoffe in einem zur metallischen Korrosion analogen Prozeß in gewissen Umgebungen zersetzt werden, wird ihre Dauerfestigkeit durch die Anwesenheit einer aggressiven Umgebung in einer Weise vermindert, die sich mit der Korrosionsermüdung vergleichen läßt. Dieses Phänomen wurde bisher auf verschiedene Weise bezeichnet: Umgebungsermüdung, Ermüdung infolge Depolymerisation und durch mechanische Spannungen erhöhte Reaktionsbereitschaft. Polymere werden offensichtlich infolge der Streckung molekularer Bindungen vermehrt anfällig für eine Depolymerisation.

1.2 Werkstoffe für den totalen Gelenkersatz

1.2.1 Allgemeine Überlegungen

In der Tabelle 1.1 sind einige mechanische Eigenschaften von Werkstoffen aufgeführt, die für den totalen Gelenkersatz verwendet werden oder verwendet wurden. Zum Vergleich sind auch die entsprechenden Daten für den Knochenzement Polymethylmethacrylat und für die Kortikalis angegeben.

Da Metalle, Polymere und keramische Werkstoffe stark voneinander abweichende mechanische, chemische und elektrochemische Eigenschaften haben, scheint es verwunderlich, daß alle drei Klassen von Werkstoffen eingesetzt wurden. Vor der Besprechung eines jeden Werkstoffes im Detail ist es daher wichtig, festzustellen, warum er verwendet wurde, und welche seiner Eigenschaften seinen Einsatz einschränken.

Prothesen für den totalen Gelenkersatz müssen den Belastungen widerstehen können, denen sie im Körper ausgesetzt sind. Sie müssen über einen ausreichenden Widerstand gegen Korrosion und Korrosionsermüdung verfügen. Ihre tragenden Flächen sollten eine geringe Reibung besitzen und kaum einem Verschleiß unterworfen sein. Außerdem müssen ihre Korrosionsnebenprodukte und ihr Abrieb für den Körper gut verträglich sein. Im Augenblick kann nicht ein einziger Werkstoff alle diese Forderungen erfüllen und deswegen wird versucht, mit verschiedenen Stoffen und Stoffkombinationen den bestmöglichen totalen Gelenkersatz herzustellen.

Metallische Werkstoffe werden eingesetzt, weil sie, und nur sie, die Zugfestigkeit, Druckfestigkeit und Dauerfestigkeit aufweisen, die für so hoch beanspruchte Teile, wie die Stiele von Hüftgelenkprothesen, erforderlich sind. Wenige Metalle haben die dazu nötige Kombination von Eigenschaften. Hingegen haben Legierungen aus zwei oder mehr Metallen häufig bessere Eigenschaften und finden deswegen im allgemeinen Maschinenbau und auch bei der Herstellung von Implantaten eine

Tabelle 1.1. Ausgewählte mechanische Eigenschaften von Werkstoffen für den totalen Gelenkersatz

Material	Typ Bearbeitung	Maximale Zugfestigkeit MN/m²	Elastizitätsgrenze MN/m²	Elastizitätsmodul GN/m²	Bruch dehnung %	Druckfestigkeit MN/m²	Vickershärte MN/m²	Ermüdungsfestigkeit (10⁸ Zyklen) MN/m²
Rostfreier Stahl	316, 316 L Vergütet	520–620	250–330	200	75–36		1400–1800	245–300
Co-Cr-Guß-Legierung	Formguß	650–750	440–570	200	8		3000–4000	235–275
Reintitan	Vergütet	550–620	480–510	100	15–20		2400	250–280
Rostfreier Stahl	316, 316 L Kaltverformt	1000–1500	770–1370	200	8		3200	300
Co-Cr-Schmie-de-Legierung	Geschmiedet Kaltverformt	1000–1700	400–1300	230	9		4500	480
Co-Ni-Le-gierung	MP 35 N Warmverformt	850–1200	650–1000	230	35–55		3000–4000	540–600
Titan-Le-gierung	6 Al, 4 V Vergütet	930	825	100	10–15		3500	400–440
Aluminiumoxidkeramik	Al₂O₃	270	–	350	0	4000	20000	NV
Polyäthylen	Hohes Molekulargewicht RCH 1000	43	22	0.5	450	20		NV
Polyamid	Nylon 66	85	NV	3	40–80	NV		NV
Polyacetal	Delrin	70	NV	3	75	NV		NV
Polyester	Polyäthylenterephtalat	80	NV	NV	100–300	NV		NV
Polymethylmethacrylat	Knochenzement	25	NV	2	5	80		< 14
Kortikalis		80–160	NV [a]	20	1–3	130–280	200–300	30

Die Vickershärte wird mit einem pyramidenförmigen Eindringkörper gemessen. Die Ergebnisse haben die Dimension einer Spannung, die gewöhnlich in Kilopond pro Quadratmillimeter ausgedrückt wird, die hier zum einfacheren Vergleich der Materialeigenschaften auf Meganewton pro Quadratmeter umgerechnet wurde. (In kp/mm² beträgt der Zahlenwert näherungsweise ein Zehntel des in der Tabelle angegebenen Wertes.)

Festigkeiten und Spannungen sind in Meganewton pro Quadratmeter angegeben (10⁶ Newton pro Quadratmeter), abgekürzt MN/m²

Der Elastizitätsmodul hat die Dimension einer Spannung, die in Giganewton pro Quadratmeter angegeben ist (10⁹ Newton pro Quadratmeter), abgekürzt GN/m².

Die Bruchfestigkeit von Metallen und Legierungen ist nicht angegeben, da sie üblicherweise nicht gesondert gemessen wird, weil sie in grober Näherung gleich der maximalen Zugfestigkeit ist.

Die Elastizitätsgrenze von Aluminiumoxidkeramik ist nicht angegeben, da dieses spröde Material keine plastische Verformung zuläßt.

NV in der Tabelle bedeutet, daß die entsprechenden Daten nicht verfügbar sind.

Die Härte von Kunststoffen ist nicht so leicht nach der Eindringmethode zu bestimmen. Die Werte, die man mit gebräuchlichen Methoden ermittelt, liegen im Bereich von 50–200 MN/m².

Die mechanischen Eigenschaften in dieser Tabelle und in dem ganzen Buch sind in den Einheiten des Internationalen Systems (SI) angegeben. Hauptsächlich werden die folgenden Einheiten verwendet:
Masse: Kilogramm (kg), entspricht 1000 Gramm.
Kraft: Newton (N).
Länge: Meter (m), Millimeter (mm) und Mikrometer (μm).
Spannung: Newton pro Quadratmeter (N/m²) oder häufiger 10⁶ Newton pro Quadratmeter (Meganewton pro Quadratmeter [MN/m²]).

[a] Anmerkung des Übersetzers: Für die Elastizitätsgrenze von Kortikalis bei Zugversuchen gibt Evans Werte um 4,3 kp/mm² an, und an anderer Stelle 80% der maximalen Zugfestigkeit (s. Literaturangaben).

weite Verbreitung. Besonders rostfreier Stahl (im wesentlichen Eisen mit Beimengungen von Kohlenstoff, Chrom und Nickel) besitzt hervorragende mechanische Eigenschaften und beachtliche Korrosionsfestigkeit. Titan hat keine brauchbare Kombination von mechanischen Eigenschaften und einer Korrosionsfestigkeit, doch erweisen sich Titanlegierungen mit beispielsweise Aluminium und Vanadium als besser geeignet. Unglücklicherweise haben aber Metalle und Legierungen auch eine Anzahl von Nachteilen. Als erstes neigen sie zur Korrosion, und dieses Verhalten beschränkt die Zahl der geeigneten Metalle auf diejenigen, die in der Tabelle 1.1 aufgeführt sind. Zweitens ist von allen in der Tabelle 1.1 verzeichneten Metallen und Legierungen nur die Kobalt-Chrom-Gußlegierung ein brauchbares Lagermaterial für den totalen Gelenkersatz. Alle anderen Metall-Metallkombinationen haben eine so hohe Reibung und einen so großen Verschleiß, daß sich ihre Verwendung von vornherein verbietet.

Polymere werden für den totalen Gelenkersatz verwendet, weil selbst die geringen Reibungskräfte zwischen Prothesenteilen aus Kobalt-Chrom-Legierung vermutlich in einigen Fällen zur Lockerung beigetragen haben, und weil die Verschleißprodukte dieser Prothesen biologisch unverträglich sind. Lager aus Metall-Polymer-Kombinationen besitzen eine geringe Reibung (s. Kap. 3, Abschn. 3.2.2), und ihre Verschleißprodukte scheinen biologisch weniger aggressiv zu sein (s. Kap. 4). Obwohl die meisten Prothesen für den totalen Gelenkersatz ein Werkstück aus Polymeren enthalten, muß darauf hingewiesen werden, daß die mechanischen Eigenschaften von Polymeren ihre Verwendung für solche Fälle ausschließen, in denen hohe Spannungen zu erwarten sind. Ihre Elastizitätsgrenze liegt bei niedrigen Werten und ihr viskoelastisches (zeitabhängiges) Verhalten unter einer Belastung führt dazu, daß alle Beanspruchungen weit unter dieser Grenze gehalten werden müssen, um ein Kriechen zu vermeiden.

Das wachsende Interesse an der Verwendung von keramischen Werkstoffen gründet sich auf eine Anzahl von Faktoren. Einige keramische Werkstoffe scheinen eine günstige Kombination von chemischer Beständigkeit, geringem Verschleiß, geringer Reibung und unschädlichem Abrieb in sich zu vereinigen. Während diese Eigenschaften die keramischen Werkstoffe als Material für Lagerflächen von Prothesen für den totalen Gelenkersatz möglicherweise attraktiv machen, wird ihr ausgedehnter Einsatz durch ihr äußerst sprödes Verhalten wieder eingeschränkt, weil sie an den Stellen nicht gebraucht werden können, an denen erhebliche Zugspannungen erwartet werden müssen.

Zusammenfassend kann festgestellt werden, daß Metalle und Metallegierungen für die hochbeanspruchten Teile von Prothesen für den totalen Gelenkersatz, besonders für solche mit hoher Zugbeanspruchung, in Frage kommen, während Polymere weitgehend für die Bereitstellung von Lagerflächen mit geringer Reibung eingesetzt werden und gewisse keramische Werkstoffe die Möglichkeit zu bieten scheinen, auch die Menge an chemisch beständigem Abrieb in Grenzen zu halten. Da Reibung und Verschleiß in Kap. 3 und die Gewebeverträglichkeit in Kap. 4 behandelt werden, beschäftigen sich die folgenden Abschnitte dieses Kapitels mit der statischen Festigkeit, der Dauerfestigkeit, der Korrosion und der Korrosionsfestigkeit der metallischen Werkstoffe, die in der Tabelle 1.1 angegeben sind. Bemerkungen über die Eigenschaften von Polymeren und keramischen Werkstoffen werden an geeigneter Stelle eingefügt.

1.2.2 Statische mechanische Eigenschaften

Die meisten metallischen Werkstoffe für den totalen Gelenkersatz, die gegenwärtig zum Einsatz kommen, sind aus vergütetem rostfreiem Stahl, aus Kobalt-Chrom-Gußlegierung oder aus Titan hergestellt. Die anderen Metallegierungen, die in der Tabelle 1.1 angegeben sind, werden entweder weniger häufig für den Totalgelenkersatz gebraucht oder für andere Implantate verwendet.

Vergüteter rostfreier Stahl, Kobalt-Chrom-Gußlegierung und Titan haben vergleichbare maximale Zugfestigkeiten. Jedoch ist die Elastizitätsgrenze weitaus wichtiger als die maximale Zugfestigkeit, und vergüteter rostfreier Stahl läßt sich mit einer erheblich geringeren Spannung plastisch verformen, als die beiden anderen Werkstoffe. Die Folge davon ist, daß Werkstücke aus vergütetem rostfreiem Stahl einen größeren Querschnitt haben müssen, als vergleichbare Werkstücke aus Kobalt-Chrom-Legierungen oder Titan, wenn man dem damit verbundenen großen Risiko einer plastischen Verformung aus dem Wege gehen will.

Die Elastizitätsmoduln von Titan und seinen Legierungen sind entweder um die Hälfte kleiner als die der anderen Legierungen ($100\ \mathrm{GN/m^2}$ im Vergleich zu rund $200\ \mathrm{GN/m^2}$). Wie in Kap. 2, Abschn. 2.3.2 näher erläutert wird, hängt der Anteil der Last auf einen totalen Gelenkersatz, die durch den Prothesenstiel (sofern vorhanden) übertragen wird, vom Verhältnis der Biegesteifigkeiten von Knochen und Prothesenstiel ab, wobei die Biegesteifigkeit des Prothesenstiels teilweise durch den Elastizitätsmodul seines Werkstoffes festgelegt ist. Hieraus folgt, daß Titan und Titan-Legierungen für Prothesenstiele etwas besser geeignet sind als andere Metalle, da ihre Elastizitätsmoduln näher an dem der Kortikalis liegen ($20\ \mathrm{GN/m^2}$). Diese Überlegung gilt übrigens ganz allgemein für Lastverteilungen, nicht nur für Prothesenstiele.

Wie schon oben besprochen wurde, sind Polymere wegen ihrer statischen mechanischen Eigenschaften nicht für Werkstücke geeignet, die hohen Spannungen ausgesetzt sind. Keramische Werkstoffe halten große statische Kompressionen aus, doch ihre Sprödigkeit schließt sie von allen Anwendungen aus, bei denen mit erheblichen Zugspannungen zu rechnen ist (z. B. bei Stielen von totalen Hüftgelenksprothesen; Kap. 2, Abschn. 2.3.2).

1.2.3 Ermüdung

Wie aus der Tabelle 1.1 ersichtlich ist, weisen die zugänglichen Daten aus, daß vergüteter rostfreier Stahl, Kobalt-Chromgußlegierung und Titan etwa ähnliche Dauerfestigkeiten bei Prüfungen in Luft ergeben haben.

Obwohl Ermüdung in der Vergangenheit nicht das Hauptproblem der Werkstücke für den totalen Gelenkersatz war, scheint nun das Auftreten von Ermüdungsbrüchen des Stiels von Hüftgelenksprothesen zuzunehmen (Abb. 1.6), und die Materialermüdung könnte unter Umständen in der Zukunft als Ursache für ein Spätversagen in Frage kommen. Die Zahlen von Charnley über sein eigenes Hüftgelenk mögen dies erläutern: Bis 1971 fand sich nur ein einziger Prothesenstielbruch (Charnley, 1971), 1973 waren es 6 (Charnley, 1973) und 17 dann 1975 (Charnley, 1975) innerhalb eines Zeitabschnittes von 1 1/2 bis 6 Jahren nach der Implantation. In seiner jüngsten Veröffentlichung berichtet Charnley, daß sein Gesamtanteil an Brüchen nur 0,23% beträgt, der Anteil bei Männern mit einem Körpergewicht von mehr als 88 kg jedoch 6,0%. Als überwiegender Grund für den Bruch wurde die ungenügende Abstützung der proximalen Seite des Prothesenstieles infolge Resorption des Femurcalcars angesehen.

Galante, Rostoker und Doyle (1975) untersuchten 6 zerbrochene Prothesenstiele: 4 von Müller-Prothesen aus Kobald-Chrom-Gußlegierung und 2 von Charnley-Prothesen aus rostfreiem Stahl. Eine dritte gebrochene Charnley-Prothese wurde erwähnt, konnte aber nicht untersucht werden, da sie nach dem Bruch noch nicht entfernt worden war. Sechs von den Prothesenstielen waren im Verlauf von 2 Jahren gebrochen, während der siebte etwas über 3 Jahre gehalten hatte. Alle untersuchten Bruchflächen zeigten die bekannte Riffelung von Ermüdungsbrüchen. Folgende Faktoren, die zu den Ermüdungsbrüchen beigetragen hatten, wurden ermittelt: Varusstellung und Lockerung des Stiels, die beide eine erhöhte Beanspruchung verursachen, und metallurgische Fehler.

Markolf und Amstutz (1976) prüften 3 gebrochene Prothesenstiele. Metallurgische Untersuchungen einer Müller-Prothese aus Kobalt-Chrom-Gußlegierung, die 16 Monate nach der Implantation gebrochen war, zeigten die für den Ermüdungsbruch typischen Merkmale auf der Bruchfläche, jedoch konnten keine Materialfehler entdeckt werden. Der Stiel einer Bechtol-Prothese aus rostfreiem Stahl besaß ausgedehnte plastische Verformungen im proximalen Teil, war aber nicht gebrochen. Ein zweiter Prothesenstiel der gleichen Art war plastisch verformt und gebrochen, und für den Bruch wurde eine Materialermüdung verantwortlich gemacht. Markolf und Amstutz erwähnten 2 weitere gebrochene Prothesenstiele, über die sie aber keine Einzelheiten mitteilten.

Auf zweierlei Weise kann der Techniker dazu beitragen, das Vorkommen von Ermüdungsbrüchen des Prothesenstieles zu reduzieren: 1. Durch die Verwendung von neuen Materialien mit erhöhter Dauerfestigkeit und 2. durch eine verbesserte

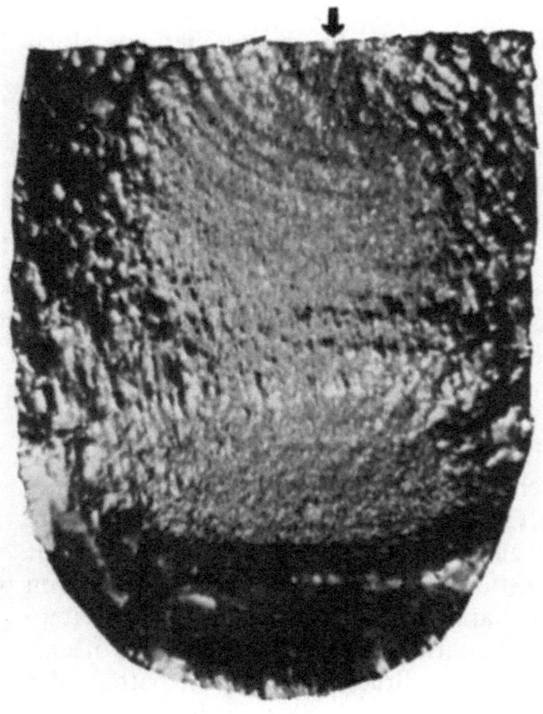

Abb. 1.6. Die Bruchfläche nach einem Ermüdungsbruch des Stieles einer Charnley-Prothese (der Ausgangspunkt liegt auf der lateralen Fläche)

Konstruktion der Stiele, durch die die Größe der auftretenden Spannungen vermindert wird.

Andere Metalle mit bedeutend höheren Dauerfestigkeiten als rostfreier Stahl in Luft sind die Kobalt-Chrom-Gußlegierungen und Titan, ein mit Wolfram, Nickel legiertes Material auf Kobalt-Chrom-Basis (Kobalt-Chrom-Schmiedelegierung), eine Chrom-Molybdän-Titan-Legierung auf Kobalt-Nickel-Basis (MP 35 N oder Protasul 10) und Titan-Legierungen mit Aluminium und Vanadium. Aufgrund von nur in engen Grenzen bekannten Korrosionsdaten (s. Abschn. 1.2.4) scheint die Titan-Legierung ein vielversprechendes Material für zukünftige Entwicklungen zu sein. (Die Verschleißeigenschaften der Legierung sind noch nicht bekannt. Wenn aber Verschleißprobleme auftreten sollten, so können sie durch die Kombination der Kobalt-Chrom-Gußlegierung mit der Titan-Legierung in einem Werkstück überwunden werden. Da beide Legierungen über eine Dauerpassivierung verfügen, tritt bei einer derartigen Kombination keine galvanische Korrosion auf.)

Wie Abb. 1.6 verdeutlicht, setzen die Ermüdungsbrüche der Prothesenstiele infolge der Zugspannungen ein, die an der lateralen Seite des Stiels wegen der Biegebeanspruchung bei der Gelenkbelastung entstehen. Zahlreiche Konstruktionsverbesserungen, die diese Spannungen verringern, werden in Kapitel 2 besprochen.

1.2.4 Korrosion

Vergüteter rostfreier Stahl, Kobalt-Chrom-Gußlegierung und Titan besitzen eine Passivierungsschicht. In Laborprüfungen von einzelnen Proben in physiologischen Flüssigkeiten konnten Hoar und Mears (1966) zeigen, daß nach langen Zeiten ein Durchbruch der Passivierungsschicht und ein Lochfraß auch für den vergüteten rostfreien Stahl wahrscheinlich sind, wenig wahrscheinlich hingegen für die Kobalt-Chrom-Gußlegierung und unwahrscheinlich für Titan.

Obwohl in der Literatur über ein häufiges Vorkommen einer Spaltkorrosion bei Implantaten aus rostfreiem Stahl berichtet wird, muß man hier sorgfältig zwischen den Arten von Implantaten und den Arten von rostfreiem Stahl unterscheiden. Bei der überwiegenden Anzahl von Fällen, in denen über eine Spaltkorrosion berichtet wird, handelt es sich um Implantate aus rostfreiem Stahl, die aus mehreren Einzelteilen, wie etwa Knochenplatten und Schrauben, bestehen (Colangelo, Greene, 1969). Die Spalte zwischen Schraubenkopf und Platte und jede relative Bewegung zwischen beiden machen diese Art von Implantat von Natur aus für eine Spaltkorrosion anfälliger als die Prothesen für den totalen Gelenkersatz, die aus einem Werkstück bestehen (s. Abschn. 1.1.5 in diesem Kapitel). Auch wird die Mehrzahl der Implantate, die aus mehreren Einzelteilen aus rostfreiem Stahl bestehen, wegen der höheren Festigkeit aus der kaltverformbaren Legierung hergestellt, wohingegen die Werkstücke für den totalen Gelenkersatz wegen der größeren Korrosionsfestigkeit aus vergütetem rostfreiem Stahl angefertigt werden (Semlitsch, 1974). In der Tat ist das Auftreten einer Korrosion bei Prothesenteilen aus rostfreiem Stahl selten zu beobachten. Soweit dem Autor bekannt ist, wird hierüber nur einmal von Charnley (1971) berichtet, daß 18 von insgesamt 133 Hüftgelenken (15%), die wegen der Verwendung einer Teflon-Pfanne (PTFE) wieder entfernt werden mußten, einige Anzeichen von Korrosion aufwiesen. Aber dieses Auftreten von Korrosion wird wahrscheinlich zu hoch eingeschätzt, da neuerdings Änderungen in der Zusammensetzung von rostfreiem Stahl für die Anwendung in der Chirurgie (und hierbei besonders die Reduktion des Kohlenstoffgehaltes auf maximal 0,03%) die Korrosionsfestigkeit des Werkstoffes erhöht haben.

Von Prothesen für den totalen Gelenkersatz aus Kobalt-Chrom-Gußlegierungen oder Titan sind bisher keine Fälle von Korrosion bekannt geworden.

Zwar legt es ihre ausgezeichnete Dauerfestigkeit nahe, die Kobalt-Chrom-Schmiedelegierung, die Legierung auf Kobalt-Nickel-Basis und die Titan-Legierung mit Aluminium- und Vanadiumzusätzen als Werkstoffe für den totalen Gelenkersatz heranzuziehen, doch muß auch ihre Korrosionsfestigkeit beachtet werden. Kobalt-Chrom-Schmiedelegierung ist zur Zeit ein weit verbreiteter Werkstoff für andere Arten von orthopädischen Implantaten (z. B. von Knochenplatten, Hüftnägeln und Winkelplatten). Cohen und Wulff (1972) berichteten von einem Fall einer Spaltkorrosion bei einem derartigen Implantat und zeigten im Laborversuch, daß die Kobalt-Chrom-Schmiedelegierung für eine Spaltkorrosion anfälliger ist als die Gußlegierung.

Obwohl die Legierung auf Kobalt-Nickel-Basis (MP 35 N) seit 1971 für einige Totalprothesen verwendet wurde (Semlitsch, 1974), scheinen die Korrosionsdaten dieses Werkstoffes widersprüchlich zu sein. Nach Laborversuchen kam Süry (1974) zu dem Schluß, daß die Legierung einen noch höheren Widerstand gegen Lochfraß und Spaltkorrosion in chloridhaltigen Medien besitzt als die Kobalt-Chrom-Gußlegierung, doch fanden Devine und Wulff (1975), daß die Anfälligkeit für eine Spaltkorrosion in der Reihenfolge rostfreier Stahl, MP 35 N, Kobalt-Chrom-Schmiedelegierung, Kobald-Chrom-Gußlegierung zunimmt.

Die Laborergebnisse von Hoar und Mears (1966) deuten darauf, daß Titan-Legierungen, ebenso wie reines Titan, sich im Körper als noch korrosionsbeständiger erweisen sollten als eine Kobalt-Chrom-Gußlegierung.

Polymere und keramische Werkstoffe können nicht korrodieren, aber sie können von der Umgebung chemisch zersetzt werden. In Tabelle 1.1 sind 4 polymere Werkstoffe angeführt, die für tragende Flächen von Totalprothesen verwendet werden oder wurden. Von diesen hat sich das Polyäthylen mit hohem Molekulargewicht als das erfolgreichste erwiesen, hauptsächlich wegen seiner hohen Beständigkeit gegen eine Depolymerisation. Nylon 66 absorbiert bereitwillig Wasser und verliert im menschlichen Körper rasch seine Zugfestigkeit (Williams, 1971). Obwohl sich die Wasseraufnahme von Polyester in Grenzen hält, haben Laborversuche erkennen lassen, daß dieser Werkstoff durch Hydrolyse depolymeniert wird (Scales, 1972) und daß eine Totalprothese für das Hüftgelenk, die aus einem Polyesterkopf und einer Metallpfanne bestand, infolge übermäßigen Verschleißes des Polymeren versagte (Weber und Stühmer, 1976; Kap. 3, Abschn. 3.2.4). Delrin, ein Polyacetet, wird laufend mit offensichtlichem Erfolg für eine bestimmte Konstruktion von Totalprothesen für das Hüftgelenk verwendet (Sundal, Kavlie und Christiansen, 1974), aber dieser Werkstoff absorbiert verhältnismäßig viel Wasser (Williams, 1971) und seine Langzeitstabilität im Körper muß noch nachgewiesen werden.

Obwohl es in der Literatur viele Hinweise auf die chemische Beständigkeit von Aluminiumoxid-Keramik gibt, und einige Totalprothesen für das Hüftgelenk mit tragenden Flächen aus Aluminiumoxid in laufendem Gebrauch sind (s. z. B. Boutin, 1972), berichteten Schmittgrund, Kenner und Brown (1973), daß das Material an Festigkeit verlor, wenn es spannungsfrei in Salzlösung oder in Bindegewebe von Hunden und Kaninchen gelagert wurde. Die gleichen Autoren berichteten, daß ein anderer keramischer Werkstoff, der als Werkstoff für Implantate vorgeschlagen wurde, nämlich Calciumaluminat, ebenfalls an Festigkeit verlor, wenn er in Kochsalzlösung getaucht oder in vivo implantiert wurde.

18

1.2.5 Korrosionsermüdung

Obwohl nur wenige Berichte über das Vorkommen von Korrosion bei Prothesenteilen aus rostfreiem Stahl vorliegen, und Korrosion allein nie für das mechanische Versagen eines solchen Teiles verantwortlich gemacht werden konnte, kann doch die Korrosionsermüdung nicht völlig ausgeschlossen werden. Charnley, der 1971 über die Verwendung von rostfreiem Stahl für Totalprothesen des Hüftgelenkes berichtet, stellt ausdrücklich fest, daß eine hohe Beständigkeit gegen Korrosionsermüdung von Werkstoffen für Dauerimplantate wahrscheinlich viel wichtiger ist, als eine hohe Dauerfestigkeit. In der gleichen Arbeit berichtet Charnley weiter, daß bis dahin der einzige Bruch eines Teiles seiner Hüftgelenkprothese, die aus rostfreiem Stahl bestand, der Korrosionsermüdung zugeschrieben wurde, wobei der Bruch von einer Lochfraßstelle ausgegangen war.

Colangelo (1969) führte im Labor Ermüdungsprüfungen in Luft und Kochsalzlösung an gekerbten Proben von rostfreiem Stahl für chirurgische Anwendungen durch. Die Rißausbreitung ging in Kochsalzlösung schneller vor sich als in Luft, und ein deutlicher Unterschied des Erscheinungsbildes der Bruchflächen konnte beobachtet werden. Proben, die in Luft gebrochen waren, sahen hell und glänzend aus, während die Bruchfläche von Proben, die in Kochsalzlösung brachen, stumpf und mit Korrosionsprodukten dunkel gefärbt waren. Colangelo leitet aus diesen Ergebnissen ab, daß die Korrosion die Rißausbreitung und die Rißentstehung in diesem Werkstoff beschleunigt.

Obwohl nach bisherigen Berichten in der Literatur für den Bruch nur eines einzigen Prothesenstieles eher eine Korrosionsermüdung angeschuldigt werden muß als eine reine Materialermüdung, ist doch anzunehmen, daß eine Korrosion bei den Brüchen von Prothesenstielen aus rostfreiem Stahl zumindest eine gewisse Rolle gespielt hat. In den Fällen, in denen einer der Faktoren, die zum Bruch geführt haben, im Versagen der Knochenzementfixierung an der proximalen Seite des Prothesenstieles zu suchen ist, hat wahrscheinlich eine Situation vorgelegen, die das Auftreten einer Spaltkorrosion begünstigte. Das Aufreißen einer Metall-Knochen-Zement-Verbindung kann einen langen engen Spalt erzeugen, in dem die Sauerstoffkonzentration klein ist und zudem jede Bewegung zwischen Prothesenstiel und Zement die Passivierungsschicht zerreibt.

Von den Werkstoffen mit einer höheren Dauerfestigkeit konnte nur der Kobalt-Chrom-Schmiedelegierung eine Anfälligkeit für Korrosionsermüdung im Körper nachgewiesen werden. Rose, Schiller und Radin (1972) untersuchten einen Hüftnagel mit einer Platte nach McLaughlin, dessen Platte in unmittelbarer Nachbarschaft des Nagelloches gebrochen war. Bei einer näheren Beobachtung stellte sich heraus, daß der Bruch an der inneren, dem Knochen zugewandten Seite an Stellen begonnen hatte, an der die Nagelkanten die Platte berührten. Die chemische Analyse ergab, daß die Platte aus einer Kobalt-Chrom-Schmiedelegierung hergestellt war, der Nagel hingegen aus einer Gußlegierung. Da die Kobalt-Chrom-Schmiedelegierung normalerweise ein recht duktiler Werkstoff ist, deutet das Fehlen einer umfangreicheren plastischen Verformung der Platte auf einen Ermüdungsbruch hin. Der Bruch jedoch ging von einem Ort aus, der normalerweise unter eine Kompressionsbeanspruchung steht, und die Bruchfläche hatte das typische Erscheinungsbild eines spröden Bruches ohne jegliches Merkmal des Ermüdungsbruches in duktilem Material. Es fanden sich keine Gleitlinien auf der Plattenoberfläche, keine Scherungslippe und keine Ermüdungsstreifen. Die Untersuchung mit dem Rasterelektronenmikroskop zeigte aber Spaltstufungen, die bekannten Kennzeichen eines spröden Bruches auf der Bruchfläche, und außerdem Mikrorisse, die von kleinen Löchern in der Plattenoberfläche ausgingen. Aus diesem Erscheinungsbild schlossen die Autoren, daß eine Korrosion zur Einleitung des Bruches beigetragen hat und dieser Prozeß den Mechanismus der Rißausbreitung von dem normalerweise duktilen Verhalten zum spröden Verhalten hin verschoben hat. Zur Unterstützung dieser Schlußfolgerung sind dieser Veröffentlichung Rasterelektronenmikroskopbilder von Proben aus Kobalt-Chrom-Schmiedelegierung beigefügt, die einer Ermüdungsprüfung in Luft unterworfen wurden. Diese Vergleichsproben zeigten die charakteristischen Merkmale des Ermüdungsbruches an duktilen Werkstoffen, einschließlich der Ermüdungsstreifen.

Die chemische Zersetzung von Polymeren und keramischen Werkstoffen in gewissen Umgebungen kann durch eine Wechselbeanspruchung beschleunigt werden. Es scheint möglich zu sein, daß dieser mit chemischen Veränderungen verbundene Ermüdungsprozeß letzten Endes teilweise für den außergewöhnlich hohen Verschleiß von Teflon und Polyester bei totalen Hüftgelenksprothesen verantwortlich war, und es gibt ferner Hinweise für die Vermutung, daß er ebenfalls für den Verschleiß von Polyäthylen mit hohem Molekulargewicht eine Rolle spielt (s. Kap. 3, Abschn. 3.2.3).

Wie im vorangegangenen Abschnitt dargestellt, zeigte sich bei der Aluminiumoxidkeramik eine Materialverschlechterung, wenn der keramische Werkstoff ohne zusätzliche Druckbelastung in eine Kochsalzlösung gebracht wurde. Es erhebt sich deshalb die Frage, was eine zyklische Belastung unter gleichzeitiger Kochsalzlösung-Exposition bewirkt.

Sedlacek und Halden (1968) berichteten über einen signifikanten Festigkeitsverlust bei Aluminiumoxid Keramik von 95,5% Reinheit, wenn die Keramik einer zyklischen Belastung von 112 MN/m^2 in feuchter Luft ausgesetzt wurde.

1.2.6 Zusammenfassung

Lediglich metallische Werkstoffe besitzen die statische Zugfestigkeit und Dauerfestigkeit, die von den hochbeanspruchten Werkstücken des totalen Gelenkersatzes gefordert wird. Die zusätzliche Forderung hoher Beständigkeit gegenüber Korrosion und Korrosionsermüdung beschränkt die Auswahl der Metalle und Legierungen auf rostfreien Stahl für chirurgische Anwendungen, Kobalt-Chrom-Gußlegierung, Chrom-Nickel-Legierung, Titan und Titan-Legierungen mit Aluminium und Vanadium. Die letzteren scheinen die besten Kombinationen von mechanischen und elektrochemischen Eigenschaften zu bieten. Das Verschleißverhalten dieser Legierung kann noch ein Problem sein, das aber unter Verwendung von Kobalt-Chrom-Gußlegierung für tragende Flächen bewältigt werden kann.

Polymere sind von Natur aus schwache Werkstoffe, die nicht bei hohen Beanspruchungen eingesetzt werden können. Ihre Verwendung zu lastaufnehmenden Werkstücken beim totalen Gelenkersatz (unter der Bedingung, daß nur kleine Spannungen auftreten) gründet sich auf ihren geringen Reibungskoeffizienten gegen Metalle und auf die Tatsache, daß der Abrieb einiger Polymere offenbar vom Körper besser vertragen wird als ein metallischer Abrieb (s. Kap. 4). Sofern die mechanischen Eigenschaften betroffen sind, besteht das Hauptproblem bei der Verwendung von Polymeren als lastaufnehmende Werkstoffe im Körper in ihrer chemischen Strukturänderung. Nylon 66 und Polyäthylenterephthalat (ein Polyester) haben sich als nicht brauchbar erwiesen, und auch die Langzeitbeständigkeit von Delrin (einem

Polyacetat) im Körper muß noch nachgewiesen werden. Polyäthylen mit hohem Molekulargewicht hat sich als das bisher brauchbarste Polymer herausgestellt und wird nun weitgehend für die tragenden Flächen beim totalen Gelenkersatz verwendet. Reibung und Verschleiß der polymeren Werkstoffe und die Auswirkung der chemischen Strukturveränderungen werden in Kap. 3 besprochen.

Keramische Werkstoffe sind außerordentlich spröde und können deswegen nur dann eingesetzt werden, wenn sie keiner Zugbeanspruchung unterworfen sind. Sie halten jedoch sehr hohe Druckbeanspruchungen aus, sind besonders hart und im allgemeinen chemisch beständig. Ein totales Hüftgelenk mit tragenden Flächen aus Aluminiumoxid-Keramik hat sich über eine Reihe von Jahren als erfolgreich erwiesen, aber es gibt auch bereits einige Anzeichen dafür, daß dieser Werkstoff im Körper seine Struktur verändert. Daten über die Verschleißfestigkeit dieses keramischen Werkstoffes sind begrenzt und widersprechen sich, doch werden Einzelheiten zu dieser Frage in Kap. 3 behandelt.

Literatur

Brophy, J. H., Rose, R. M., Wulff, J.: The structure and property of materials, Vol. II: Thermodynamics. New York, Chichester: Wiley 1964

Boutin, P.: Arthroplastie totale de la hanche par prothèse en alumine frittée. Rev. Chir. Orthop. *58*, 229 (1972)

Charnley, J.: Stainless steel for femoral hip prostheses in combination with a high density polythene socket. J. Bone Joint Surg. *53B*, 342 (1971)

Charnley, J.: Biochemical considerations in total hip prosthetic design. In: The hip. St. Louis: Mosby 1975

Charnley, J.: Fracture of femoral prostheses in total hip replacement. A clinical study. Clin. Orthop. *111*, 105 (1975)

Cohen, J., Wulff, J.: Clinical fracture caused by corrosion of a vitallium plate. J. Bone Joint Surg. *54A*, 617 (1972)

Colangelo, V. J.: Corrosion fatigue in surgical implants. J. Basic Engineering (Trans. ASME) December, 581, 1969

Colangelo, V. J., Greene, N. D.: Corrosion and fracture of type 316 SMO orthopaedic implants. J. Biomed. Mater Res. *3*, 247 (1969)

Devine, T. M., Wulff, J.: Cast vs. wrought cobalt-chromium surgical implant alloys. J. Biomed. Mater Res. *9*, 151 (1975)

Dumbleton, J. H., Black, J.: An introduction to orthopaedic materials. Springfield/Ill.: Ch. C. Thomas 1975

Evans, F. G.: Mechanical properties of bone. Springfield/Ill.: Ch. C. Thomas 1973 (Zusatz des Übersetzers)

Galante, J. O., Rostocker, W., Doyle, J. M.: Failed femoral stems in total hip prostheses. J. Bone Joint Surg. *57A*, 230 (1975)

Hayden, H. W., Moffat, W. G., Wulff, J.: The structure and property of materials, Vol. III: Mechanical behaviour. New York, Chichester: Wiley 1965

Hoar, T. P., Mears, D. C.: Corrosion-resistant alloys in chloride solutions: materials for surgical implants. Proc. R. Soc. *A 294*, 486 (1966)

Markolf, K., Amstutz, H.: A comparative experimental study of stresses in femoral total hip replacement components: the effects of prosthesis orientation and acrylic fixation. J. Biomech. *9*, 73 (1976)

Rose, R. M., Schiller, A. L., Radin, E. L.: Corrosion-accelerated mechanical failure of a Vitallium nail-plate. J. Bone Joint Surg. *54A*, 854 (1972)

Scales, J. T.: Some aspects of Stanmore total hip protheses and their development. In: Arthoplasty of the hip. Chapchal, G. (ed.), p. 113. Stuttgart: Thieme 1972

Sedlacek, R., Halden, F. A.: In: Structural ceramics and testing of brittle materials. Acquaviva, S. J., Bortz, S. A. (eds.), p. 211–220. New York: Gordon & Breach 1968
Semlitsch, M.: Technical progress in artifical hip joints. Sulzer Rev. *4*, (1978)
Sundal, B., Kavlic, H., Christiansen, T.: Total hip replacement with a new trunnion-bearing prosthesis (the Christiansen prosthesis). Acta Chir. Scand, *140*, 189 (1974)
Süry, P.: Corrosion behavior of cast and forged implant material for artificial joints particularly with respect to compound designs. Sulzer Res. (1974)
Weber, B. G., Stühmer, G.: Experience with trunnion bearing prosthesis with head of polyester material. In: International Symposium on Advances in Artificial Hip and Knee Joint Technology, Erlangen, Engineering in medicine. Berlin, Heidelberg, New York: Springer 1976.
Williams, D. F.: The properties and medical uses of materials, Part 5. Biomed. Eng. *6*, 300 (1971)
Williams, D. F., Roaf, R.: Implants in surgery. Philadelphia, London: Saunders 1973

Kapitel 2

Elastomechanik

2.1 Elementare Elastizitätstheorie

2.1.1 Zug und Druck

Die inneren Spannungen in einem prismatischen Stab, der einer einfachen eindimensionalen Zugbeanspruchung unterworfen ist, lassen sich dadurch beschreiben, daß man sich den Stab entlang verschiedener Ebenen zerschnitten denkt (Abb. 2.1a).

Wäre der Stab parallel zu einer Ebene zerschnitten, die senkrecht auf der Lastrichtung steht, so würde sich sein unterer Teil unter dem Einfluß der äußeren Kraft F nach unten bewegen. Da dies im unzerschnittenen Stab nicht geschieht, muß die innere Kraft durch eine gleich große Kraft kompensiert werden, die auf der Schnittfläche nach oben drückt. Entsprechend muß eine gleich große, nach unten gerichtete Kraft auf den oberen Teil des Stabes einwirken (Abb. 2.1b). Diese beiden Kräfte stellen die Wirkung dar, die jeder Teil des Stabes auf den anderen ausübt.

Die durchschnittliche Zugspannung, definiert als Verhältnis von Kraft zu Fläche, greift an der Schnittfläche an und berechnet sich zu F/A (Abb. 2.1c). Für den Fall, daß die inneren Kräfte gleichmäßig über den Querschnitt verteilt sind, werden die Spannungen in allen Punkten so groß wie die durchschnittliche Spannung. Offensichtlich trifft diese Beschreibung für alle Ebenen zu, die einen rechten Winkel mit der Lastrichtung bilden.

Etwas verwickelter sind die Verhältnisse in Ebenen, die unter einem beliebigen Winkel zur Lastrichtung geneigt sind (Abb. 2.1d). Jeder Teil des Stabes ist wiederum unter der gemeinsamen Wirkung von äußeren Kräften und inneren Spannungen im Gleichgewicht (Abb. 2.1e); die inneren Spannungen verlaufen aber nicht mehr normal zur Schnittfläche. Teilt man die Spannungen in Komponenten auf, die normal und tangential auf die Schnittfläche einwirken (Abb. 2.1f), so ist unmittelbar einzusehen, daß sich die beiden Teile unter dem Einfluß der normalen Komponenten voneinander trennen und unter dem Einfluß der Tangential- oder Scherkomponenten aufeinander gleiten.

Sämtliche Ebenen durch den Stab können durch diesen allgemeinen Fall einer gegen die Lastrichtung beliebig geneigten Ebene beschrieben werden, einfach indem die Neigungswinkel geändert werden. Dies bedeutet letztlich, daß die Spannungen in jeder Ebene aus Normalspannungen und Schubspannungen zusammengesetzt sind, wobei die Größe jeder einzelnen von dem Winkel zwischen dieser Ebene und der Lastrichtung abhängt. Ebenen unter einem rechten Winkel oder einem Winkel von 45° zur Lastrichtung sind von besonderer Bedeutung, da in der ersteren die Normalspannungen, in der letzteren die Schubspannungen ein Maximum besitzen. Da aber der Maximalwert der Schubspannungen nur die Hälfte des Maximalwertes der Normalspannungen beträgt, darf man erwarten, daß alle Werkstoffe unter der ein-

fachen Spannungsbelastung in Ebenen senkrecht zur Lastrichtung brechen. Einige
Stoffe jedoch, deren Scherfestigkeit weniger als die Hälfte ihrer Zugfestigkeit beträgt, brechen infolge eines Scherprozesses in Ebenen unter einem Winkel von 45°
zur Lastrichtung.

Ein weiterer Aspekt der einfachen Zugbeanspruchung, die Deformation, muß
noch betrachtet werden. Die von außen angreifenden Zugkräfte verursachen eine
Dehnung des Stabes in ihrer eigenen Richtung und eine seitliche Kontraktion senkrecht dazu (Querkontraktion). Die Größe beider hängt von der Beanspruchung und
dem Material des Stabes ab.

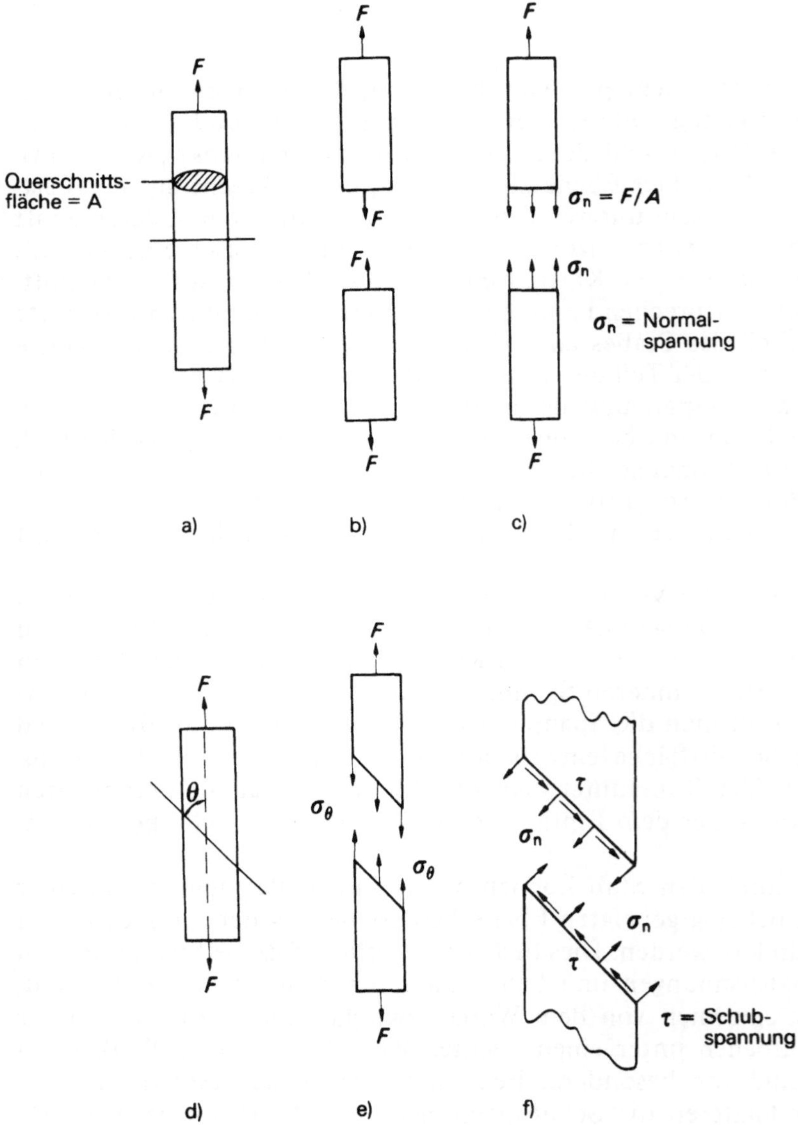

Abb. 2.1. Eindimensionaler Zug

Für die meisten Werkstoffe ist das Verhältnis von Zugspannung zur relativen Dehnung bis zu einem gewissen Betrag der Spannung konstant (s. Kap. 1). Die Konstante wird Elastizitätsmodul E des Materials genannt, so daß:

$$E = \frac{\text{Zugspannung } (\sigma_x)}{\text{Relative Dehnung } (e_x)},$$

wobei

$$\sigma_x = \frac{F}{A}$$

und

$$e_x = \frac{\text{Längenänderung}}{\text{Ursprüngliche Länge}}$$

bezeichnen.

Die Querkontraktion ist mit der Dehnung über eine andere Materialkonstante, die Poisson'sche Zahl oder Querkontraktionszahl ν, verbunden:

$$\nu = \frac{\text{Relative Querverkürzung } (e_y)}{\text{Relative Dehnung } (e_x)}$$

Die hier vorgeführte Theorie der einfachen Zugverformung gilt ebenso für die eindimensionale Druckbeanspruchung. Der einzige Unterschied besteht darin, daß vereinbarungsgemäß Zugspannungen ein positives und Druckspannungen ein negatives Vorzeichen haben.

2.1.2 Reine Biegung

Wird ein einfacher Balken einer Biegung unterworfen (Abb. 2.2a), so verformt er sich wie in Abb. 2.2b dargestellt ist. Längenelemente von der konvexen Seite des Balkens werden auseinander gezogen (a—b geht über in a'—b'), während Längenelemente auf der konkaven Seite zusammengedrückt werden (c—d geht über in c'—d'). Zwischen diesen beiden extremen Lagen gibt es einen Ort, an dem durch die Biegung keine Längenänderung verursacht wird, und diesen nennt man die neutrale Faser (NF) des Balkens.

Da die inneren Spannungen bei reiner Biegung direkt proportional zu den Dehnungen sind, entsteht die Spannungsverteilung über dem Querschnitt des Balkens, die in der Abb. 2.2c gezeichnet ist. Druckspannungen werden an der konkaven Seite erzeugt und Zugspannungen an der konvexen Seite, wobei die Größe beider linear mit der Entfernung von der neutralen Faser zunimmt. Durch die gemeinsame Wirkung der Zug- und Druckspannungen wird ein Moment an dem Querschnitt hervorgerufen, das dem von außen am freien Ende des Balkens angreifenden Biegemoment das Gleichgewicht hält.

Für die Rechnung wird die Größe der Spannung infolge reiner Biegung durch die Formel:

$$\sigma = \frac{M \cdot y}{I}$$

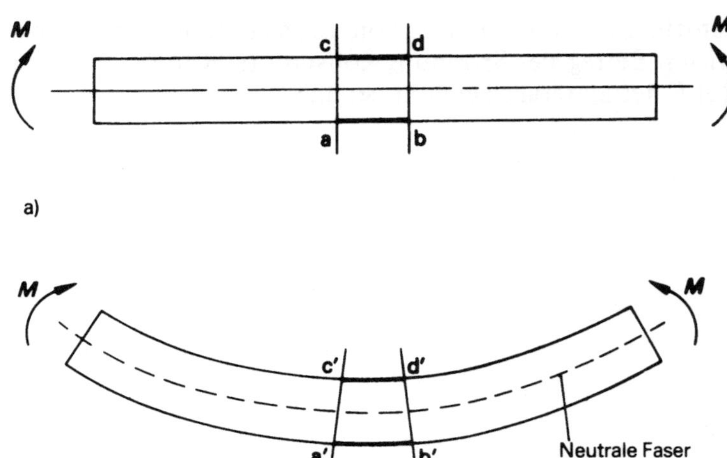

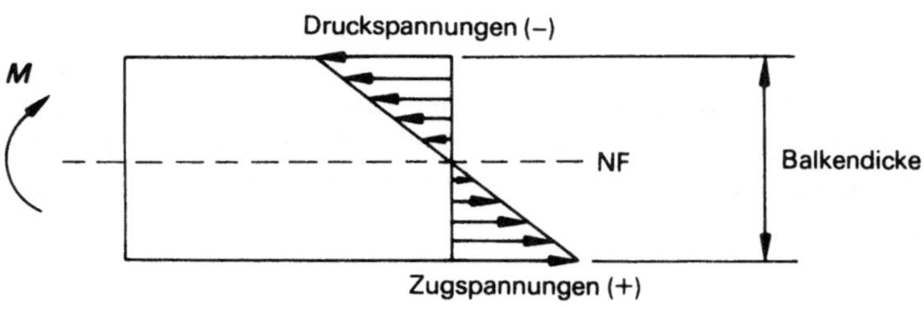

Abb. 2.2. Reine Biegung

wiedergegeben, in der M das von außen einwirkende Biegemoment, y den Abstand von der neutralen Faser und I das Flächenträgheitsmoment des Balkenquerschnittes ist.

(Das Flächenträgheitsmoment eines Querschnittes ist ein quantitatives Maß für die Verteilung der Querschnittsfläche in Bezug auf eine bestimmte Achse. Für die Biegung verläuft diese Bezugsachse in der Querschnittsfläche durch ihren Flächenschwerpunkt und steht außerdem senkrecht auf der Zeichenebene der Darstellung in Abb. 2.2).

Maximale Biegespannungen treten auf der oberen (Druckspannungen) und unteren (Zugspannungen) Begrenzungsfläche des Balkens auf. Ihre Größe wird durch die Formel:

$$\sigma_{max} = \frac{M \cdot d}{2I}$$

beschrieben, wobei d die Balkendicke angibt.

Ein großes Flächenträgheitsmoment I bedeutet, daß die Spannungen und zugehörigen Dehnungen bei fest vorgegebenem Biegemoment M und fester Balkendicke d kleiner sind als bei kleinem I. Deshalb ist ein Balken mit einem großen Flächenträgheitsmoment I stärker und biegesteifer als ein Balken mit kleinem I. Das Flächenträgheitsmoment eines Balkens mit Doppel-T-Profil ist groß, weil ein großer Anteil der Querschnittsfläche weit von der neutralen Faser entfernt ist und deswegen wird dieses Profil besonders häufig für Tragwerke verwendet.

2.1.3 Überlagerung von Biegung und Scherung

Reine Biegung kommt in der Praxis selten vor. Meistens tritt die Biegung vereint mit anderen Belastungsformen auf. Ein bekanntes Beispiel hierfür ist der an beiden Enden unterstützte Balken mit in der Mitte liegender Einzellast (Abb. 2.3a).

Wir betrachten den Querschnitt A—A durch den Balken, welcher auf dessen Längsachse senkrecht steht. Der Teil des Balkens links von diesem Querschnitt muß gemeinsam von der Unterstützungskraft und den inneren Spannungen im Querschnitt im Gleichgewicht gehalten werden. Die Unterstützungskraft versucht den Balken im Uhrzeigersinn um den Querschnitt zu drehen und ihn gleichzeitig relativ zum rechten Teil nach oben zu bewegen. Die Rotationswirkung der Unterstützungskraft wird durch ein Biegemoment im Querschnitt ausgeglichen, während die Aufwärtsbewegung durch Kräfte verhindert wird, die über den Querschnitt verteilt nach unten gerichtet sind (Abb. 2.3b). Das Biegemoment ruft Zug- und Druckspannungen hervor wie bei einer reinen Biegung, die nach unten gerichtete Kraft hingegen verursacht Schubspannungen in diesem Querschnitt.

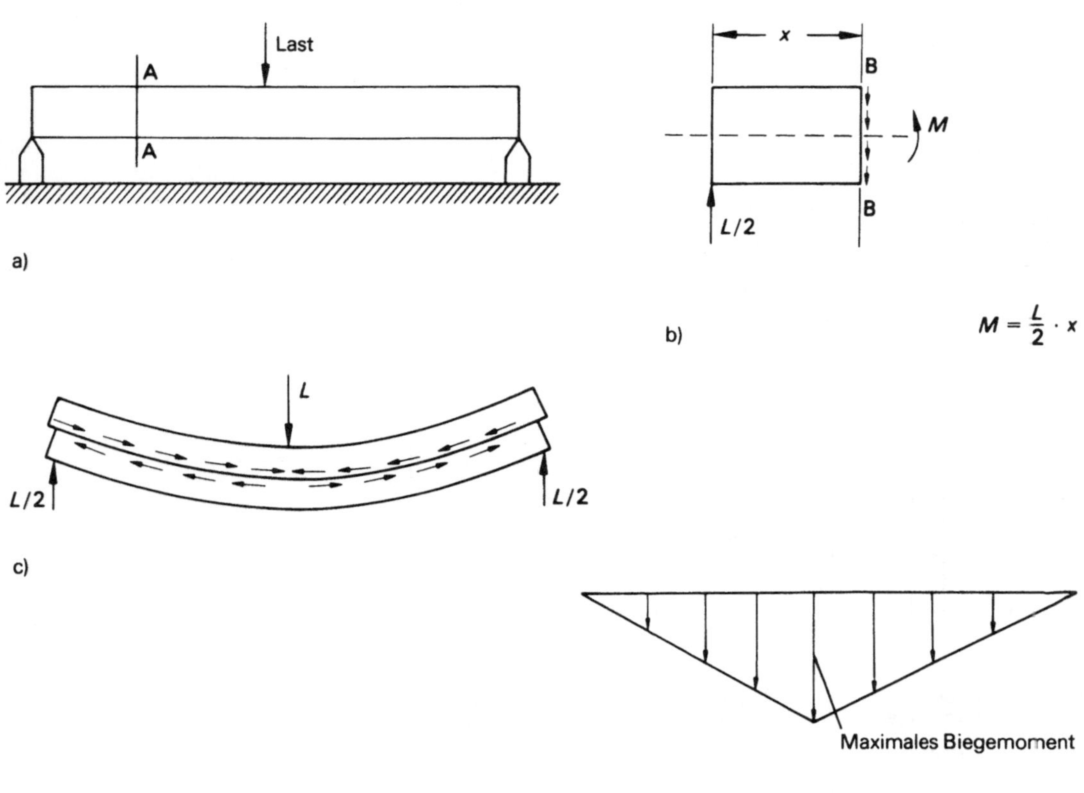

Abb. 2.3. Biegung und Scherung am zweiseitig gelagerten Balken mit Einzellast

Schubspannungen werden auch in Längsebenen innerhalb des Balkens erzeugt. Wird der Balken horizontal aufgeschnitten und danach belastet, so entstehen Verformungen, wie sie in Abb. 2.3c angedeutet sind. Die beiden Teile des Balkens würden dann in der Schnittfläche aufeinander gleiten. Da dieses Gleiten in dem unzerschnittenen Balken nicht auftritt, müssen Scherkräfte und Schubspannungen vorhanden sein, die dieses verhindern.

Die Biegung eines Balkens auf zwei Stützen mit Einzellast unterscheidet sich von der reinen Biegung nicht nur durch das Auftreten von Scherkräften, sondern auch dadurch, daß das Biegemoment des Balkens sich mit der Lage des Querschnittes längs des Balkens verändert. Im Querschnitt B–B von Abb. 2.3b ist das Biegemoment beispielsweise durch den folgenden Ausdruck gegeben:

$$M_{BB} = \frac{L}{2} \cdot x$$

wobei x den Abstand des Querschnittes von der Unterstützung beschreibt.

Das Biegemoment im Querschnitt muß nämlich dem Moment der von außen angreifenden Kraft das Gleichgewicht halten, und dieses Moment berechnet sich aus dem Produkt der Kraft und dem Hebelarm vom Auflagerpunkt bis zum Querschnitt.

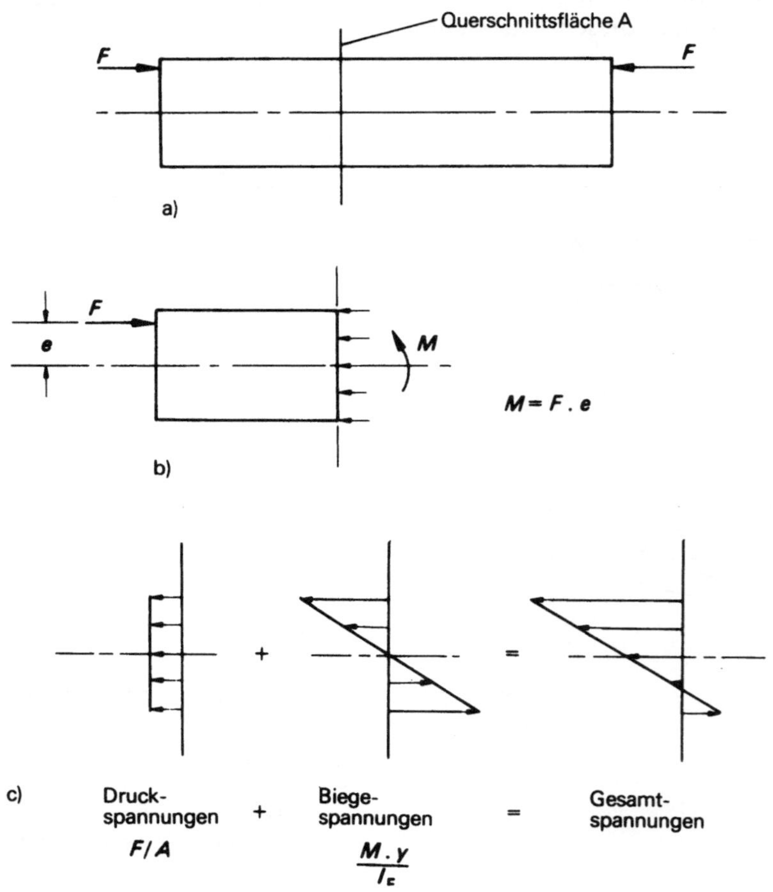

Abb. 2.4. Überlagerung von Biegung und Kompression

In Abb. 2.3d ist grafisch dargestellt, wie sich der Betrag des Biegemomentes längs des Balkens verändert. Da die Biegespannungen im Balken proportional zum Biegemoment sind, das sein Maximum in der Balkenmitte besitzt, treten die größten Biegespannungen beim zweiseitig unterstützten Balken mit in der Mitte liegender Einzellast auch in der Mitte auf.

2.1.4 Überlagerung von Biegung und Kompression

Ein weiteres Beispiel, bei dem die Biegung gemeinsam mit einer anderen Belastungsform auftritt, ist der Fall eines Balkens unter axialem Druck (oder Zug), wenn die Druckkräfte außerhalb der Mittellinie des Balkens angreifen (Abb. 2.4a).

Wird der Balken rechtwinklig zur Lastrichtung durchgeschnitten, so bewegt sich der linke Teil nach rechts und dreht sich gleichzeitig unter dem Einfluß der von außen angreifenden Kraft. Wie in den früheren Beispielen werden diese Bewegungen im unzerschnittenen Balken durch innere Spannungen am Querschnitt unmöglich gemacht (Abb. 2.4b). Die horizontale Bewegung wird durch horizontale Druckspannungen verhindert, die normal zur Querschnittsfläche angreifen, während die Drehbewegung durch ein Biegemoment aufgehoben wird. Die Druckspannungen sind proportional zu F/A, während das Biegemoment die bekannten Biegespannungen mit Zug- und Druckanteilen hervorruft, deren Größe durch das jedem Querschnitt zugehörige Biegemoment bestimmt wird. In diesem Fall ist das Biegemoment für alle Querschnitte durch den Balken gleich:

$$M = F \cdot e$$

wobei e die Exzentrizität oder die Entfernung des Lastangriffspunktes von der Mittellinie des Balkens bezeichnet. Da die Richtungen der Druck- und Biegespannungen parallel sind, kann man sie einfach addieren und erhält daraus die zusammengesetzte Spannungsverteilung über einen Querschnitt des Balkens (Abb. 2.4c).

2.1.5 Torsion

Wir betrachten einen massiven Stab mit kreisförmigem Querschnitt, der um seine Mittelachse verdrillt wird (Abb. 2.5a). Wenn dieser Stab in einer Ebene rechtwinklig zur Mittelachse zerschnitten wird, so drehen sich die beiden Teile frei in entgegengesetzter Richtung unter dem Einfluß des von außen angreifenden Drehmomentes. Im unzerschnittenen Stab wird diese Drehbewegung durch innere Spannungen verhindert, die gleiche und entgegengerichtete Drehmomente hervorrufen (Abb. 2.5b). Diese Spannungen sind Schubspannungen, weil sie tangential am Querschnitt angreifen.

Während sich der Stab deformiert (Abb. 2.5c), wandern die Punkte auf dem Radius OA in neue Lagen auf dem Radius OA'. Der Betrag der Ortsverschiebung ist daher proportional zur Entfernung von der Mittelachse des Stabes. Wie beim Zugversuch ist auch bei der Scherung das Verhältnis von Spannung zur Dehnung eine Materialkonstante, die Schubmodul G genannt wird (Verhältnis von Schubspannung zu Schubverformung). Die Verteilung der Schubspannungen über den Querschnitt (Abb. 2.5d) hat wegen dieses Zusammenhanges die gleiche Gestalt wie die Verteilung der Dehnungen. Die Größe der Schubspannungen in einer beliebigen Entfernung r von der Mittelachse des Stabes ist durch die Formel:

$$\tau = \frac{M \cdot r}{I_\mathrm{P}}$$

beschrieben, in der M das von außen angreifende Drehmoment und I_P das polare Flächenträgheitsmoment bezüglich der Stabachse bezeichnet. Das polare Flächenträgheitsmoment ist eine Größe von der gleichen Art wie das Flächenträgheitsmoment, das in Abschn. 2.1.2 definiert wurde, jedoch diesmal in Bezug auf die Stabachse selbst, anstatt auf eine Achse senkrecht dazu.

Die maximale Schubspannung:

$$\tau_\mathrm{max} = \frac{M \cdot D}{2 I_\mathrm{P}}$$

entsteht auf der äußeren Fläche des Stabes, wobei D seinen Durchmesser angibt.

Auf jeder Fläche, die unter einem beliebigen Winkel zur Stabachse steht, können die inneren Kräfte, welche die Rotation verhindern, in Normal- und Tangentialkomponenten aufgeteilt werden (dies entspricht der Situation auf geneigten Flächen bei der eindimensionalen Zugbeanspruchung). Im allgemeinen treten daher auf allen Ebenen durch den Stab Normalspannungen und Schubspannungen auf. Auf Ebenen parallel und im rechten Winkel zur Stabachse haben die Schubspannungen ein Maximum und die Normalspannungen verschwinden, während auf Ebenen unter einem Winkel von 45° zur Stabachse die Normalspannungen ein Maximum haben und die Schubspannungen verschwinden (Abb. 2.5e). Hieraus erklärt sich, daß ein Stab aus sprödem Material, z. B. ein Stück Kreide, bei einer Torsionsbeanspruchung in Ebenen unter einem Winkel von 45° zu seiner Achse zerbricht: Das Material gibt infolge der Normalspannungen nach, die in dieser Ebene entstehen.

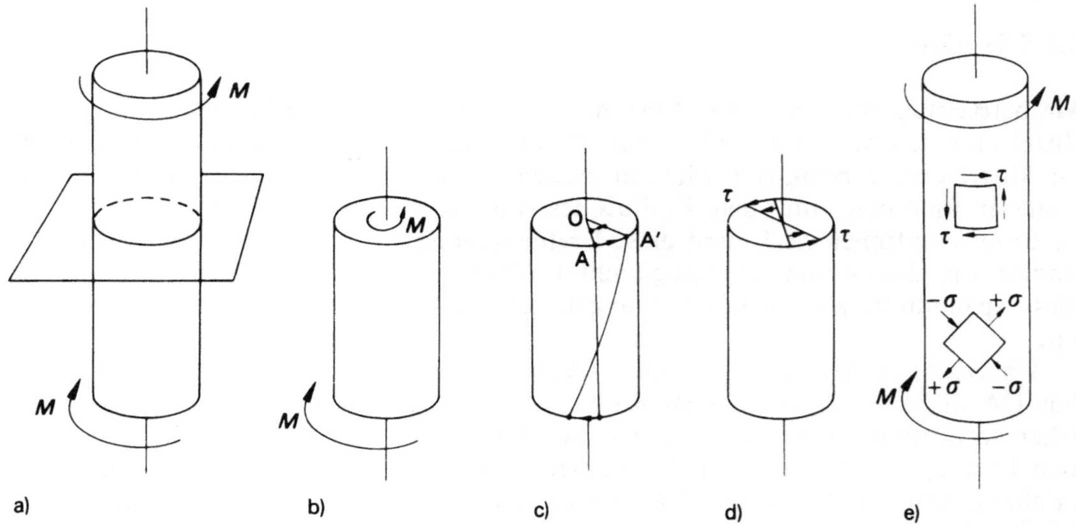

Abb. 2.5. Torsion

In einem massiven Stab mit kreisförmigem Querschnitt wird das Material in der Umgebung des Zentrums weniger beansprucht als in der Umgebung der Außenfläche (Abb. 2.5d). Da auch der Hebelarm des Momentes zum Zentrum hin abnimmt, spielt dort das Material eine geringe Rolle für den Widerstand gegen ein von außen angreifendes Drehmoment. Die Tatsache, daß der Werkstoff in größerem Abstand von der Stabachse stärker beansprucht wird, erklärt, daß Rohre immer dann zur Aufnahme von Torsionsbeanspruchungen eingesetzt werden, wenn es auf ein geringes Gewicht ankommt.

2.1.6 Verbundwerkstoffe

In technischen Werkstücken, die Belastungen ausgesetzt sind, werden oft verschiedene Materialien miteinander verbunden, und es ist wichtig, daß man die Spannungen berechnen kann, die in jedem Material erzeugt werden.

2.1.6.1 Kompression

Wir betrachten den Fall, daß ein massiver Kreiszylinder aus einem Material sich innerhalb eines zylindrischen Rohres aus einem anderen Material befindet, und diese Verbundstruktur zwischen zwei starren Platten zusammengedrückt wird, wie es in Abb. 2.6a gezeichnet ist. Die Druckbelastung wird teilweise von dem Zylinder und teilweise von dem Rohr getragen (Abb. 2.6b), so daß gilt:

$$F = F_Z + F_R ,$$

wobei F_Z die Kraft auf den Zylinder und F_R die Kraft auf das Rohr angibt. Wenn die Druckspannung im Zylinder mit σ_Z und der Elastizitätsmodul des Zylindermaterials mit E_Z bezeichnet wird, so wird die Verformung des Zylinders e_Z durch die Gleichung:

$$e_Z = \frac{\sigma_Z}{E_Z}$$

beschrieben. Wird weiterhin die Druckspannung im Rohr mit σ_R und der Elastizitätsmodul des Rohrmaterials mit E_R bezeichnet, so wird die Verformung des Rohres e_R durch die entsprechende Gleichung:

$$e_R = \frac{\sigma_R}{E_R}$$

beschrieben. Da Zylinder und Rohr ursprünglich die gleiche Länge besaßen und um denselben Betrag zusammengedrückt werden, sind die Verformungen im Zylinder und Rohr gleich:

$$\frac{\sigma_Z}{E_Z} = \frac{\sigma_R}{E_R} \cdot \text{ oder } \frac{\sigma_Z}{\sigma_R} = \frac{E_Z}{E_R} .$$

Das Verhältnis der Spannungen, die durch die Druckbeanspruchung im Zylinder und Rohr erzeugt werden, ist also gleich dem Verhältnis der Elastizitätsmoduln der beiden Materialien (Abb. 2.6c).

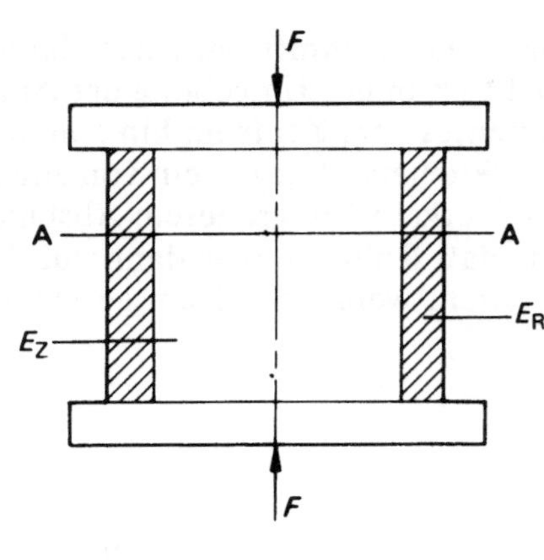

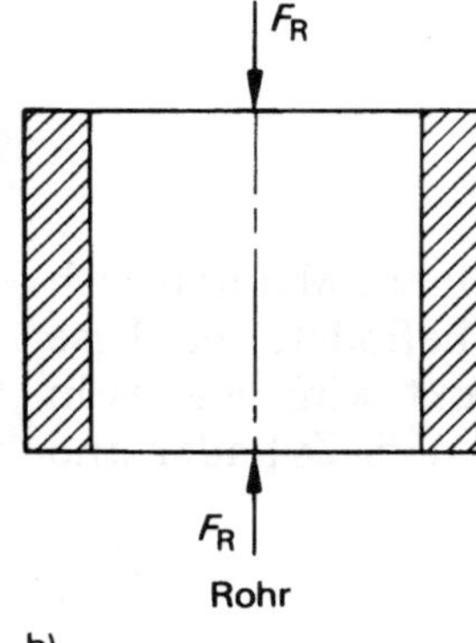

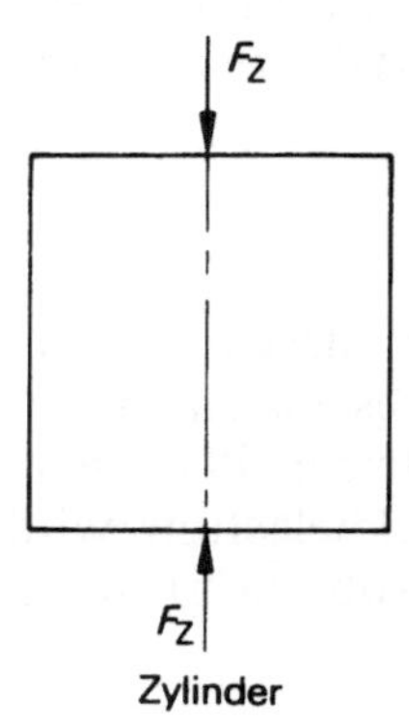

b)

$$F_R + F_Z = F$$

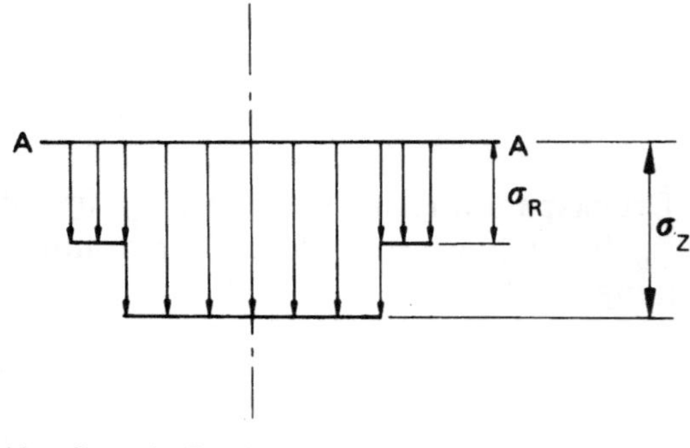

Abb. 2.6. Druckverformung von Verbundwerkstoffen

Da Spannung als Kraft geteilt durch Fläche definiert ist, kann man den letzten Ausdruck auch in der Form schreiben:

$$\frac{F_Z}{F_R} = \frac{E_Z\,A_Z}{E_R\,A_R}.$$

Die wirksame Steife eines Verbundwerkstoffes gegen Druckbelastung – d. h. die Deformation, die durch eine vorgegebene Druckkraft erzeugt wird – hängt von der

32

das Material kennzeichnenden Steife E und dem Querschnitt des Werkstückes ab. Die obige Gleichung macht daher deutlich, daß die von außen angreifende Druckkraft zwischen den beiden Komponenten des Verbundwerkstoffes gemäß ihrer Drucksteife aufgeteilt wird. Die weniger verformbare Komponente übernimmt einen höheren Anteil der Last.

2.1.6.2 Biegung

Die Abb. 2.7a zeigt einen rechteckigen Querschnitt durch einen Balken, der oben und unten mit Platten aus einem anderen Material beschichtet ist. Wenn dieser Verbundwerkstoff einer reinen Biegung unterworfen wird, so wird das entsprechende Biegemoment teilweise vom Balken und teilweise von der Beschichtung aufgenommen (Abb. 2.7b), so daß gilt:

$$M = M_{\mathrm{B}} + M_{\mathrm{P}},$$

wobei M das von außen aufgebrachte Drehmoment M_{B} das vom Balken und M_{P} das von den Platten aufgenommene Drehmoment bedeuten.

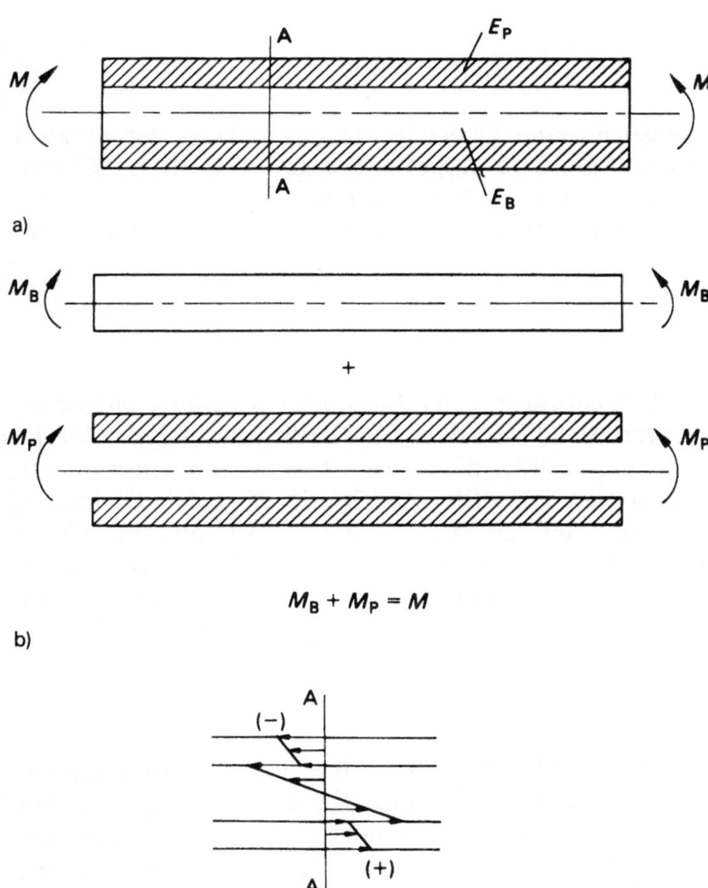

Abb. 2.7. Balkenbiegung mit Verbundwerkstoffen

Da

$$\sigma = \frac{M \cdot y}{I}$$

gilt, kann für die Biegespannung σ_B in der äußeren Begrenzung des Balkens geschrieben werden:

$$\sigma_B = \frac{M_B \cdot d}{2I_B}$$

mit der Balkendicke d und dem Flächenträgheitsmoment I_B des Balkenquerschnittes.

Für die Biegespannung σ_P an der inneren Begrenzung der Beschichtung erhält man:

$$\sigma_P = \frac{M_P \cdot d}{2I_P} \; .$$

Da die Dehnungen an der Verbindungsstelle von Balken und Platten gleich sein müssen, stehen die Spannungen wieder im gleichen Verhältnis wie die zugehörigen Elastizitätsmoduln:

$$\frac{\sigma_B}{\sigma_P} = \frac{E_B}{E_P}$$

Die Verteilung der Biegespannungen über den Querschnitt eines Balkens, der aus zwei Stoffen zusammengesetzt ist, ist in Abb. 2.7c dargestellt, wobei der Elastizitätsmodul des Plattenmaterials kleiner ist als der des Balkenmaterials.

Setzt man die Ausdrücke für die Spannungen in die letzte Gleichung ein, so erhält man:

$$\frac{M_B}{M_P} = \frac{E_B \cdot I_B}{E_P \cdot I_P} \; .$$

Die Steifigkeit, die eine Verbundstruktur einer Biegebeanspruchung entgegensetzen kann, hängt von zwei Faktoren ab: Von dem Elastizitätsmodul E des Werkstoffes und der Querschnittsform des Profils, die sich im Flächenträgheitsmoment I ausdrückt. Das Produkt $E \cdot I$ nennt man daher Biegesteifigkeit. Die letzte Gleichung ist deswegen von Bedeutung, weil sie zeigt, daß sich in einem Balken aus einem Verbundwerkstoff unter Biegebeanspruchung das von außen aufgebrachte Biegemoment zwischen den einzelnen Komponenten der Verbundstruktur im Verhältnis ihrer Biegesteifigkeiten aufteilt.

2.1.6.3 Torsion

Ein Stab aus Verbundwerkstoff (Abb. 2.8) verhält sich unter einer Torsion ähnlich wie ein Balken aus Verbundwerkstoff bei einer Biegung. Da die Dehnungen an den Grenzflächen der beiden Materialien gleich sind, stehen dort auch die Schubspannungen im Verhältnis ihrer Schubmoduln, und das von außen aufgebrachte Drehmoment verteilt sich auf die beiden Bestandteile des Verbundwerkstoffes im Verhältnis ihrer Torsionssteifigkeiten. In Formeln findet man hierfür aus:

34

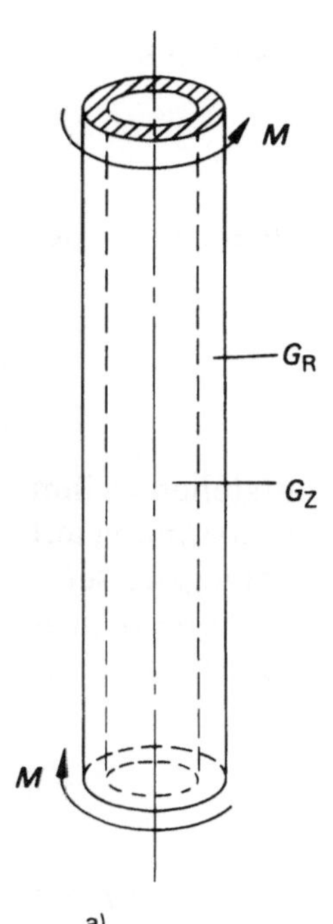

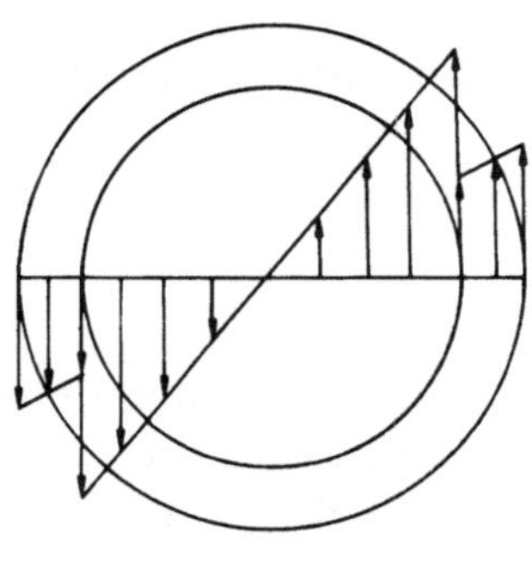

b) Verteilung der
Schubspannungen ($G_R < G_Z$)

Abb. 2.8. Torsion eines
Stabes aus Verbundwerk-
stoffen

$$\frac{\tau_Z}{\tau_R} = \frac{G_Z}{G_R} \quad \text{und} \quad M = M_Z + M_R$$

den Ausdruck:

$$\frac{M_Z}{M_R} = \frac{G_Z \cdot I_{PZ}}{G_R \cdot I_{PR}}$$

Hierin sind τ_Z und τ_R die Schubspannungen an der Grenzfläche von Zylinder und Rohr, G_Z und G_R die Schubmoduln von Zylinder- und Rohrmaterial, M das von außen aufgebrachte Drehmoment, M_Z und M_R die Drehmomente, die von Zylinder und Rohr aufgenommen werden, und I_{PZ} und I_{PR} die polaren Flächenträgheitsmomente von Zylinder und Rohr.

2.1.7 Zusammenfassung

2.1.7.1 Eindimensionaler Zug und Druck

Auf jeder beliebigen Ebene unter einem Winkel zur Kraftrichtung entstehen bei einer eindimensionalen Belastung Zug- und Druck- und Schubspannungen, deren Größen sich mit dem Neigungswinkel der Ebene zur Kraftrichtung ändern. Zug- und Druckspannungen haben auf Ebenen senkrecht zur Lastachse, Schubspannungen auf Ebenen unter einem Winkel von 45° zu dieser Richtung ein Maximum.

Die maximale mittlere Zug- oder Druckspannung wird durch die Gleichung:

$$\sigma = \frac{F}{A}$$

ausgedrückt, in der F die von außen aufgebrachte Last und A den Querschnitt des Werkstückes darstellt.

2.1.7.2 Reine Biegung

Wird ein Balken einer reinen Biegebeanspruchung unterworfen, so entstehen in ihm Spannungen, die in jedem Querschnitt linear von einer maximalen Zugspannung auf einer Balkenoberfläche zu einer maximalen Druckspannung auf der entgegengesetzten Oberfläche variieren. Die Größe dieser maximalen Spannungen ist direkt proportional zum Biegemoment und zur Balkendicke und umgekehrt proportional zum Flächenträgheitsmoment des Querschnittes. Als Gleichung hat man:

$$\sigma_{max} = \frac{M \cdot d}{2I},$$

in der M das von außen aufgebrachte Biegemoment, d die Balkendicke und I das Flächenträgheitsmoment des Balkenquerschnittes ist.

2.1.7.3 Torsion

Unterwirft man einen Stab einer Torsion, so entstehen in jeder zur Stabachse geneigten Ebene Schub- und Normalspannungen (Zug und Druck). In den Ebenen unter einem rechten Winkel zur Stabachse, in denen die Normalspannungen verschwinden, tritt das Maximum der Schubspannungen an der Staboberfläche auf. Seine Größe ist dem von außen aufgebrachten Drehmoment und dem Stabdurchmesser direkt proportional und umgekehrt proportional zum polaren Flächenträgheitsmoment des Stabquerschnittes. Als Gleichung hat man hierfür:

$$\sigma_{max} = \frac{M \cdot D}{2I_{\mathrm{p}}}$$

wobei M das von außen aufgebrachte Drehmoment bezeichnet, D den Stabdurchmesser und I_{p} das polare Flächenträgheitsmoment des Querschnittes bedeuten. Die größten Normalspannungen finden sich in den Ebenen, die unter einem Winkel von 45° zur Stabachse geneigt sind.

2.1.7.4 Überlagerung mehrerer Belastungen

Es kommt sehr selten vor, daß beliebige Strukturen nur einer einzigen Belastungsart unterworfen sind. Meistens ist es jedoch möglich, Herkunft und Größe von Spannungen, die aufgrund einer komplexen Belastung entstanden sind, als das Ergebnis einer Kombination von verschiedenen einfachen Belastungen zu beschreiben. Eine exzentrische Druckbeanspruchung kann z. B. als Überlagerung einer eindimensionalen Kompression und einer reinen Biegung behandelt werden.

In den meisten Fällen ist es äußerst schwierig, die Spannungen in den verschiedenen Elementen eines Verbundwerkstoffes zu beschreiben, da eine solche Beschreibung stets Kenntnisse der Verformungen der Verbundstruktur voraussetzt. Die Untersuchung von einfachen Verbundwerkstoffen unter einfachen Belastungen zeigt jedoch, daß die von außen aufgebrachten Lasten im allgemeinen zwischen den Elementen des Verbundwerkstoffes gemäß ihren Steifigkeiten aufgeteilt werden. Dies bedeutet:

1. Eine von außen aufgebrachte Drucklast wird zwischen den Elementen gemäß den Drucksteifigkeiten $E \cdot A$ verteilt.
2. Ein von außen aufgebrachtes Biegemoment wird zwischen den Elementen gemäß den Biegesteifigkeiten $E \cdot I$ verteilt.
3. Ein von außen aufgebrachtes Drehmoment wird zwischen den Elementen gemäß den Torsionssteifigkeiten $G \cdot I_\mathrm{P}$ verteilt.

Wenn die einzelnen Lasten auf die Elemente des Verbundwerkstoffes bekannt sind, dann lassen sich die Spannungen berechnen, die von ihnen hervorgerufen werden.

Für weiterführende Literatur zur Spannungsberechnung wird der Leser auf die Literaturzitate am Ende dieses Kapitels verwiesen.

2.2 Die experimentelle Bestimmung von Spannungen

Die einfache Theorie reicht häufig nicht aus, um die Spannungsverteilung in komplexen geometrischen Strukturen zu berechnen, und in diesen Fällen muß man dazu übergehen, die Spannungen experimentell zu bestimmen. Vielfach ist es auch wünschenswert, das Ergebnis einer Rechnung experimentell zu überprüfen. Da eine ins einzelne gehende Beschreibung aller verfügbaren Methoden den Rahmen dieses Buches sprengen würde, sind im folgenden die drei am häufigsten eingesetzten Techniken beschrieben.

2.2.1 Beschichtung mit spröden Überzügen

Diese Technik besteht darin, daß man eine Probe zuerst mit einer dünnen Schicht eines spröden Materiales überzieht, das bei einer bekannten Dehnung reißt, und dann die Probe langsam belastet. Immer dann, wenn ein Riß entstanden ist, wird seine Lage, seine Richtung und die zugehörige Last aufgezeichnet. Da die Beschichtung dünn und mit der Probe fest verbunden ist, können die Dehnungen in der Schicht und die Dehnungen an der Oberfläche der Probe gleichgesetzt werden. Damit ist die Dehnung in der Oberfläche der Probe am Ort des Risses bekannt, und die Spannung kann daraus über den Elastizitätsmodul des Probenmaterials berechnet werden. Da die Beschichtung unter einem rechten Winkel zur maximalen Dehnung aufreißt, ergibt diese Berechnung die maximale Zugspannung an dieser Stelle; ihre Richtung ist ebenfalls bekannt. Die maximale Zugspannung an diesem Punkt ist für eine andere von außen aufgebrachte Last nur eine Frage des einfachen Verhältnisses, da im elastischen Bereich die Spannungen der Last direkt proportional sind.

Nimmt die Last auf die Probe laufend zu, so treten mehr und mehr Risse auf. Am Ende des Versuches kann die maximale Zugspannung an jedem Punkt, an dem es zu einem Riß gekommen ist, für einen festen Lastwert berechnet werden. Damit erhält man ein Bild von der Verteilung der maximalen Zugspannungen über die gesamte Probe.

Die Verteilung der maximalen Druckspannung kann man gewinnen, in dem man die Probe in belastetem Zustand beschichtet und die Lage, Richtung und Last aufzeichnet, bei der Risse unter langsam abnehmender Last entstehen. Auf diese Weise erhält man ein vollständiges Bild der Spannungsverteilung an der Oberfläche aus zwei verhältnismäßig einfachen Prüfungen.

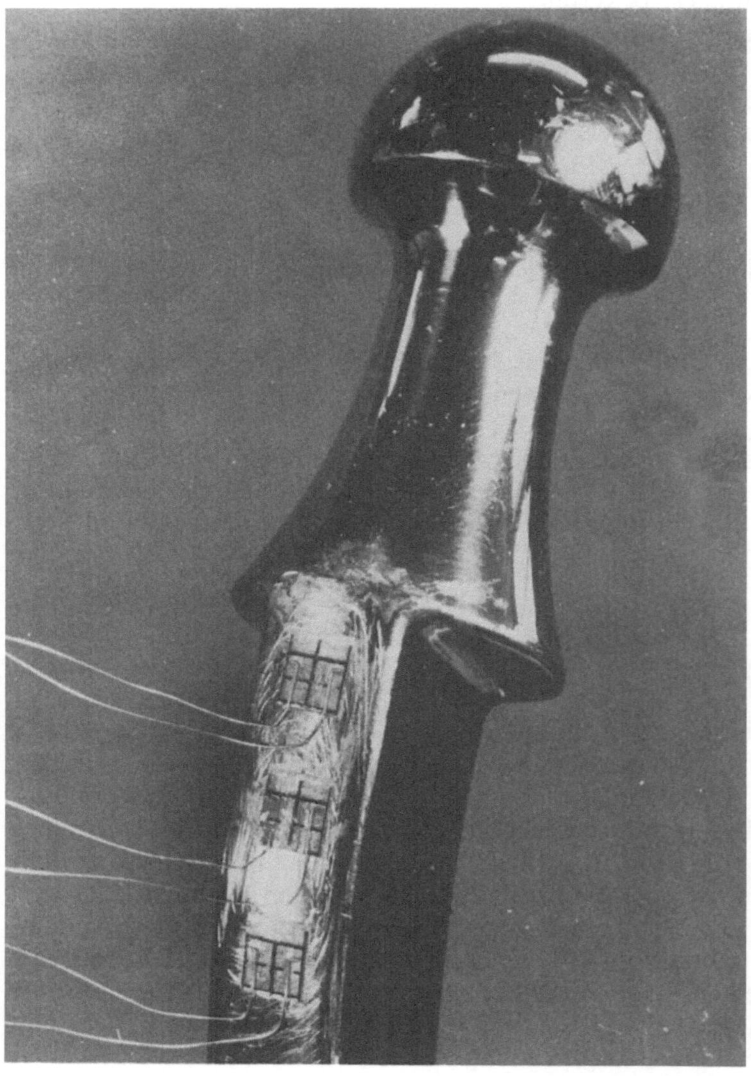

Abb. 2.9. Dehnungsmeßstreifen an der lateralen Oberfläche des Stieles einer Hüftgelenkprothese

2.2.2 Dehnungsmeßstreifen

Wenn ein Draht gedehnt wird, so ändert sich sein elektrischer Widerstand. Da sich Widerstandsänderungen verhältnismäßig leicht messen lassen, stellt dieses Verhalten die Grundlage einer einfachen Methode zur Dehnungsmessung dar und damit auch zur Spannungsmessung.

Die bekannteste Art des Dehnungsmeßstreifens besteht aus einem Drahtgitter, das mit einem Papierstreifen verbunden ist. Der Streifen wird auf die zu untersuchende Fläche geklebt, so daß die Widerstandsänderungen bei der Belastung der Probe ein Maß für die Dehnungen (Dilatation oder Kompression) in der Oberfläche sind. Die Abb. 2.9 zeigt Dehnungsmeßstreifen, die auf der lateralen Seite eines Prothesenstieles für den totalen Ersatz des Hüftgelenkes angebracht sind.

Da sich der elektrische Widerstand von Drähten nicht nur mit der Dehnung, sondern auch mit der Temperatur ändert, werden die Temperatureffekte gewöhnlich mit einem weiteren Dehnungsmeßstreifen ausgeglichen, der auf einem Werkstück von gleichem Material dehnungsfrei auf der gleichen Temperatur gehalten wird, wie die zu untersuchende Probe.

2.2.3 Spannungsoptik

Wird polarisiertes Licht durch eine belastete Platte von doppelbrechendem Material geschickt und anschließend durch einen Polarisator betrachtet, so zeigen sich zwei überlagerte Spannungsmuster. Eines dieser Muster, die Isoklinen, enthält eine Information über die Hauptspannungsrichtung in den verschiedenen Punkten. Das andere Muster, die Isochromaten, enthalten eine Information über die Differenz zwischen den größten und den kleinsten Zug- oder Druckspannungen in den verschiedenen Punkten. Die Spannungsverteilung in einem belasteten Werkstück erhält man dadurch, daß man ein Modell aus doppelbrechendem Material anfertigt und eine besondere Technik zur Untersuchung der Brechungsmuster angewendet. Das Verfahren ist von seiner Natur her vorwiegend für zweidimensionale Spannungsverteilungen anwendbar, doch kann es auch unter erheblich komplexeren Bedingungen für dreidimensionale Untersuchungen eingesetzt werden. In ihrer zwei- oder dreidimensionalen Form liefert die Spannungsoptik eine Information über Spannungen im spannungsoptischen Modell, das selbstverständlich homogen ist. Aus diesem Grund ist die Spannungsoptik von sehr begrenztem Wert für die Untersuchungen von Spannungen im Skelett. Auch für den Nachweis von Spannungen in den Prothesenteilen werden Dehnungsmeßstreifen vorgezogen, da sie an Werkstücken selbst und nicht nur an Modellen befestigt werden können.

2.3 Die Bestimmung von Spannungen in Gelenkprothesen

2.3.1 Der Stellenwert von theoretischen und experimentellen Spannungsuntersuchungen

Im Idealfall sollte von jedem Entwurf einer Gelenkprothese vor der klinischen Anwendung eine vollständige Bestimmung der Spannungen vorgenommen werden, damit sichergestellt ist, daß in vivo auftretende Spannungen nicht zu einem Bruch führen können. Unglücklicherweise ist dieses Ideal aus den folgenden Gründen unerreichbar:

1. Jeder Bestandteil einer Gelenkprothese ist einer Kombination von Kräften und Momenten unterworfen, die einmal über die Gelenkfläche, zum anderen über die Verbindung zwischen Knochen oder Knochenzement auf das Werkstück einwirken. Diese Belastungen sind in den drei räumlichen Dimensionen und in der Zeit veränderlich und haben ihren Ursprung in Muskelkräften und elastischen Kräften von Bändern, die nur schwer oder gar nicht zu bestimmen sind.

2. Der Bestandteil eines totalen Gelenkersatzes, der mit Zement in den Knochen eingebettet ist, bildet eine Verbundstruktur aus drei verschiedenen Materialien. Die komplizierte geometrische Gestalt dieser Struktur und die vierdimensionale Natur der Belastung führen dazu, daß (a) die Spannungen in den drei Materialien von Ort zu Ort verschieden sind, (b) die Spannungen an jedem Ort aus Zug-, Druck- und Schubspannungen zusammengesetzt sind und (c) die Größe aller Spannungen an jedem Ort mit der Zeit veränderlich ist.

3. Selbst wenn sich die Größe der Spannungen aus bekannten oder abgeschätzten Belastungen und den Elastizitätsmodulen der drei Materialien berechnen ließe, so wäre es immer noch unmöglich, mit einiger Sicherheit vorauszusagen, ob ein Bruch eintritt oder nicht. Die Bruchfestigkeiten der Werkstoffe werden nämlich aus Laborversuchen unter vereinfachten Bedingungen (d. h. nur im Zugversuch) gewonnen, und aus den Ergebnissen ist es schwierig, vorherzusagen, welche Spannungskombinationen einen Bruch verursachen.

Dieses Zusammentreffen einer hohen Komplexität einerseits und einem Mangel an brauchbaren Daten andererseits macht es daher unmöglich, einen perfekten totalen Gelenkersatz allein aus theoretischen Überlegungen zu konstruieren. Zwar kann mit Hilfe von Rechnern und besonderen Untersuchungsverfahren – wie beispielsweise der Methode der finiten Elemente – das Problem der Komplexität überwunden werden, aber auch die raffiniertesten Rechnermodelle sind nur Näherungen an die Wirklichkeit, und auch der Einsatz von Rechnern kann ersichtlich nicht den Mangel an brauchbaren Daten beheben. Es folgt hieraus, daß die Entwicklung erfolgversprechender Gelenkprothesen nur dadurch gelingen kann, daß einfache elastomechanische Theorien, experimentelle Spannungsbestimmungen, Laborversuche und klinische Erfahrungen zusammen eingesetzt werden.

Zum gegenwärtigen Zeitpunkt sind zwei verschiedene Vorgehensweisen von praktischer Bedeutung: Die Verbesserung von bereits vorhandenen Prothesen für den totalen Gelenkersatz und die Entwicklung von völlig neuen Typen. Im ersten Fall kennt man aus der klinischen Erfahrung schon die besonderen Probleme, beispielsweise den gelegentlichen Bruch eines Prothesenteiles. Die nähere Untersuchung von Brüchen führt dann auf die Orte mit übermäßig hohen Spannungen, und auf der Basis verhältnismäßig einfacher theoretischer Berechnungen ergeben sich Konstruktionsänderungen, mit denen die hohen Spannungen beseitigt werden. Mit experimentellen Untersuchungsverfahren kann dann die Verminderung der Spannungen bestätigt werden, bevor die Prothese erneut in den klinischen Einsatz gebracht wird.

Im zweiten Fall muß der neue totale Gelenkersatz in Leichengelenke eingesetzt werden und im Labor – so weit wie möglich – unter physiologischen Belastungsbedingungen geprüft werden. Danach können wieder verhältnismäßig einfache elastomechanische Theorien in der Umgebung der Bruchstellen angewendet werden, um die Konstruktion zu verbessern. Sind Art und Größe der physiologischen

Belastungen unbekannt, dann muß die Festigkeit der neuen Prothese in Belastungsversuchen an Leichen mit der Festigkeit von normalen Gelenken unter allen nur denkbaren verschiedenen Lastarten (d. h. unter Druck, Biegung und Torsion) mit dem Ziel verglichen werden, ein künstliches Gelenk zu schaffen, das unter keinen Umständen bei geringeren Belastungen beschädigt wird, als das natürliche Gelenk. Der neue totale Gelenkersatz darf nur dann in den klinischen Test gehen, wenn er diese rigorose Laborentwicklung durchlaufen hat. Wenn dann die Prothese im klinischen Versuch versagen sollte, dann muß die Entwicklung weitergeführt werden, so wie es oben beschrieben worden ist.

Für das Versagen eines totalen Gelenkersatzes in der Praxis gibt es zwei Ursachen, die beide mit der Spannungsverteilung direkt verknüpft sind: Bruch oder Lockerung. Die Größe der Spannungen, die im Knochenzement und im Knochen um den Gelenksatz herum erzeugt werden, sind in der Tat ein bedeutender Faktor bei der Lockerung, aber da die mechanischen Aspekte der Fixierung in einem anderen Kapitel dieses Buches behandelt werden (Kap. 5), beschränkt sich der Rest dieses Kapitels auf die Rolle der theoretischen und experimentellen Spannungsbestimmung, die dazu dient, Prothesenbrüche zu verhindern.

Es ist nicht möglich, in einem Buch dieser Art die Spannungsverteilung in jedem Entwurf von jedem totalen Gelenkersatz zu behandeln. Die Rolle der Spannungsermittlung für den Entwurf von Prothesen zum totalen Gelenkersatz wird deswegen am Beispiel eines bestimmten Prothesenteiles im einzelnen erläutert, und zwar am Stiel der Totalprothese für das Hüftgelenk, in der Hoffnung, daß der Leser dann in der Lage ist, dieselben allgemeinen Prinzipien auch auf andere Prothesen anzuwenden, von denen noch einige kurz besprochen werden.

2.3.2 Die Stiele von Prothesen für den totalen Hüftgelenkersatz

Eine Anzahl von Stielen von totalen Hüftgelenksprothesen sind während des Gebrauches gebrochen (Kap. 1, Abschn. 1.2.3). Eine Möglichkeit solche klinischen Brüche in Zukunft zu verhindern, besteht darin, stärkere Materialien zu verwenden, wie es in Kapitel 1 besprochen wurde. Die zweite Möglichkeit liegt in der konstruktiven Überarbeitung der Stiele, um die Spannungen in ihnen herabzusetzen, und diese Möglichkeit wird in den folgenden Abschnitten diskutiert.

2.3.2.1 Theoretische Überlegungen

Die Abb. 2.10 zeigt das schematische Bild eines einzementierten Prothesenstiels mit der auf das Gelenk einwirkenden Gelenkresultierenden F. Die Größe dieser das Gelenk belastenden Kraft verändert sich während der Bewegung, ihre Richtung und die Stellung des Femur variieren in einem dreidimensionalen Raum. Andere Kräfte, die auf diesen Verbund einwirken und nicht eingezeichnet wurden, sind das Reibungsmoment am Prothesenkopf und die Muskelkräfte, die an verschiedenen Punkten des Femur angreifen. Auch diese variieren in Größe und Richtung mit der Zeit. Zusammengefaßt erzeugen diese Kräfte Druck-, Biege-, Schub- und Torsionsspannungen in jedem Querschnitt durch Knochen, Zement und Prothesenstiel (wie etwa A–A), und die Größe der Spannungen ändert sich von Punkt zu Punkt dieses Querschnittes und hängt zusätzlich in jedem einzelnen Punkt noch von der Zeit ab.

Da eine vollständige, vierdimensionale Bestimmung der Spannungsverteilung in der Verbundstruktur ganz offensichtlich undurchführbar ist, müssen einfache Spannungsmessungen herangezogen werden, die das Auftreten von Brüchen in Prothesenstielen erklären und Maßnahmen andeuten, mit denen diese vermieden werden können.

Die metallurgische Prüfung von gebrochenen und entfernten Prothesenstielen hat gezeigt, daß das Versagen auf übermäßige Zugspannungen im lateralen Teil der Oberfläche zurückzuführen ist (s. Kap. 1, Abschn. 1.2.3). In diesem Bereich können Zugspannungen nur durch eine Biegung entstehen (d. h., wenn der Prothesenkopf in Bezug auf den Stiel nach medial unten bewegt wird). Da die Größe der Spannungen infolge einer Biegebeanspruchung umgekehrt proportional zum Flächenträgheitsmoment des Querschnitts und direkt proportional zum Biegemoment sind (s. Abschn. 2.1.2 dieses Kapitels), können zwei Wege beschritten werden, um diese Spannungen zu vermindern: 1. Indem man das Flächenträgheitsmoment des Stieles vergrößert; 2. indem man die Größe des Biegemomentes herabsetzt. Die eine Biegebelastung des Prothesenstieles verursachende Kraft ist die Gelenkresultierende F, und das Biegemoment auf dem Prothesenstiel kann reduziert werden, indem man den Hebelarm dieser Kraft verkleinert. Dies erreicht man durch eine verringerte Krümmung (oder Kröpfung) des Prothesenstieles selbst und/oder durch eine Vergrößerung des Schenkelhalswinkels der Prothese. (Umgekehrt wird eine Varusstellung des Prothesenstieles die Zugspannung an der lateralen Oberfläche dadurch vergrößern, daß der Hebearm der Gelenkresultierenden verlängert ist.)

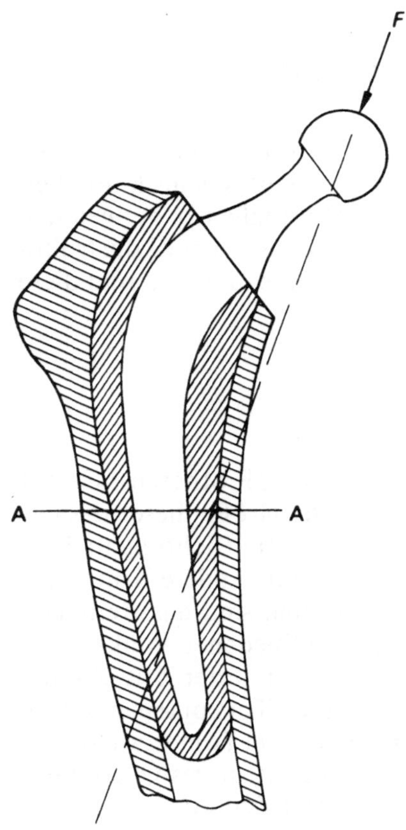

Abb. 2.10. Schematische Darstellung des Kopfteiles einer Hüftgelenktotalprothese

Neuerdings wurde eine Anzahl von Neukonstruktionen des Prothesenstieles eingeführt, die eine oder alle der oben erwähnten konstruktiven Änderungen enthalten (vergrößertes Flächenträgheitsmoment des Querschnittes, verminderte Stielkrümmung, vergrößerter Schenkelhalswinkel). Unglücklicherweise jedoch sind die Verhältnisse nicht so einfach, wie es auf den ersten Blick erscheint, und alle diese konstruktiven Veränderungen haben Nachteile, die in Betracht gezogen werden müssen.

Als erstes werden die Lasten (Druck-, Biege-, Schub- und Torsionsbelastung), die auf einen Verbundwerkstoff einwirken, wie in Abschnitt 1.6 dieses Kapitels gezeigt wurde, nach Maßgabe der relativen Steifigkeiten auf die verschiedenen Elemente verteilt (Drucksteife $E \cdot A$; Biegesteife $E \cdot I$; Schubsteife $G \cdot A$; Torsionssteife $G \cdot I_\mathrm{P}$). Erhöht man nun das Flächenträgheitsmoment des Querschnitts eines Prothesenstieles, so wird auch der Anteil des einwirkenden Momentes erhöht, der von dem Prothesenstiel aufgenommen wird. Obwohl sich diese beiden Effekte nicht vollständig gegenseitig aufheben, und die Biegebeanspruchung des Prothesenstieles dennoch herabgesetzt wird, müssen aber die Auswirkungen dieses Effektes auf die Kortikalis berücksichtigt werden. In einem normalen Femur werden sämtliche Lasten vollständig vom Knochenmaterial aufgenommen. Die Implantation eines Prothesenstieles setzt die Belastung herab und damit auch die Spannungen im Knochen selbst; denn je größer der Anteil der Belastung auf den Prothesenstiel ist, desto geringer werden die Spannungen im Knochen. Da der Umsatz und die Neubildung von Knochen durch mechanische Spannungen beeinflußt werden (Wolffsches Gesetz), kann dies ernste Komplikationen zur Folge haben, denn außergewöhnlich starre Prothesenstiele können zu einer Osteoporose infolge einer lokalen Fehlbeanspruchung führen.

Wilson und Scales (1970) haben die Aufmerksamkeit auf dieses Problem gelenkt. Sie stellen fest, daß eine Osteoporose des Femurcalcars und des Halsstumpfes infolge lokaler Fehlbeanspruchung auch bei fest einzementierten Prothesenstielen auftreten kann, wenn die einwirkenden Belastungen auf die Knochenbereiche distal zum durchtrennten Halsanteil ausgedehnt werden. In einer kritischen Untersuchung von 9- und 10-Jahres-Ergebnissen mit Hüftgelenksprothesen nach Charnley fanden Charnley und Cupic (1973) in 44 von 93 Fällen, die für die Nachuntersuchung verfügbar waren, Anzeichen einer Knochenresorption. Obwohl sie eine Resorption von 3—4 mm als eine „normale" Folge der Unterbrechung der Blutversorgung ansahen, zeigten doch 20 der 93 Fälle eine Resorption von mehr als 4 mm und 3 Fälle von mehr als 10 mm. Es erscheint wahrscheinlich, daß in wenigstens einigen von diesen Fällen die Resorption die Folge einer verminderten mechanischen Belastung war. (Obwohl andere Mechanismen, die in Kap. 4 besprochen werden, ebenfalls verantwortlich sein können.) In einer später veröffentlichten Arbeit bespricht Charnley (1975) die Fälle, bei denen der Stiel seiner Prothese gebrochen war und kommt zu dem Schluß, daß mangelnde Unterstützung des proximalen Prothesenstieles infolge Resorption des Calcars einer der Hauptgründe für den Bruch des Stieles war. Dies läßt so etwas wie einen Circulus vitiosus vermuten — die Vergrößerung der Steife eines Prothesenstiels um die Spannungen zu vermindern setzt gleichzeitig auch die Spannungen im abgrenzenden Knochen herab. Dadurch wird eine Resorption begünstig, die wiederum dazu führt, daß der proximale Anteil des Prothesenstieles nicht mehr unterstützt wird und damit wieder die Spannungen im Stiel vergrößert werden.

Als zweites hat die Verkürzung des Hebelarmes der Gelenkresultierenden, die man durch eine Verringerung der Krümmung des Prothesenstieles oder eine Vergrößerung des Schenkelhalswinkels erreichen kann, natürlich auch durch beide Maßnahmen zusammengenommen, zwei schwerwiegende Nachteile. Zunächst werden die Hebelarme der Abduktoren verkürzt, da das Femur in Bezug auf das Becken medial verschoben wird, und damit wird gleichzeitig der Betrag der Gelenkresultierenden vergrößert. Obwohl hierdurch eine Verminderung der Zugspannungen auf der lateralen Oberfläche des Prothesenstieles eintreten kann, wird wahrscheinlich durch die erhöhte Belastung der Verschleiß in den Gelenkflächen ansteigen (s. Kap. 3). Ferner setzt die Verringerung des Biegemomentes durch die Verkleinerung des Hebelarmes die Spannungen im angrenzenden Knochen und im Prothesenstiel herab, und hierdurch kommt es zu einem vermehrten Auftreten einer Osteoporose.

2.3.2.2 Experimentelle Bestimmungen von Spannungen

Eine Anzahl von Autoren hat die Spannungen in Stielen von Hüftgelenkprothesen in vereinfachten Laborversuchen gemessen. Markolf und Amstutz (1976) untersuchten die Auswirkung einer unzureichenden Einbettung, indem sie die Prothesenstiele, die mit Dehnungsmeßstreifen versehen waren, in drei verschiedene Versuchsreihen einer Belastung unterwarfen:
1. Die Prothesenstiele waren in Zementblöcken festsitzend eingebettet,
2. die Prothesenstiele saßen lose in den Zementblöcken,
3. nur das distale Ende des Prothesenstieles war fest in einem Zementblock eingebettet.

Diese Versuche zeigten, daß die Zugspannungen in der lateralen Oberfläche bei den nur locker eingebetteten und den nur distal fixierten Prothesenstielen bedeutend höher waren als bei denen, die über ihre gesamte Länge fest mit dem Zement verbunden waren. Andere Versuche mit Prothesenstielen, die unter verschiedenen Winkeln in der medial-lateralen Ebene gehalten waren, zeigten, daß die Spannungsniveaus angehoben wurden, wenn sich die Stiele in einer Varusstellung befanden. Markolf und Amstutz schlossen hieraus, daß eine unzureichende, proximal mediale Unterstützung infolge einer geringen Qualität des Knochens oder einer gebrochenen Zementfixierung, einer Varusstellung und einer ungeeigneten Formgebung des Stieles zu gefährlich hohen Spannungsniveaus in den Stielen beitragen.

Weightman (1976) vergleicht die Spannungsniveaus bei einer Anzahl verschiedener Konstruktionen von Prothesenstielen, und es ist interessant, diese Ergebnisse den theoretischen Vorhersagen gegenüber zu stellen.

Die Abb. 2.11 zeigt die untersuchten Werkstücke, bei denen an der lateralen Oberfläche Dehnungsmeßstreifen angebracht waren. Die Orte der 7 Streifen sind mit den Zahlen 1–7 versehen, und die Darstellung in Abb. 2.12 nimmt auf diese Zahlen Bezug. Zwei Versuchsreihen wurden durchgeführt:
1. Die Prothesenstiele wurden an der Spitze eingespannt, wie es in Abb. 2.11 angedeutet ist.
2. Die Prothesenstiele wurden über ihre gesamte Länge in Leichenfemora einzementiert.

Bei beiden Versuchsreihen wurde die Fragestellung auf eine zweidimensionale Betrachtung vereinfacht, bei der nur eine einzige Last in der Schnittebene der Prothesenstiele aufgebracht wurde. Diese Last betrug 4 kN (ungefähr das 6fache Körpergewicht einer schweren Person). Sie verlief unter einem Winkel von 14° zur Vertikalen, während die Prothesenstiele um einen Winkel von 10° zur Vertikalen geneigt waren.

Hierdurch ergab sich insgesamt ein Winkel von 24° zwischen der Lastrichtung und der Achse des Prothesenstieles.

Die vergleichbaren Ergebnisse standen in guter Übereinstimmung mit den theoretischen Vorhersagen. Wurden die Prothesenstiele an ihren Enden eingespannt und belastet, so nahmen die Zugspannungen an der lateralen Oberfläche (Abb. 2.12) in folgender Reihenfolge ab: Charnley, Charnley Extra-Heavy, CAD Standard Curved und CAD Standard Straight. Dies ist darauf zurückzuführen, daß im Vergleich mit der Charnley-Prothese:

1. die Charnley-Extra-Heavy-Prothese ein größeres Flächenträgheitsmoment besitzt;

2. die CAD-Standard-Curved-Prothese ein größeres Flächenträgheitsmoment und einen vergrößerten Halswinkel besitzt;

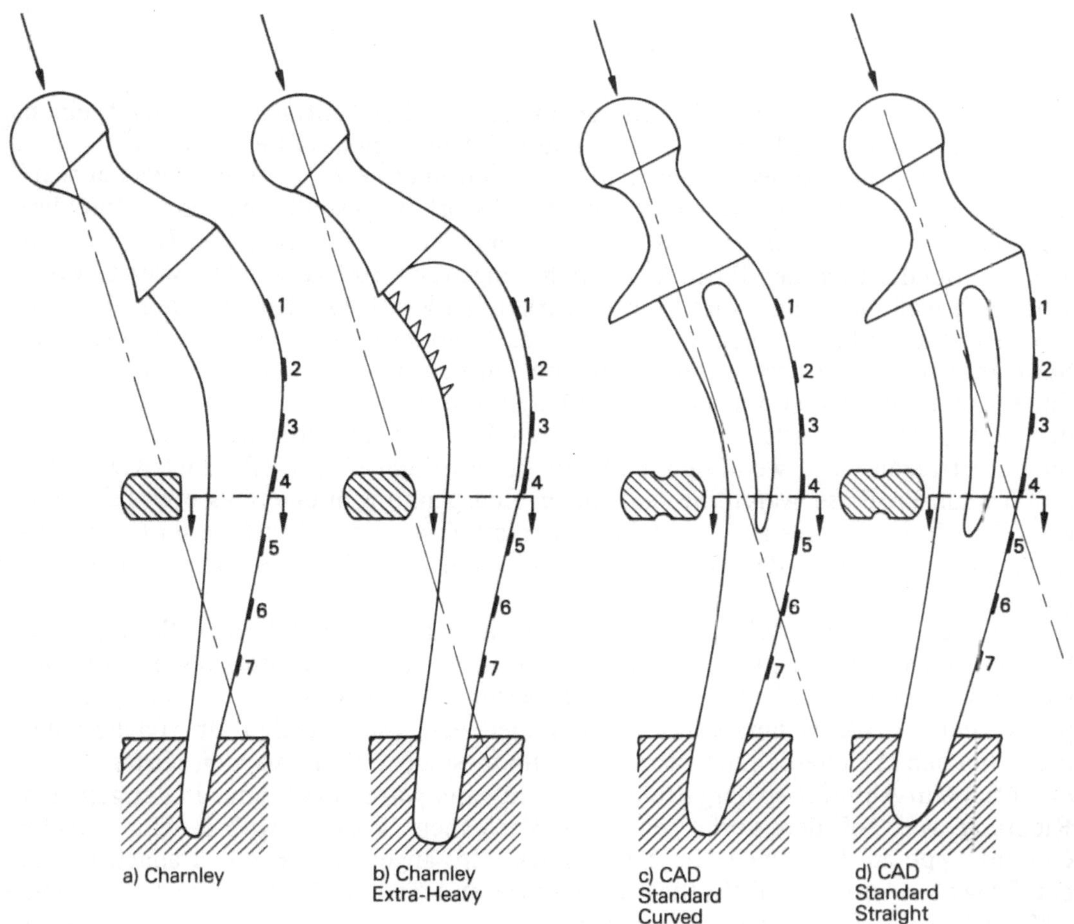

Abb. 2.11a–d) Einzelheiten der von Weightman (1976) untersuchten Kopfteile: a) Original Charnley-Prothesenteil, hergestellt von Thackray Ltd, b) Charnley Extra Heavy ('Cobra')-Prothesenteil, hergestellt von Thackray Ltd, c) CAD Standard Curved (Vitallium^R CAD^{TM})-Prothesenteil, hergestellt von Howmedia Ltd, d) CAD Standard Straight (Vitallium^R CAD^{TM})-Prothesenteil, hergestellt von Howmedia Ltd. Die Zeichnung zeigt das Profil und den Mittelquerschnitt der Stiele, sowie die Lage der distalen Einspannung für die Prüfung bei distaler Fixierung

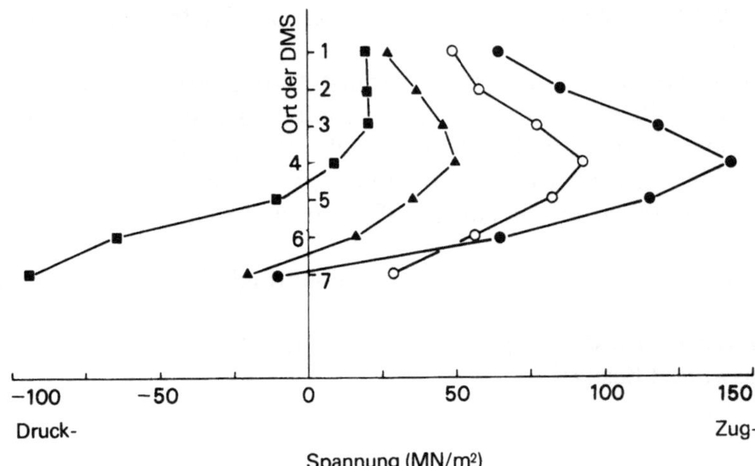

Abb. 2.12. Spannungsprofile an eingespannten Prothesenstielen. Zeichnung des Spannungsbetrages gegen den Ort der Dehnungsmeßstreifen (DMS) bei einer Last von 4 kN

3. die CAD-Standard-Straight-Prothese ein größeres Flächenträgheitsmoment, einen größeren Halswinkel und eine verminderte Krümmung des Stieles besitzt.

Als die Prothesenstiele in Leichenfemora einzementiert und erneut belastet wurden (Abb. 2.13) (d. h. als ein Verbundwerkstoff hergestellt und einer Druckbelastung unterworfen wurde), stellte es sich heraus, daß die maximalen Zugspannungen im Stiel der Charnley-Prothese um näherungsweise 50% vermindert waren, wahrscheinlich weil ein hoher Anteil der einwirkenden Kraft vom Knochen anstelle vom Prothesenstiel aufgenommen wurde. Bei der Charnley-Extra-Heavy- und der CAD-Standard-Curved-Prothese waren die maximalen Zugspannungen um 25 bzw. 10% reduziert, ein Hinweis darauf, daß aus Gründen, die in Abschn. 2.1.6.1 erwähnt wurden, ein geringerer Anteil der einwirkenden Last auf den proximalen Knochenbereich übertragen wird, wenn sich die Steife der Prothese erhöht. (Bei der CAD-Standard-Straight-Prothese waren die maximalen Zugspannungen ebenfalls etwas angehoben, jedoch wurde dies auf eine leichte Varusstellung dieser Prothese im Femur zurückgeführt, wodurch der Hebelarm gegenüber dem vorhergehenden Versuch verlängert war.)

Neuere experimentelle Arbeiten (Weightman, Abdulmihsein, Boiling und Wisnom, unveröffentlicht) scheinen zu bestätigen, daß die Einsetzung eines biegesteifen Prothesenstieles und eines vergrößerten Halswinkels die Spannung in der proximalen Cortikalis herabsetzt. An der medialen und lateralen Oberfläche eines menschlichen Leichenfemurs wurden Dehnungsmeßstreifen an den Orten angebracht, die in Abb. 2.14b dargestellt sind, und dann wurde das Femur in der gleichen Richtung wie bei den vorhergehenden Versuchen belastet, wobei eine weiche Gummikappe an die Oberfläche des Femurkopfes angeformt wurde. Danach wurde ein CAD-Standard-Curved-Prothesenstiel eingesetzt und der Versuch wiederholt. Die Abb. 2.14a und 2.14c zeigen und vergleichen die erhaltenen Spannungsprofile für die medialen und lateralen Seiten.

Die im Vergleich zum natürlichen Schenkelhals größere Neigung des Prothesenhalses zur Horizontalen führt dazu, daß die Wirkungslinie der aufgebrachten Last nach lateral verschoben wird, sobald die Prothese eingesetzt ist. Hierdurch wird der Hebelarm der Last um den proximalen Knochenbereich vermindert (Biegemoment im umgekehrten Uhrzeigersinn), der Hebelarm um den distalen Knochenbereich

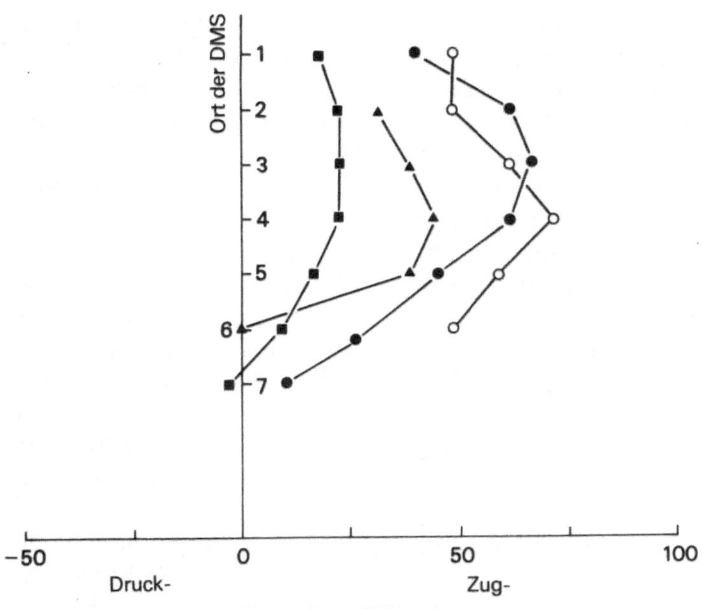

Abb. 2.13. Spannungsprofile an Prothesenstielen, die in Knochen einzementiert sind. Zeichnung der Spannungsbeträge gegen den Ort der Dehnungsmeßstreifen (DMS) bei einer Last von 4 kN

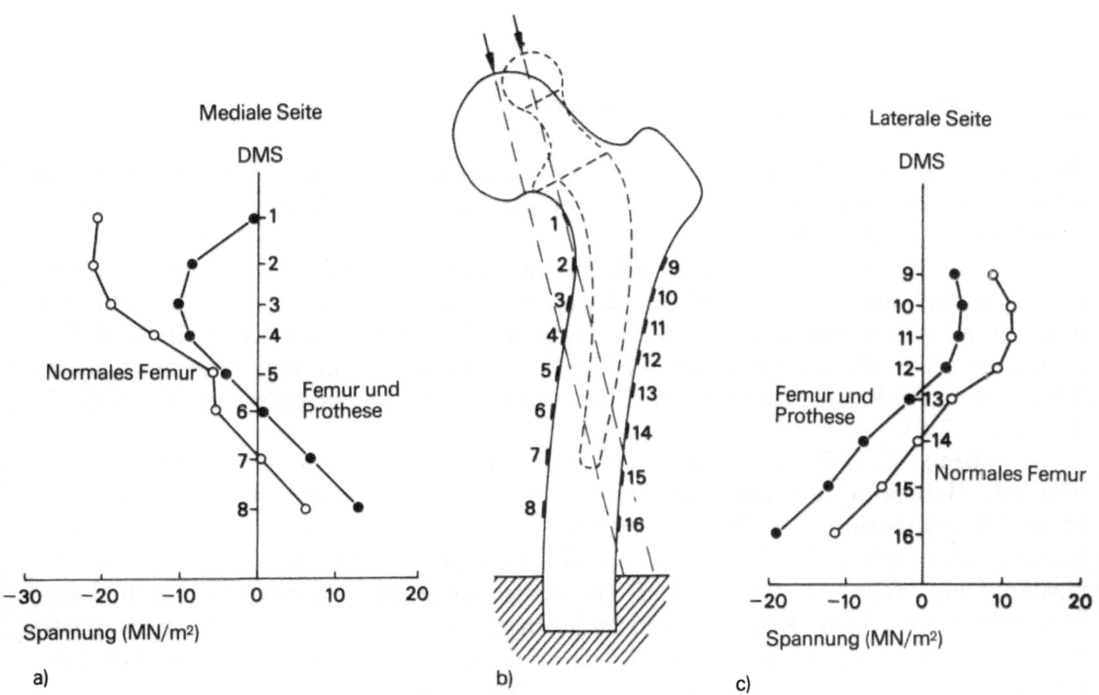

Abb. 2.14. Die Auswirkungen eines Prothesenstieles auf die Spannungen im proximalen Femurende. Zeichnung der Spannungsbeträge gegen den Ort der Dehnungsmeßstreifen (DMS) am normalen Femur und am normalen Femur mit einzementiertem CAD Standard Curved-Protheseteil bei einer Last von 4 kN

jedoch vergrößert (Biegemoment im Uhrzeigersinn). Vergleicht man die Zahlenwerte für die Dehnungsmeßstreifen 8 und 16, an deren Orten der Prothesenstiel keine oder nur eine geringe Wirkung ausüben sollte, so scheint es, daß die Verschiebung der Wirkungslinie der Last medial die Zugspannungen um 8 MN/m^2 (Abb. 2.14a) und lateral die Druckspannungen um den etwa gleichen Betrag erhöht. Wenn man annimmt, daß die Verschiebung der Lastlinie auf die gesamte Länge der Verbundstruktur die gleiche Wirkung hat (d. h. auf der Medialseite um 8 MN/m^2 größere Zugspannungen und auf der Lateralseite um 8 MN/m^2 größere Druckspannungen hervorruft), dann deuten die Ergebnisse, die in Abb. 2.14 c dargestellt sind, darauf hin, daß der größere Halswinkel der Prothese die Unterschiede zwischen den beiden Spannungsprofilen auf der lateralen Seite fast vollständig erklärt. Dasselbe Argument kann jedoch nicht die sehr viel größere Verminderung der Druckspannung im proximal-medialen Knochenbereich erklären (von rund 21 MN/m^2 auf 0,7 MN/m^2 unter dem Dehnungsmeßstreifen 1, ein Faktor 30), und deswegen muß offensichtlich ein größerer Anteil dieser Spannungsverminderung auf den Einfluß des Prothesenstieles selbst zurückgeführt werden.

Es ist interessant, anzumerken, daß die Verminderung der Druckspannungen im proximalen medialen Knochenbereich auch bei der CAD-Standard-Curved-Prothese mit ihrem großen Kragen zu beobachten ist. Ganz offensichtlich hat dieser Kragen seine eigentliche Aufgabe, einen verhältnismäßig hohen Anteil der Last direkt auf den proximalen medialen Knochenanteil zu übertragen, nicht erfüllt. Da kein Grund zur Annahme besteht, daß die Kragen an irgend einem anderen Prothesentyp eine andere Wirkung zeigen, werfen diese Experimente die Frage auf, ob ein solcher Kragen überhaupt sinnvoll ist.

2.3.2.3 Zusammenfassung und Folgerungen

Theoretische und experimentelle Spannungsuntersuchungen an Elementen von intermedullären Stielen von Prothesen für den totalen Hüftgelenkersatz führen zu folgenden Schlußfolgerungen:

1. Wird ein Prothesenstiel in ein Femur einzementiert, so wird durch diesen Prothesenstiel ein hoher Anteil der Last am proximalen Knochen vorbei auf den distalen Knochen übertragen. Die Spannungen im proximalen Knochen sind deswegen geringer als im normalen Femur, und hieraus kann eine Osteoporose infolge einer Fehlbeanspruchung mit Resorption des Calcars entstehen (s. Kap. 5, Abschn. 5.2.2).

2. Wenn das Flächenträgheitsmoment des Stielquerschnittes heraufgesetzt und der Hebelarm der Last um den proximalen Prothesenstiel herabgesetzt wird (durch Vergrößerung des Halswinkels und/oder Verkleinerung der Krümmung des Stieles), so werden durch die beiden Maßnahmen die Zugspannungen in der lateralen Oberfläche des Stieles und die Wahrscheinlichkeit eines Stielbruches vermindert. Jede dieser Konstruktionsänderungen setzt aber auch die Spannungen im proximalen Knochenbereich herab und erhöht damit die Wahrscheinlichkeit einer Osteoporose infolge einer Fehlbeanspruchung.

3. Weitere Untersuchungen sind erforderlich, um zu einer optimalen Konstruktion der Prothesenstiele zu gelangen, durch die einerseits Brüche und andererseits eine Osteoporose infolge einer Fehlbeanspruchung auf ein Minimum gebracht werden.

2.3.3 Spannungsuntersuchungen an anderen Prothesenteilen

Wenige Prothesenteile sind so eingehend untersucht worden wie die Stiele von Hüftgelenksprothesen. Im Prinzip sollte natürlich jeder einzelne Abschnitt eines jeden Prothesenteiles geprüft werden, um sicher zu stellen, daß im Gebrauch keine übermäßigen Spannungen auftreten. Aus der Herstellungspraxis und aus anderen Erfahrungen weiß man jedoch, daß viele Abschnitte von vielen Prothesenteilen so dimensioniert sind, daß gefährlich hohe Spannungen erst gar nicht auftreten können, und deswegen müssen nur die wenigen kritischen Abschnitte näher untersucht werden. Diese Untersuchung kann theoretisch, experimentell oder auf beide Weisen vorgenommen werden; zu einer experimentellen Spannungsmessung wird man nur dann Zuflucht nehmen, wenn die theoretischen Überlegungen darauf hinweisen, daß gefährlich hohe Spannungen zu erwarten sind, diese sich aber nicht mit der erforderlichen Genaugikeit berechnen lassen. Einige Beispiele sind im Folgenden beschrieben.

Der Hals am Kopfteil einer Hüftgelenksprothese unterliegt einer zusammengesetzten Belastung durch Druck-, Schub- und Biegekräfte (Abb. 2.15). Hat der Hals einen kreisförmigen Querschnitt, so können die Spannungen, die von jeder einzelnen Lastkomponente herrühren, nach den Methoden berechnet werden, die am Anfang dieses Kapitels besprochen wurden, sofern die Größe und die Richtung der

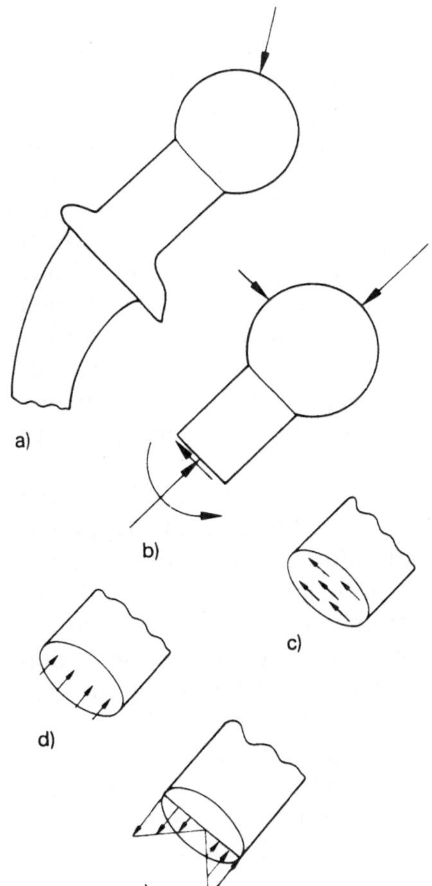

Abb. 2.15a–e. Der Hals des Femurteiles einer Hüftgelenktotalprothese mit a) der Hüftgelenksresultierenden auf den Hüftkopf, b) dem Ersatz der Hüftgelenkresultierenden durch Kraftkomponenten, die parallel und senkrecht zur Halsachse wirken und denen durch ein Moment und zwei Kräfte das Gleichgewicht gehalten wird, c) den Schubspannungen und d) den Druckspannungen in diesem Querschnitt, e) den Biegespannungen, die von Zugspannungen an der oberen in Druckspannungen an der unteren Oberfläche übergehen

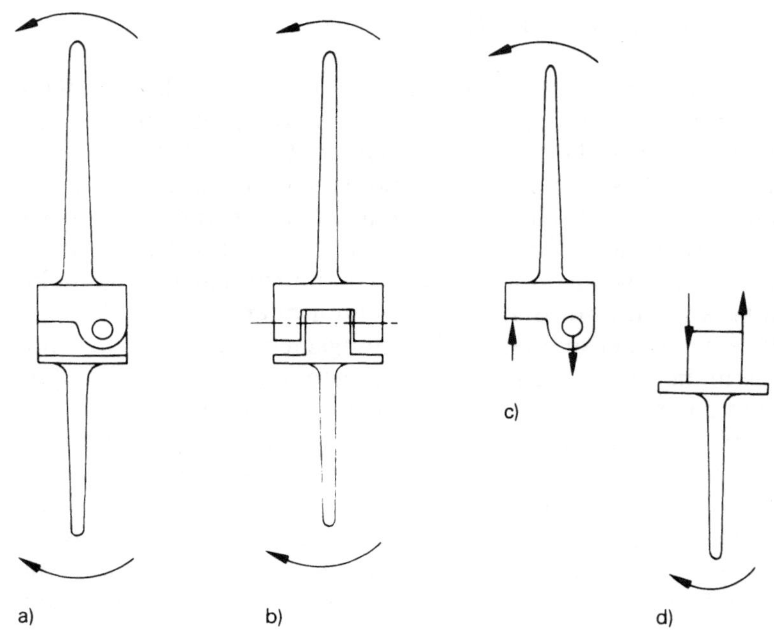

Abb. 2.16a–d. Eine Knie-
gelenkprothese mit Schar-
niergelenk, bei der a) die
Hyperextension durch ei-
nen Anschlag verhindert
wird, b) ein Adduktions-
und Abduktionsmoment
vom Scharnier übertragen
wird, c) das Kraftsystem
auf den Femurteil ent-
sprechend a) dargestellt
ist, und ein Biegemoment
auf den Stiel wirkt, d) das
Kraftsystem auf den Tibiateil entsprechend b) dar-
gestellt ist, und ein Biegemoment auf den Stiel
wirkt

resultierenden Kraft auf den Femurkopf bekannt sind. Die Grenzen, in denen diese
Kraft bekannt ist, bestimmen daher die Genauigkeit, mit der die Spannungen vorhergesagt werden können. Bei einer vorgegebenen Last treten in einem dünneren Hals
offensichtlich größere Spannungen auf (die Biegespannungen variieren mit dem
Kehrwert der dritten Potenz des Querschnittsdurchmessers, die Druck- und Schubspannungen mit dem Kehrwert des Quadrates); bei einer vorgegebenen Richtung
der Kraft auf den Femurkopf wird der stärker abgewinkelte Hals einem größeren
Biegemoment und damit auch höheren Biegespannungen unterworfen; in einem
Prothesenhals, dessen Achse mit der Wirkungslinie der Gelenkresultierenden auf
den Femurkopf übereinstimmt, werden lediglich Druckspannungen erzeugt, jedoch
keine Biege- oder Schubspannungen. Diese letzte Bedingung kann aber nur bei gewissen Augenblicken des Last- und Bewegungszyklus möglich sein, doch einige Konstrukteure haben es für wert befunden, mit einer derartigen Geometrie die Biege-
und Schubspannungen auch in den Augenblicken zu reduzieren, in denen sie ihre
Maximalwerte erreichen.

Der Stiel einer Scharnierprothese für das Kniegelenk ist einer Biegebelastung
ausgesetzt, wenn die Bewegung durch einen Anschlag in der Flexion und Hyperextension begrenzt wird oder wenn abduzierende oder adduzierende Momente bei
festgehaltenem übrigen Körper auf den Unterschenkel ausgeübt werden (Abb. 2.16).
Die zuerst erwähnte Biegebelastung wirkt in der Sagittalebene, die zuletzt genannte
in der Frontalebene, und der Prothesenstiel muß deswegen so konstruiert sein, daß
er alle diese Belastungen auf den Knochen überträgt, ohne die Sicherheitsgrenze für
die Spannungen zu verlassen. Eine offensichtliche Schwierigkeit liegt darin, daß die
in dieser Weise wirkenden Lasten nicht leicht vorherzusagen sind, da es sich im Normalfall eher um dynamische als um statische Kräfte handelt, die außerdem mehr zu-
fällig auftreten. Nichtsdestoweniger muß der Versuch unternommen werden, diese
Kräfte abzuschätzen und Prothesenstiele so zu konstruieren, insbesonders ihre Verbindung mit der übrigen Prothese (da dort die Spannungen sehr wahrscheinlich am

50

größten werden), daß Brüche vermieden werden, wobei als Richtlinie hier eher eine
Lockerung der Prothese in Kauf genommen werden sollte als ein Bruch.

Knieersatzstücke zur Wiederherstellung der Gelenkfläche besitzen oft Oberschenkelteile, die von lateral gesehen eine U-förmige Gestalt haben. Wenn es in der
Beugung belastet wird, wie beim Treppensteigen, kann ein solches Prothesenteil
durch Kräfte zusammengedrückt werden, die vom Tibiaplateau und der Patella
aus angreifen, von einem intermedullären Stiel oder von Dornen, die mit Knochenzement oder auf andere Weise im spongiösen Knochen der Femurkondylen befestigt
sind. Wie in Abb. 2.17 dargestellt ist, neigen diese Kräfte dazu, das Oberschenkelteil
so zu verbiegen, daß seine Krümmung verstärkt wird. Wenn das Teil am Femur ideal
angebracht ist, so werden die Kräfte auf den Knochen des Femur übertragen, und
das Prothesenteil erfährt lediglich eine lokale Druckbeanspruchung. Wenn die Befestigung aber mangelhaft ist, kann es vorkommen, daß einige Bereiche der Prothese
frei liegen und dann treten dort Biegespannungen auf. Der Versuch, solche Fälle
rechnerisch zu behandeln, verlangt viel technisches Verständnis: Dimensioniert man
unter der Annahme der größtmöglichen Belastung, so wird das Prothesenteil unnötig
schwer, weil es stärker ist, als es jemals gebraucht wird; zieht man jedoch nicht die
Möglichkeit einer mangelhaften Befestigung in Betracht, so muß man mit einem gelegentlichen Bruch rechnen.

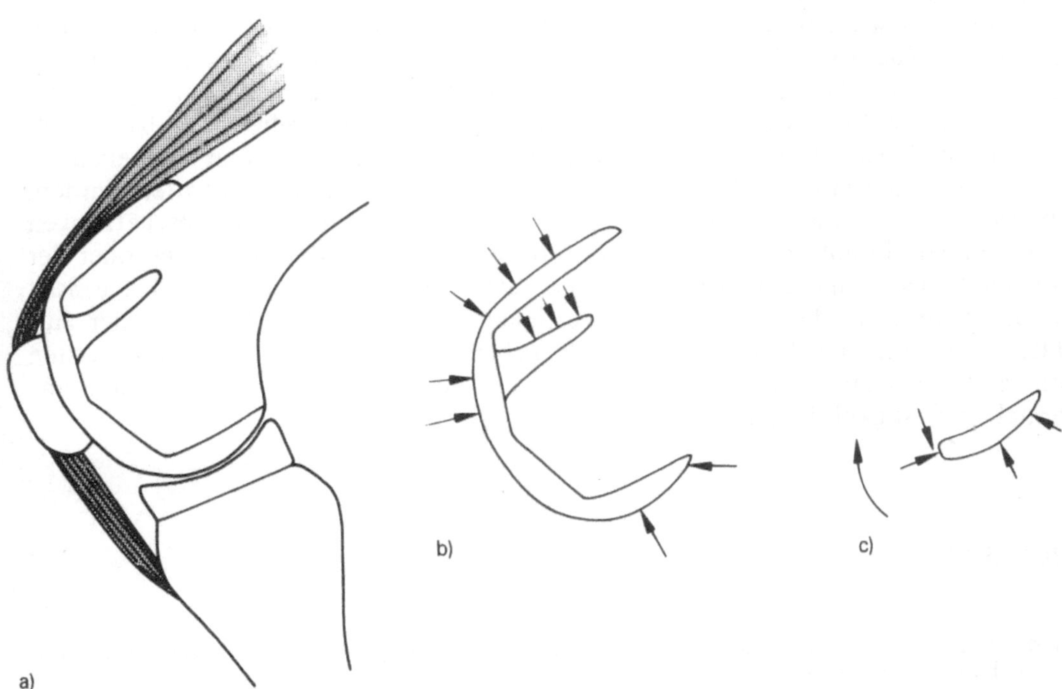

Abb. 2.17.a) Darstellung einer Kniegelenkprothese mit Ersatzstücken für die Gelenkflächen in einer
Beugestellung in einem Winkel von etwa 80°, b) Freie Darstellung des Gelenkflächenersatzstückes
für das Femur mit angreifenden Kräften. Wenn aus irgendeinem Grund – etwa durch eine mangelhafte Zementunterfütterung – der vordere Anteil frei liegt, so wirkt die gezeichnete Kraftverteilung und das Gelenkflächenersatzstück unterliegt einer Biegebelastung, der das in c) dargestellte innere Biegemoment entgegenwirkt

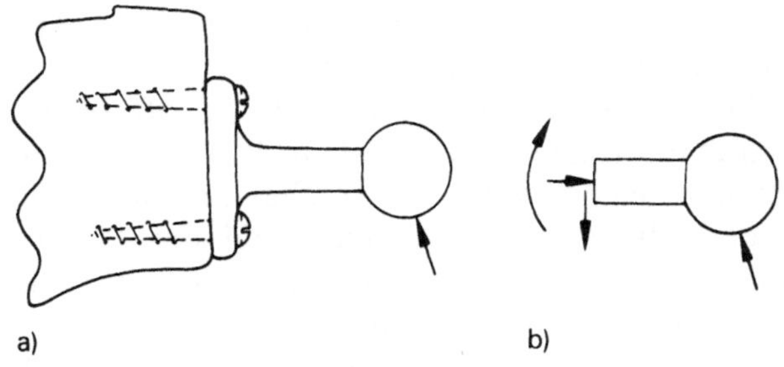

Abb. 2.18. a) Glenoidalteil einer Prothese für das Schultergelenk, die aus Kugel, Stiel und einer am Knochen angeschraubten Basisplatte besteht, b) Schnittbild von Kugel und Stiel mit am Schnitt angreifender Druckkraft, Scherkraft sowie dem angreifenden Biegemoment

Einige Prothesen für den Ersatz des Schultergelenkes bestehen aus Kugel und Pfanne, von denen ein Teil in der Cavitas glenoidalis der Scapula mit Schrauben oder anderen mechanischen Vorrichtungen befestigt wird. Die Kräfte, die über den Humerus auf das Gelenk einwirken, werden im allgemeinen auf die Pfannenverankerung als Biegemoment in einem Stiel übertragen, der die Kugel (oder die Pfanne) mit dieser Verankerung verbindet, so wie es in Abb. 2.18 dargestellt ist. Wie im Schenkelhals treten zu den entsprechenden Biegespannungen auch Schubspannungen hinzu, aber auch Zug- und Druckspannungen können auftreten, wenn das Gelenk kräftig beansprucht wird. Annehmbare Bewegungsausmaße werden dann erreicht, wenn der Stiel dünn ist, andererseits darf er aber nicht zu dünn sein, damit die Spannungen nicht zu groß werden. Wie beim Schenkelhals bereitet die Berechnung der Biege-, Schub- und Zug- (oder Druck-)spannungen keine Schwierigkeiten, sofern die einwirkenden Lasten bekannt sind. Man kann die Kräfte, die über den Humerus in verschiedenen Richtungen auf die Schulter übertragen werden, sehr wohl abschätzen, nahezu unmöglich ist es aber, Kräfte einigermaßen genau zu erfassen, die bei einem zufälligen Schlag auf den Ellbogen entstehen oder dadurch hervorgerufen werden, daß sich der Benutzer auf den Ellenbogen stützt. Anstatt solche Abschätzungen vorzunehmen, könnte man im Laboratorium die Festigkeit der Schrauben oder der anderen Befestigungsvorrichtungen in der Cavitas glenoidalis messen und den Stiel so dimensionieren, daß er die dieser Festigkeit entsprechenden Lasten sicher aushält. Als Begründung hierfür ließe sich angeben, daß darüberhinausgehende Lasten auf das Gelenk zu einer Auslockerung aus der Scapula führen und deswegen eine vermehrte Festigkeit in den Prothesenteilen überflüssig ist.

Literatur

Charnley, J.: Fracture of femoral prostheses in total hip replacement. A clinical study. Clin. Orthop. *111*, 105 (1975)

Charnley, J., Cupic, Z.: The nine and ten year results of the low-friction arthroplasty of the hip. Clin. Orthop. *95*, 9 (1973)

Dally, J. W., Riley, W. F.: Experimental stress analysis. New York, Maidenhead: McGraw-Hill 1965

Markolf, K. L., Amstutz, H. C.: A comperative experimental study of stresses in femoral total hip replacement components: the effects of prosthesis orientation and acrylic fixation. J. Biomech. *9*, (1976)

Timoshenko, S.: Strength of materials, Part I: Elementary theory and problems. New York, Wokingham: Van Nostrand 1955
Weightman, B.: The stresses in total hip prosthesis femoral stems: a comperative study. In: International Symposium on Advances in Artificial Hip and Knee Joint Technology, Erlangen, Engineering in medicine, Vol. 2. Berlin, Heidelberg, New York: Springer 1976
Wilson, J. N., Scales, J. T.: Loosening of total hip replacements with cement fixation. Clinical findings and laboratory studies. Clin. Orthop. *72*, 145 (1970)

Kapitel 3

Reibung, Schmierung und Verschleiß

Viele Faktoren physiologischen und mechanischen Ursprunges beeinflussen die Lebensdauer von Prothesen für den totalen Gelenkersatz. Einer von ihnen ist der Verschleiß von Gelenkteilen, und die klinische und histopathologische Erfahrung hat gezeigt, daß ein Versagen der Prothese durch groben Verschleiß (Verbrauch) oder durch Gewebereaktionen auf den Abrieb verursacht werden kann. Im ersten Abschnitt dieses Kapitels wird der Versuch unternommen, das technische Grundwissen zu vermitteln, das für ein Verständnis des Verschleißverhaltens von Werkstoffen erforderlich ist. Der zweite Abschnitt bringt eine Übersicht über frühere Arbeiten über den Verschleiß von Werkstoffen für künstliche Gelenke auf der Basis dieses Grundwissens. Schließlich werden Beispiele dafür gegeben, in welcher Art und Weise klinische und theoretische Erfahrungen zusammengefaßt den Konstrukteur bei der Verbesserung von Prothesen für den totalen Gelenkersatz unterstützen können.

3.1 Theoretische Grundlagen

Jede Diskussion über die Verschleißtheorie muß mit einer Betrachtung der Reibung beginnen.

3.1.1 Reibung

Reibung ist der Widerstand, der zwischen zwei sich berührenden Körpern besteht, wenn versucht wird, den einen dieser Körper tangential zum anderen zu bewegen.

Der Ursprung der Reibungskräfte läßt sich am besten an einem einfachen Modell erklären. In einem mikroskopischen Maßstab gesehen sind alle von Werkzeugmaschinen hergestellten Oberflächen rauh, und der Kontaktbereich zwischen zwei Körpern sieht etwa so aus, als hätte man Australien umgekehrt auf die Schweiz gelegt. Wenn zwei Körper unter einer Last aufeinandergedrückt werden (Abb. 3.1), so berühren sie sich an ihren Oberflächenrauhigkeiten. In den Bereichen der tatsächlichen Berührung stehen die Atome in der Oberfläche des einen Körpers in engem Kontakt mit den Atomen in der Oberfläche des anderen Körpers und die interatomaren Kräfte verursachen eine adhäsive Verbindung. Da diese Verbindungen aufgebrochen werden müssen, bevor die beiden Körper aufeinander gleiten können, ist eine Kraft erforderlich, mit der diese Verbindungen abgeschert werden, und diese Kraft, mit der die Gleitvorgänge eingeleitet werden, heißt Reibungskraft.

Obwohl dieses Modell die tatsächlichen Verhältnisse sehr stark vereinfacht, erklärt es doch, warum in den meisten Fällen die Reibungskraft zwischen zwei Körpern zur Last direkt proportional ist. In den meisten Metall-Metall-Kontakten überschreiten die lokalen Spannungen die Materialhärte und eine plastische Verformung tritt ein. Diese Verformung setzt sich fort, bis die tatsächliche Kontaktfläche groß genug ist, um die aufgebrachte Last abzufangen. Im Grenzfall nimmt die tatsächliche Kontaktfläche so lange zu, bis die lokale Berührungsspannung der Härte des Materials gleich geworden ist. Die gesamte Kontaktfläche wird deswegen durch die Formel

$$A_r = \frac{L}{p} \tag{1}$$

gegeben, wobei A_r die tatsächliche Kontaktfläche, L die aufgebrachte Last und p die Härte bezeichnen.

Die Kraft, die erforderlich ist, um die Verbindungen abzuscheren (d. h. die Reibungskraft), ist durch

$$F = A_r \cdot s \tag{2}$$

gegeben, wobei s die Scherfestigkeit der Verbindungen angibt. Faßt man Gleichung (1) und (2) zusammen, so erhält man

$$F = \frac{L \cdot s}{p} \tag{3}$$

Die Reibungskraft ist also direkt proportional zur Last und zum Reibungskoeffizienten der als Verhältnis von Reibungskraft und Last *(F/L)* definiert und unabhängig von der Last ist. Diese Beziehung (3) kann als erstes „Gesetz" der Gleitreibung angesehen werden. Die beiden anderen „Gesetze", die Unabhängigkeit der Reibungskraft von der Größe der Kontaktfläche und der Gleitgeschwindigkeit, wird gleichfalls durch die obige Rechnung erklärt, da die Gleichung (3) weder die Geschwindigkeit noch die Kontaktfläche explizit enthält.

Obwohl diese 3 Gesetze für die meisten Fälle zutreffen, gibt es dennoch Ausnahmen. Bei Polymeren z. B. ist die Reibungskraft nicht direkt proportional zur Last, und deswegen wird der Reibungskoeffizient lastabhängig. Der Grund für dieses Verhalten liegt darin, daß die Rauhigkeiten von Polymeren sich ohne plastisches Verformen ausreichend deformieren können, um die erforderliche Kontaktfläche zu bil-

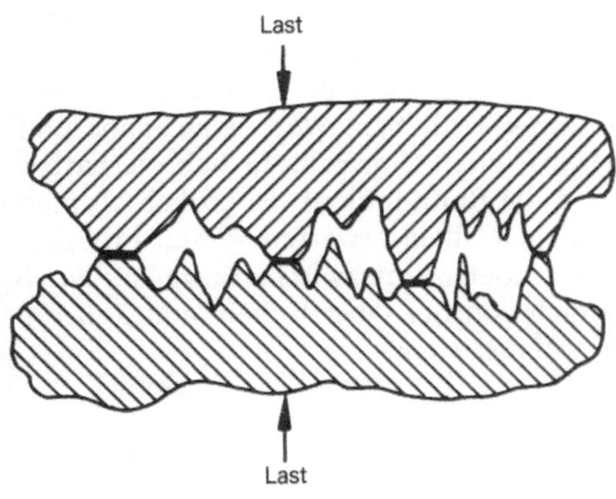

Abb. 3.1 Schematische Darstellung von zwei Festkörpern, die sich unter Belastung berühren

den. Bei einem solchen Verhalten ist die tatsächliche Kontaktfläche nicht direkt proportional zur Last. Wenn die Verformung vollständig elastisch bleibt, dann sagt die Theorie voraus, daß die tatsächliche Kontaktfläche mit der Last durch die Formel

$$A_r = b \cdot L^{2/3}$$

verbunden ist, wobei b eine Konstante bedeutet.

Es folgt nun aus der Gleichung (2), daß die Reibungskraft ebenfalls proportional zur Last in der Potenz 2/3 ist, und daß der Reibungskoeffizient *(F/L)* eine Funktion der Last wird. In der Praxis findet man, daß die Reibungskraft von polymeren Werkstoffen proportional zur Last in den Potenzen zwischen 2/3 (für rein elastische Verformungen) und 1 (für rein plastische Verformung) ist, so daß der Reibungskoeffizient mit wachsender Last entsprechend abnimmt.

Die Erfahrung hat nun gezeigt, daß das 3. Gesetz (welches aussagt, daß die Reibungskraft von der Geschwindigkeit unabhängig ist) nur näherungsweise zutrifft. So ist z. B. die Kraft, die den Gleitvorgang in Gang setzt, größer als die Kraft, die ihn aufrecht erhält. Dieser Tatsache wird dadurch Rechnung getragen, daß man das Verhältnis von Reibungskraft zur Last vor dem Gleiten als statischen Reibungskoeffizienten oder als Haftreibungskoeffizienten bezeichnet. Mit Experimenten konnte nachgewiesen werden, daß der Reibungskoeffizient sich auch während des Gleitens mit der Geschwindigkeit ändert. Bei Metallen nimmt der Reibungskoeffizient normalerweise mit wachsender Geschwindigkeit ab, in vielen Fällen jedoch so langsam, daß er über den praktisch vorkommenden Bereich der Geschwindigkeiten als konstant angesehen werden kann. Bei Polymeren hingegen steigt der Reibungskoeffizient allgemein rasch an, wenn die Geschwindigkeit größer wird, und dies wird auf die viskoelastischen (zeitabhängigen) Eigenschaften der polymeren Werkstoffe zurückgeführt (s. Kap. 1, Abschn. 1.1.1).

Da die Gleichung (2) keinen Ausdruck für die Oberflächenrauhigkeit aufeinandergleitender Körper enthält, hat nach dem Reibungsmodell dieser Parameter keinen Einfluß auf die Reibungskraft. Obwohl dies allgemein für einen weiten Bereich von Oberflächenbearbeitungsarten zutrifft, die in der Technik verwendet werden, so verhalten sich doch sehr glatte und sehr rauhe Oberflächen verschiedenartig. Weil die Kontaktfläche zwischen zwei sehr glatten Oberflächen erheblich größer gemacht werden kann, als die obige Hypothese vorhersagt, kann die Kraft, die zum Abscheren der Verbindung erforderlich ist (d. h. die Reibungskraft) sehr viel größer ausfallen, als man erwartet. (Wenn die beiden Oberflächen vollkommen glatt und kongruent wären, würden die Kontaktflächen für alle Lasten gleich groß sein.) Bei zwei sehr rauhen und harten Oberflächen neigen die Rauhigkeiten dazu, sich gegenseitig zu verhaken, und eine zusätzliche Kraft wird erforderlich, um die Unebenheiten der oberen Fläche über die der unteren Fläche hinwegzuheben. Wenn eine rauhe und harte Oberfläche auf einem weicheren Werkstoff gleitet, so pflügen sich die harten Rauhigkeiten durch das weichere Material und die Reibungskraft ist größer, als man es aufgrund der Scherfestigkeit der Verbindungen allein erwarten würde. Im allgemeinen kann man aber sagen, daß der Reibungskoeffizient zwischen zwei aufeinandergleitenden Körper über einen weiten Bereich von der Oberflächenrauhigkeit unabhängig ist, aber bedeutend ansteigen kann, wenn es sich

1. um zwei sehr glatte Flächen,
2. um zwei sehr rauhe harte Flächen und
3. um eine harte rauhe Fläche auf einer weicheren handelt.

56

3.1.2 Die verschiedenen Arten des Verschleißes

Verschleiß kann als Entfernung von Material aus festen Oberflächen während des Gleitens definiert werden. Wenn die adhäsiven Verbindungen – d. h. aufgrund von Molekularkräften (Anmerkung des Übersetzers) – zwischen zwei sich berührenden festen Körpern während des Gleitvorganges abgeschert werden, so kann dieser Abscherprozeß an verschiedenen Stellen stattfinden. Ist die Verbindung zwischen den Grenzflächen schwächer als beide Materialien, dann findet der Scherprozeß in der Grenzfläche selbst statt, und nur ein sehr geringer Stoffanteil wird von den beiden Flächen abgerieben. Da aber die meisten Grenzflächen Fehlstellen enthalten, finden sich diese wahrscheinlich auch in den meisten Verbindungen von zwei aufeinandergleitenden Werkstücken. Daraus folgt, daß nur ein geringer Anteil von Verbindungen zwischen zwei aufeinandergleitenden Körpern diesem Verschleißprozeß unterliegt. Wenn die Grenzflächenverbindung stärker als das eine, aber schwächer als das andere Material ist, findet die Abscherung im schwächeren (weicheren) Material statt, wobei die Bruchstücke an der stärkeren (härteren) Oberfläche haften bleiben. Wenn weiterhin die Grenzflächenverbindung stärker als das eine und nur gelegentlich stärker als das andere Material ist, ergibt sich ein erheblicher Übergang des schwächeren und nur ein geringer Übergang des stärkeren Materials. Aus Experimenten hat sich ergeben, daß selbst bei Werkstoffen von sehr unterschiedlicher Härte stets ein Übergang des harten Materials in das weichere auftritt, vermutlich weil es lokale Bereiche geringer Festigkeit in harten und höherer Festigkeit in weichen Materialien gibt. Wenn schließlich die Grenzflächenverbindung stärker ist als beide Werkstoffe, dann verlagert sich die Scherung von der Grenzfläche weg in das Innere des Materials, und ein bedeutender Stoffübergang setzt ein. Ein gutes Beispiel für diesen Fall ist der Kontakt zwischen zwei gleichen Metallen, deren Grenzflächen durch eine Bearbeitungsverfestigung gehärtet sind, die nicht in die Tiefe reicht.

Es ist unmittelbar einsichtig, daß aufgrund der hier beschriebenen verschiedenen Prozesse stark voneinander abweichende Verschleißraten entstehen, während die Unterschiede der Reibungskraft weitaus geringer sind. Hieraus erklärt sich auch, warum es keine eindeutige Beziehung zwischen der Verschleißrate und dem Reibungskoeffizienten gibt.

Der Verschleißprozeß, der damit verbunden ist, daß die Adhäsionsverbindungen nicht an der Grenzfläche, sondern davon entfernt abgeschert werden, wird als Verschleiß infolge Adhäsion bezeichnet (adhesive wear). Ein anderer Verschleißprozeß, der Verschleiß infolge von Abschleifvorgängen (abrasive wear) liegt dann vor, wenn entweder sich eine rauhe Oberfläche in ein weiches Material eingräbt (Verschleiß infolge von Abschleifvorgängen zwischen zwei Körpern), oder wenn sich harte Partikel, die zwischen den beiden Grenzflächen eingefangen sind, in der einen verhaken und sich dann in andere Grenzflächen eingraben (Verschleiß infolge von Abschleifvorgängen zwischen drei Körpern). Während der Verschleiß infolge von Abschleifvorgängen zwischen zwei Körpern leicht dadurch vermieden werden kann, daß man die Oberfläche des harten Werkstoffes besonders glatt macht, kommt ein Verschleiß infolge von Abschleifvorgängen zwischen drei Körpern häufig dadurch zustande, daß die Partikel durch den Verschleiß infolge von Adhäsion entstehen, und es deswegen allgemein schwierig wird, Verschleiß überhaupt zu verhindern.

Andere Arten des Verschleißes beruhen auf Korrosion, Materialermüdung an der Oberfläche und auf sprödem Bruch. Korrosionsverschleiß entsteht, wenn zwei Werkstoffe in einer korrosiven Umgebung aufeinandergleiten. In den Fällen, in denen die Korrosionsprodukte das Material normalerweise nicht vor dem weiteren Fortschreiten der Korrosion bewahren, hat ihre Beseitigung durch den Verschleiß kaum Auswirkungen, und die Verschleißrate ist im wesentlichen unabhängig von dem Gleitvorgang. Aber in den Fällen, in denen die Korrosionsprodukte eine Schutzschicht aufbauen, hängt die Verschleißrate natürlich von der Verschleißfestigkeit dieser Schicht ab. Wenn die Schicht leicht abgetragen werden kann, schreitet die Korrosion des Grundmaterials weiter fort. Hat aber andererseits die Schutzschicht eine größere Verschleißfestigkeit als das Grundmaterial, so wird die Verschleißrate durch die korrosive Umgebung tatsächlich herabgesetzt.

Korrosion ist ein elektrochemischer Prozeß (s. Kap. 1, Abschn. 1.1.5), der nur bei metallischen Werkstoffen vorkommen kann. Polymere und keramische Werkstoffe können jedoch ebenfalls mit ihrer Umgebung chemisch reagieren, und dies kann eine Herabsetzung ihrer mechanischen Eigenschaften einschließlich der Verschleißfestigkeit zur Folge haben. In diesem Sinne kann der Verschleiß infolge chemischer Zersetzung von Polymeren und keramischen Werkstoffen als Analogie zum Korrosionsverschleiß von Metallen angesehen werden.

Bei vielen Anwendungsfällen, z. B. bei Kugellagern, unterliegen die Oberflächen einer periodischen Berührung. Die kontinuierliche Be- und Entlastung, die hiermit verbunden ist, kann zu einem Verschleiß infolge einer Oberflächenermüdung führen. Nach einer gewissen Zeit (Anzahl von Zyklen), die vom Betrag der Last abhängt, entstehen in der Oberfläche oder unmittelbar darunter Sprünge, mit deren Ausbreitung verhältnismäßig große Stücke herausgebrochen werden. Ob diese Sprünge nun in der Oberfläche oder unmittelbar darunter entstehen, hängt von dem Verhältnis der Zugfestigkeit zur Schubfestigkeit in diesem betreffenden Werkstoff ab. Wenn sich ein Bereich von Kontaktbelastung über eine Fläche bewegt, so bildet sich unter dieser Verbindung eine komplizierte Spannungsverteilung aus. Das Maximum der Schubspannung liegt in einer gewissen Entfernung unter der Kontaktfläche, während das Maximum der Zugspannungen in der Oberfläche unmittelbar hinter der Kontaktstelle entsteht. Duktile Werkstoffe versagen infolge von Schermechanismen (s. Kap. 1, Abschn. 1.1.1), und aus diesem Grund wird wahrscheinlich der Ermüdungsverschleiß bei duktilen Materialien durch Risse unterhalb der Oberfläche in Gang gesetzt. Spröde Werkstoffe andererseits verfügen über nur niedrige Zugfestigkeiten und brechen deswegen wahrscheinlich in der Oberfläche auf.

In ganz besonders spröden Werkstoffen können die Zugspannungen hinter einer gleitenden Kontaktverbindung ausreichen, um bereits nach einem Durchgang Bruchstellen in der Oberfläche zu erzeugen. Die hierauf folgende Ablösung von kleinen Teilchen aus der Oberfläche ist als Verschleiß infolge von spröden Brüchen bekannt,

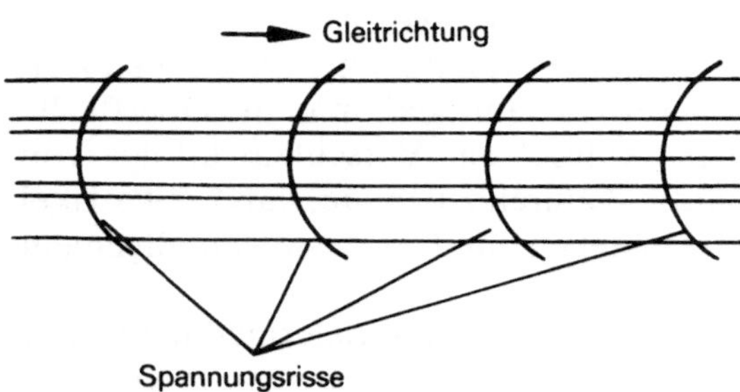

Abb. 3.2. Das charakteristische Erscheinungsbild des Verschleißes infolge von spröden Brüchen (Rabinovicz 1966)

und Abb. 3.2 zeigt das charakteristische Erscheinungsbild einer Verschleißspur, die auf diese Weise entstanden ist.

Die verschiedenen Werkstoffkombinationen, die beim totalen Gelenkersatz in Gebrauch sind, werden im Licht dieser Überlegungen in Abschn. 3.2 dieses Kapitels besprochen.

3.1.3 Gesetzmäßigkeiten des Verschleißes

3.1.3.1 Verschleiß infolge von Adhäsion (adhesive wear)

Im allgemeinen ist beim Verschleiß infolge von Adhäsion das Abriebvolumen proportional zur Last auf den Kontaktflächen und zum Gleitabstand, aber umgekehrt proportional zur Härte der beanspruchten Oberfläche. In den meisten Fällen gehorcht der Verschleiß infolge von Adhäsion der folgenden Gleichung

$$v = \frac{c \cdot L \cdot x}{p} \tag{4}$$

wobei c eine Konstante ist (der Verschleißkoeffizient), L die Last, x die überbrückte Entfernung und p die Härte der Oberfläche.

Diese Gleichung kann man am einfachen Modell verständlich machen: Bezeichnet d den wirksamen Durchmesser der Kontaktverbindung, so wird die gesamte Kontaktfläche durch die Gleichung

$$A_r = n \frac{\pi d^2}{4} \tag{5}$$

gegeben, in der n die Anzahl der Verbindungen angibt.

Haben sich die beiden Materialien gegeneinander um eine Distanz d verschoben, so sind die Verbindungen abgeschert worden. Wenn bei dieser Abscherung k Verschleißfragmente von Halbkugelform entstanden sind, dann erhält man das Verschleißvolumen, daß nach einem Gleiten um eine Strecke d vorhanden ist, aus der Gleichung:

$$v_d = k \cdot n \frac{d^3}{12} .$$

Das Verschleißvolumen nach einem Gleiten über eine beliebige Strecke x kann also beschrieben werden:

$$v = k \cdot n \frac{\pi d^3}{12} \cdot \frac{x}{d} = k \cdot n \frac{\pi d^2}{12} \cdot x.$$

Da aber nach Gleichung (5)

$$A_r = n \cdot \frac{\pi d^2}{4}$$

ist und nach Gleichung (1)

$$A_r = \frac{L}{p} ,$$

erhält man insgesamt

$$v = \frac{k}{3} \cdot \frac{L}{p} \cdot x.$$

Diese Gleichung für den Verschleiß infolge von Adhäsion, die auf einem ganz einfachen Modell beruht, gibt genau die Verhältnisse wieder, die durch die experimentell hergeleitete Gleichung (4) beschrieben werden, nur die Konstante c ist durch $k/3$ ersetzt worden.

3.1.3.2 Verschleiß infolge von Abschleifvorgängen (abrasive wear)

Das Verschleißvolumen, das entsteht, wenn sich eine harte Rauhigkeit in einen weichen Werkstoff eingräbt, wird durch den projizierten Querschnitt der Rauhigkeit unterhalb der Oberfläche des weichen Materials und den zurückgelegten Weg bestimmt. Ein einfaches Modell für den Verschleiß infolge von Abschleifvorgängen erhält man durch die Annahme, daß die Rauhigkeiten eine kegelförmige Gestalt haben. Die Abb. 3.3 zeigt eine solche Rauhigkeit mit einem Kegelwinkel von 2θ. Wenn sich diese Rauhigkeit auf einem Weg x durch das weichere Material gegraben hat, so entsteht dabei ein Verschleißvolumen:

$$v = r \cdot h \cdot x,$$

wobei h die Eindringtiefe der Rauhigkeit bezeichnet. Da aber

$$\mathrm{tg}\,\theta = \frac{r}{h}$$

gilt, kann man schreiben:

$$v = \frac{r^2 \cdot x}{\mathrm{tg}\,\theta}.$$

Der Ausdruck für die projizierte Kontaktfläche A_r lautet nach Gleichung (1):

$$A_\mathrm{r} = \pi r^2 = \frac{L}{p},$$

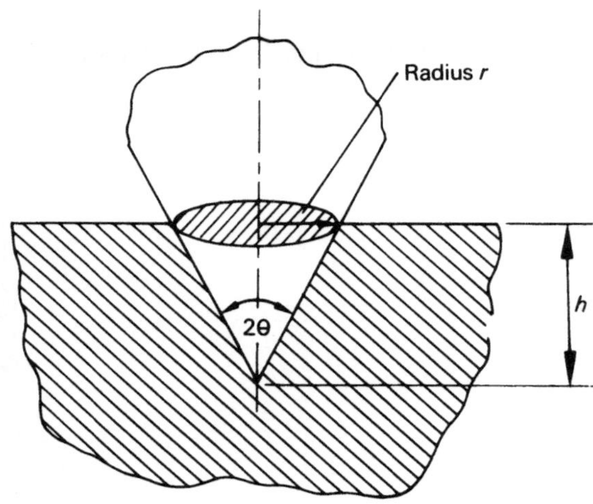

Abb. 3.3. Kegelförmige Rauhigkeit als Modell für den Verschleiß infolge von Abschleifvorgängen

und damit folgt:

$$v = \frac{L}{p} \cdot \frac{x}{\pi \, \mathrm{tg}\, \theta} \, .$$

Diese Gleichung ist der Gleichung (4) für den Verschleiß infolge der Adhäsion sehr ähnlich, in der das Verschleißvolumen proportional zur Last und zur Gleitdistanz und umgekehrt proportional zur Härte des weicheren Materials ist. Der einzige Unterschied zwischen den beiden Verschleißgleichungen besteht darin, daß die Konstante c durch den Ausdruck $1/\pi \, \mathrm{tg}\, \theta$ ersetzt ist. Mit $\mathrm{tg}\, \theta$ ist ein Gestaltsfaktor eingeführt, der eine Angabe über die Rauhigkeit der abschleifenden Oberfläche macht. Wird der Winkel $\theta = 90°$, so verwandelt sich der Kegel in eine Ebene und $\mathrm{tg}\, \theta$ wird unendlich groß. Für diesen Fall sagt die Gleichung für das Verschleißvolumen infolge von Abschleifvorgängen den Wert Null voraus.

3.1.3.3 Die P-V-Beziehung

In der Industrie werden die Verschleißfestigkeiten der verschiedenen Werkstoffe, die für trockene oder grenzflächengeschmierte Lager eingesetzt werden, aufgrund ihrer bestehenden P-V-Werte verglichen (Druck $\cdot$ Gleitgeschwindigkeit), die vom Hersteller angegeben werden. Die Erfahrung hat gezeigt, daß die Verschleißrate für trockene und grenzflächengeschmierte Lager proportional zu dem Produkt aus Nominaldruck (Last/projizierte Kontaktfläche) und Geschwindigkeit ist, und deswegen eine „annehmbare" Rate der Reibspurtiefe (willkürlich festgesetzt) mit einem konstanten P-V-Wert verbunden ist. In der Praxis ist es aber äußerst schwierig, die P-V-Werte der verschiedenen Hersteller für die verschiedenen Werkstoffe zu vergleichen, weil die Bedingungen, unter denen sie gemessen werden, voneinander abweichen und nicht immer angegeben werden.

Die Verschleißgleichung, auf der die P-V-Werte beruhen, lautet:

$$h_t = k \cdot P \cdot V \, , \tag{6}$$

in der h_t die Rate der Reibspurtiefe ist, P der nominale Kontaktdruck, V die Gleitgeschwindigkeit, k eine Konstante. Man kann zeigen, daß diese Gleichung nichts anderes als die grundliegende Verschleißgleichung

$$v = \frac{c \cdot L \cdot x}{p}$$

in anderer Form ist. Nach einer gewissen Zeit t ist nämlich die Reibspurtiefe gegeben durch:

$$h = k \cdot V \cdot P \cdot t \, .$$

Die Geschwindigkeit multipliziert mit der Zeit ergibt die Gleitdistanz x, und man kann schreiben:

$$h = k \cdot P \cdot x \, .$$

Hierin stellt P die Last L geteilt durch die projizierte Kontaktfläche A dar, so daß gilt:

$$h \cdot A = k \cdot L \cdot x \, .$$

Schließlich ist $h \cdot A$ genau das Verschleißvolumen und man erhält:

$$v = k \cdot L \cdot x.$$

Es ist eine Gleichung, die mit der grundlegenden Verschleißgleichung (4) übereinstimmt, wenn die Konstante c/p durch die Konstante k ersetzt wird.

3.1.4 Schmierung

Die Schmierung kann definiert werden als die Verminderung der Wechselwirkung zwischen zwei sich berührenden Festkörpern durch das Einbringen einer dritten Substanz zwischen ihnen.

Es gibt zwei Hauptarten von Schmierung: Flüssigkeitsschmierung und Grenzschmierung. Bei der Flüssigkeitsschmierung werden die beiden Oberflächen, die sich in Bewegung gegeneinander befinden, durch eine Schmierschicht bestimmbarer Dicke voneinander getrennt. Unter idealen Bedingungen sind die beiden Festkörper völlig voneinander getrennt, und es findet kein Verschleiß statt. Die charakteristischen Eigenschaften der Flüssigkeitsschmierung hängen von den Eigenschaften des Schmiermittels ab. Der Widerstand gegen eine Bewegung wird beispielsweise von der Viskosität der Flüssigkeitsschicht gesteuert. Die wichtigste Art der Flüssigkeitsschmierung, die hydrodynamische Schmierung, liegt dann vor, wenn der Druck in einem konvergierenden Flüssigkeitsfilm zwischen zwei festen Körpern ausreicht, die beiden Grenzflächen voneinander getrennt zu halten. Ein gutes Beispiel hierfür ist das Zapfenlager, in dem eine Welle mit hoher Geschwindigkeit rotiert und dabei dauernd Schmiermittel in einen spitz zulaufenden Keil zwingt, der gebildet wird, wenn die Achse des Lagers und die Achse der Welle nicht übereinstimmen. In anderen Anwendungsfällen ist es oft unmöglich, eine hydrodynamische Schmierung zu erzeugen, besonders dann, wenn die Gleitgeschwindigkeiten niedrig und/oder die Lasten hoch sind. Bei der Grenzschmierung sind die festen Körper nur durch eine äußerst dünne Schmierschicht von molekularen Dimensionen voneinander getrennt. Die Tatsache, daß die Grenzschmierung den Verschleiß nicht vollständig

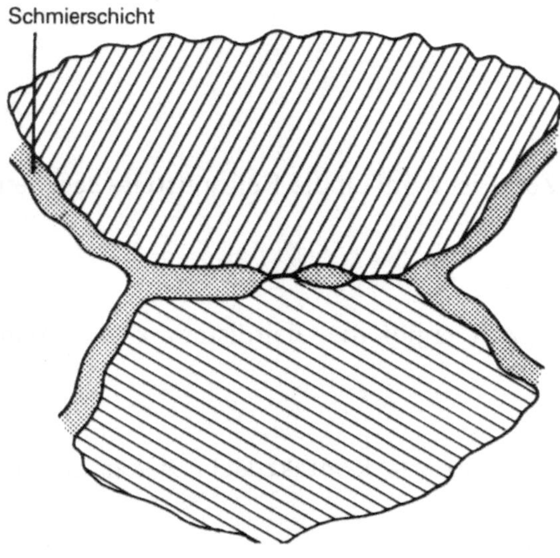

Abb. 3.4. Schematische Darstellung einer Verbindung mit Grenzschmierung

beseitigt, deutet an, daß die Festkörperoberflächen nicht völlig voneinander getrennt sind. Offenbar vermindert die Grenzschmierung die Kontaktfläche zwischen den Oberflächenrauhigkeiten zweier Festkörper, kann sie aber nicht völlig aufheben. Ein solcher Zustand ist in Abb. 3.4 schematisch dargestellt. Der Gleitwiderstand besteht teils aus der Kraft, die erforderlich ist, um die „Mikroverbindungen" zwischen den beiden Oberflächen abzuscheren, und teilweise auch aus der Kraft, welche zur Scherung des Schmiermittels erforderlich ist. Dieses Modell erklärt nicht nur, daß ein Verschleiß auch dann eintritt, wenn die beiden Festkörper eine Grenzschmierung besitzen, sondern ist auch verträglich mit der Beobachtung, daß die charakteristischen Eigenschaften der Grenzschmierung von der Beschaffenheit der Festkörperoberflächen, der chemischen Zusammensetzungen des Schmiermittels und dem Ausmaß abhängen, in dem das Schmiermittel an der Oberfläche adsorbiert wird.

Wenn A die Größe der Unterstützungsfläche ist, und mit α der Bruchteil dieser Fläche bezeichnet wird, über dem sich die beiden Oberflächen in Kontakt befinden und wenn S_m die Scherfestigkeit der „Mikroverbindungen" und S_1 die Scherfestigkeit des Schmierfilmes ist, dann kann die Gleichung (2) (Abschn. 3.1.1) für Werkstoffe in ungeschmiertem Kontakt umgewandelt werden in:

$$F = \alpha \cdot A \cdot S_m + (1 - \alpha) A \cdot S_1 .$$

Da für die meisten Grenzschmierstoffe α klein ist, tragen die „Mikroverbindungen" nur wenig zum Reibungswiderstand bei. Sie sind jedoch für den Verschleiß verantwortlich und hiermit erklärt sich auch, daß die verschiedenen Grenzschmierstoffe bei ähnlichen Reibungskoeffizienten erheblich verschiedene Verschleißraten ergeben können.

Andere Arten von Schmierung sind die elastohydrodynamische Schmierung und die Schmierung mit wechselnder Filmdicke. Die elastohydrodynamische Schmierung ist eine Abart der hydrodynamischen Schmierung, die dann auftritt, wenn der im Schmierfilm erzeugte Druck so groß wird, daß bedeutende elastische Verformungen der Lagerfläche auftreten.

Wird ein Lager belastet, und die beiden Lagerflächen nähern sich einander, so verstreicht eine endliche Zeit, bis das Schmiermittel zwischen ihnen herausgepreßt worden ist. Eine Schmierung mit wechselnder Filmdicke liegt dann vor, wenn das Lager unter einer zeitlich wechselnden Belastung steht, die nur so lange andauert, daß ein Teil des Schmiermittels herausgepreßt werden kann und die ursprüngliche Filmdicke wieder hergestellt wird, sobald die Belastung nachläßt.

3.1.5 Zusammenfassung

3.1.5.1 Reibung

In den meisten Fällen ist die Reibungskraft zwischen zwei Werkstoffen bei ungeschmiertem Gleitkontakt direkt proportional zur Last und unabhängig von der wirksamen Kontaktfläche, der Gleitgeschwindigkeit und der Oberflächenbearbeitung. Wichtige Ausnahmen von dieser allgemeinen Regel sind die erhöhte Reibungskraft zwischen (1) zwei besonders glatten Oberflächen, (2) zwei besonders rauhen und harten Oberflächen und (3) einer rauhen harten Oberfläche auf einer weichen.

3.1.5.2 Verschleiß

1. Die im allgemeinen Maschinenbau am meisten verbreiteten Formen von Verschleiß sind der Verschleiß infolge von Adhäsion und der Verschleiß infolge von Abschleifvorgängen (adhesive wear und abrasive wear). Der Verschleiß infolge einer Adhäsion tritt auf, wenn die Verbindungen zwischen zwei sich berührenden Werkstoffen nicht in der Grenzfläche aufreißen. Verschleiß infolge von Abschleifvorgängen tritt auf, wenn sich ein harter Werkstoff in einen weichen eingräbt.

In jedem praktisch vorkommenden Fall hängt die relative Bedeutung dieser zwei Verschleißformen weitgehend von der Oberflächenbearbeitung und der Härte der sich berührenden Werkstoffe ab. Beispielsweise verschleißen zwei glatte Oberflächen (jedenfalls am Anfang) durch den Adhäsionsmechanismus; hingegen verschleißen weiche Materialien infolge von Abschleifvorgängen, wenn eine harte rauhe Oberfläche über sie gleitet.

2. Verschleiß infolge einer Adhäsion führt oft zu Verschleiß infolge von Abschleifvorgängen.

3. Für beide Verschleißmechanismen ist das Abriebvolumen, das in einer vorgegebenen Zeit entsteht, proportional zur Last und zur Gleitdistanz und umgekehrt proportional zur Härte des Materials, das abgeschliffen wird.

4. Andere Verschleißformen sind der Ermüdungsverschleiß und der Verschleiß infolge von spröden Brüchen. Diese beiden Verschleißformen kommen zwar im allgemeinen Maschinenbau weniger häufig vor als der Verschleiß infolge von Adhäsion und infolge von Abschleifvorgängen, sie können aber sehr viel zerstörender wirken, da sie mit sehr hohen Verschleißraten einhergehen.

5. Die Anwesenheit einer korrosiven Umgebung kann eine drastische Auswirkung auf die Verschleißrate haben.

3.1.5.3 Schmierung

1. Die Flüssigkeitsschmierung trennt zwei aufeinandergleitende Festkörper vollständig voneinander, so daß der Bewegungswiderstand nur noch von den Eigenschaften des Schmiermittels abhängt und praktisch kein Verschleiß auftritt.

2. Die Grenzschmierung trennt die beiden aufeinandergleitenden Körper nur teilweise. Die Reibungskraft und die Verschleißrate werden heruntergesetzt, aber der Verschleiß kann nicht völlig beseitigt werden. Die Wirkung der Grenzschmierung besteht darin, daß die Reibungskraft vermindert wird, weil die Tangentialspannungen zur Abscherung der beiden Materialien kleiner werden (s in Gleichung 3). Die Verschleißrate wird geringer, weil der Verschleißkoeffizient kleiner ist (c in Gleichung 4).

Leser, die eine weitergehende Information über die grundlegenden Theorien und Phänomene von Reibung, Schmierung und Verschleiß wünschen, werden auf die Literatur am Ende dieses Kapitels verwiesen.

3.2 Der Verschleiß von Prothesen für den totalen Gelenkersatz

Eine beachtliche Menge von Laborarbeiten hat sich mit der Reibung, der Schmierung und dem Verschleiß von künstlichen menschlichen Gelenken befaßt. Diese Arbeiten kann man in 3 Gruppen einteilen:

1. Untersuchungen mit verhältnismäßig einfachen Maschinen wie die Pin-on-disc-Maschine, wobei wenige oder gar keine Anstrengungen unternommen wurden, physiologische Bedingungen herzustellen.
2. Arbeiten mit Gelenksimulatoren unter annähernd physiologischen Belastungs- und Bewegungsbedingungen.
3. Untersuchungen von aus Patienten entfernten Gelenkprothesen mit werkstoffkundlichen Methoden.

Zusätzlich haben Laborarbeiten, klinische Versuche und Langzeitnachuntersuchungen zu einer begrenzten Anzahl von direkten Daten über das Verschleißverhalten in vivo von Implantatwerkstoffen geführt.

Allgemein gesprochen dienten die Arbeiten mit Maschinen einfacher Bauart zu schnell durchführbaren Testverfahren, mit denen Qualitätsprüfungen neuer Materialien vorgenommen worden sind; die Gelenksimulatoren wurden herangezogen, um genaue Prüfungen von vielversprechenden Werkstoffen vornehmen, und um die verschiedenen Muster existierender Prothesen unter überprüfbaren Laborbedingungen miteinander vergleichen zu können; die entfernten Prothesen wurden untersucht, um Aufschlüsse über den Verschleißmechanismus zu erhalten, dem die Prothesen unter den tatsächlichen Arbeitsbedingungen unterworfen sind.

3.2.1 Qualitätsprüfungen mit einfachen Maschinen

Eine Anzahl von Maschinen, die Proben einfacher Geometrie verwenden, wurden zu Verschleißuntersuchungen von Werkstoffen für den totalen Gelenkersatz eingesetzt:

1. Pin-on-disc-Maschinen (Abb. 3.5a), bei denen ein dünner Stab auf die ebene Oberfläche einer rotierenden Kreisscheibe gedrückt wird;

2. Block-on-disc-Maschinen (Abb. 3.5b), bei denen ein belasteter Block gegen die gekrümmte Oberfläche einer oszillierenden Scheibe gepreßt wird;

3. Disc-on-disc-Maschinen (Abb. 3.5c), bei denen eine rotierende Scheibe mit einer gekrümmten Oberfläche gegen die ebene Oberfläche einer feststehenden Scheibe gedrückt wird;

4. Annulus-on-disc-Maschinen (Abb. 3.5d), bei denen ein oszillierender Ring mit seiner ebenen Oberfläche auf die ebene Oberfläche einer feststehenden Scheibe gedrückt wird.

Mit solchen Maschinen sind Prüfungsläufe bei verschiedenen Flächenpressungen und bei verschiedenen Gleitgeschwindigkeiten durchgeführt worden. Bevor aber auf einige bedeutende Arbeiten eingegangen werden kann, ist es erforderlich, näherungsweise die Bedingungen aufzustellen, unter denen ein totaler Gelenkersatz in vivo arbeitet.

Die Belastungen des Hüftgelenkes schwanken unter der Bewegung zwischen näherungsweise Null und einem Spitzenwert. Bei einigen Personen wurde während des Ganges eine Spitzenbelastung vom 6fachen des Körpergewichtes beobachtet, während typische Werte näher beim 4fachen des Körpergewichtes liegen (Paul, 1967). Künstliche Hüftgelenke bei kräftigen Patienten mit einer Körpermasse von

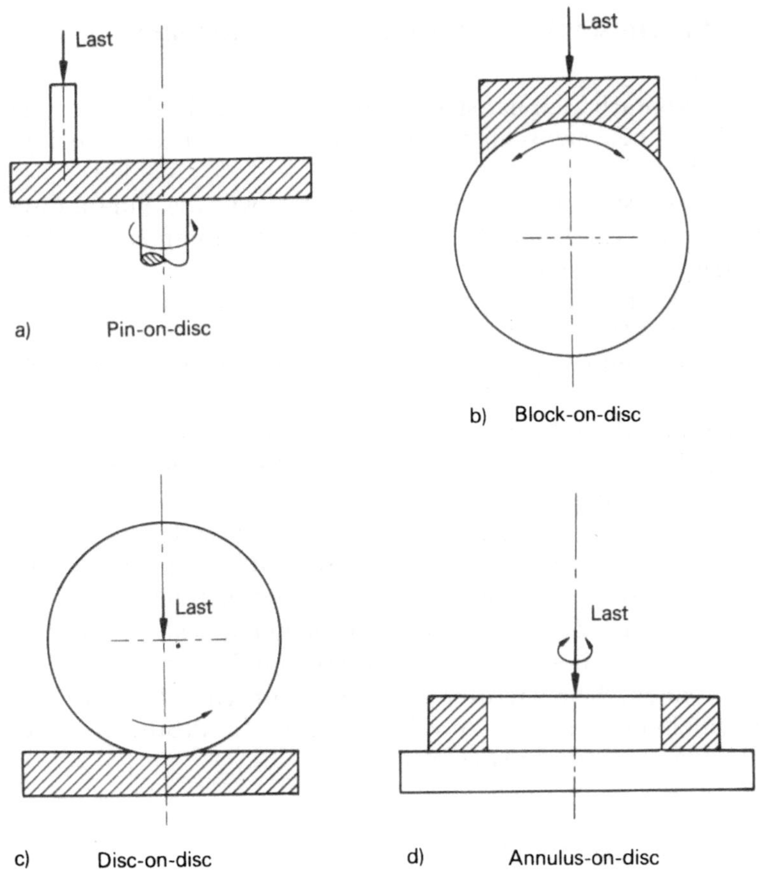

Abb. 3.5. Einfache Verschleißmaschinen

60 kg können also gut und gerne Spitzenbelastungen von 2,4 kN ausgesetzt sein. Die Flächenpressungen infolge einer vorgegebenen Last auf ein künstliches Gelenk variieren über die Kontaktfläche in einer Weise, die von den mechanischen und geometrischen Eigenschaften der beiden Gelenkelemente bestimmt wird. Hiervon erhält man eine erste Näherung, in dem man die Last durch die projizierte Kontaktfläche (d. h. durch $\pi d^2/4$) dividiert, wobei d der Kopfdurchmesser ist. Die Rechnung ergibt Höchstbeträge für den Sollwert der Flächenpressung von 6,3 MN/m^2 und 2,5 MN/m^2 für Hüftköpfe mit Durchmessern von 22 mm und 35 mm.

Die Gleitgeschwindigkeiten bewegen sich ebenfalls zwischen Null (bei voller Streckung und Beugung) und einem Maximum. Die größte Gleitgeschwindigkeit in einem natürlichen Hüftgelenk bei normalem Gang wird von Paul (1967) zu 0,08 m/sec abgeschätzt, während Charnley (1976) die mittlere Gleitgeschwindigkeit in einer Prothese mit einem Kopfdurchmesser von 20 mm bei einer Ganggeschwindigkeit von 3,2 km/Std (2 Meilen/Std) zu 0,012 m/sec berechnet.

Die Bedingungen bei anderen Gelenken variieren über weitere Bereiche und sind weniger genau bekannt. Die obigen Berechnungen und Abschätzungen geben aber Richtwerte für die Flächenpressungen und Gleitgeschwindigkeiten, die mit einer gewissen Wahrscheinlichkeit zu erwarten sind.

Walker u. Mitarb. (1967) verwendeten eine Pin-on-disc-Maschine, um Reibung und Verschleiß von Werkstoffen für künstliche Gelenke zu messen. Die ebenen Enden zylindrischer Proben wurden unter einer Flächenpressung von 19,6 MN/m² gegen die ebene Fläche einer rotierenden Scheibe aus rostfreiem Stahl gedrückt. Die Gleitgeschwindigkeit betrug 0,025 m/sec, der Prüflauf wurde trocken und mit Synovialflüssigkeit als Schmiermittel durchgeführt. Der Verschleiß wurde gemessen, in dem das Gewicht vor und nach einem Test über 5 Stunden bestimmt wurde. Folgende Werkstoffe wurden untersucht: Perspex (Polymethylmethacrylat), Acetat-Copolymer, Nylon 66, Polyäthylen hoher Dichte (eine übliche Bezeichnung für hohes Molekulargewicht), Polytetrafluoräthylen (PTFE oder Teflon), Neopren-Gummi und Polyuretan. Die Autoren kommen zu dem Schluß, daß sich innerhalb der Grenzen des Experimentes Polyäthylen mit hoher Dichte am besten für künstliche Gelenke eignet, bei denen Metall auf Kunststoff gelagert ist.

Amstutz (1968) bestimmte die Reibung und den Verschleiß von 10 verschiedenen Polymeren, die in Blöcken gegen die gekrümmte Oberfläche eines oszillierenden Ringes aus gehärtetem Stahl gepreßt wurden. Die Oszillationsfrequenz betrug 89 Zyklen pro Minute bei einem Bogen von 90° (größte Gleitgeschwindigkeit 0,11 m/sec) und bei einem Sollwert der Flächenpressung von 6,4 MN/m² (Last/projizierte Kontaktfläche). Nach Reibungsversuchen mit einer Anzahl von Schmiermitteln wurde Mineralöl für die Verschleißprüfungen ausgesucht, da es einen Reibungskoeffizienten besitzt, der mit dem der Synovialflüssigkeit vergleichbar ist. Die Verschleißraten wurden aus den Änderungen der geometrischen Abmessungen und der Gewichte berechnet, wobei gewisse Schwierigkeiten auftraten: Die geometrischen Änderungen waren infolge des Kriechverhaltens besonders bei Delrin (Polyacetal) und bei Polyäthylen mit ultrahohem Molekulargewicht schwer zu bestimmen. Eine Probe aus Polyäthylen mit ultrahohem Molekulargewicht war nach dem Versuch schwerer als vorher, da sie nicht wie später andere Proben zuvor mit Mineralöl getränkt worden war. Ferner wurden bei dem gleichen Material große Schwankungen der Verschleißrate unter gleichen Prüfbedingungen festgestellt (besonders bei Polyimid, Delrin und Polycarbonat). Einige Schlüsse jedoch ließen die Experimente zu, nämlich daß Polyimid und Polyäthylen mit ultrahohem Molekulargewicht die höchste Verschleißfestigkeit und Polyäthylen mit ultrahohem Molekulargewicht und Delrin den kleinsten Reibungskoeffizienten besaßen.

Scales (1972) berichtet über den Einsatz einer Pin-on-disc-Maschine zur Untersuchung des Verschleißes von Kobalt-Chrom-Legierungen, Polyäthylen hoher Dichte und Polyester, die in Form von Scheiben gegen Stäbe aus Kobalt-Chrom-Legierung gepreßt wurden, wobei Rinderserum als Schmiermittel diente. Aus den Ergebnissen läßt sich ablesen, daß das Verschleißvolumen von Polyäthylen hoher Dichte 20mal so groß war, wie das einer Metall-Metall-Kombination. Von besonderem Interesse war hierbei, daß einerseits unter hohem Druck gewonnener Polyester eine geringere Verschleißrate aufwies als Polyäthylen von hoher Dichte, und daß andererseits die Hydrolyse, die auch im Körper vorkommen kann, eine verheerende Auswirkung auf die Verschleißfestigkeit hat.

Galante und Rostoker (1973) werteten die Verschleißdaten von über 25 Werkstoffen und Werkstoffkombinationen, die mit einer Disc-on-disc-Maschine gewonnen wurden, aus. (Die gekrümmte Oberfläche einer rotierenden Scheibe wird gegen die ebene Oberfläche einer feststehenden Scheibe gepreßt.) Zwei Gleitgeschwindigkeiten kamen zur Anwendung: 0,106 m/sec und 1,483 m/sec, die Sollwerte der Flächenpressung lagen zwischen 2,1 und 6,9 MN/m². Als Schmiermittel diente bei den meisten Versuchen Wasser mit einer Temperatur von 37°C.

Die Verschleißraten wurden dadurch bestimmt, daß die Reibspurtiefe durch die gesamte Gleitstrecke geteilt wurde. Da die Berührungsfläche bei jedem Versuch unter einer fest vorgegebenen Last zunimmt, entsprach jede Verschleißrate einem bestimmten Bereich von Flächenpressungen. Galante und Rostoker hoben hervor: Wenn die grundlegende Verschleißgleichung

$$v_x = k' \cdot L$$

(s. Abschn. 3.1.3, Gleichung 4), in der v_x das Verschleißvolumen pro Einheitsgleitstrecke, L die Last und k' eine Konstante c/p ist, durch die Kontaktfläche dividiert wird, so erhält man

$$h_x = k' \cdot P,$$

wobei P der Sollwert der Flächenpressung und h_x die Abriebtiefe pro Einheitsgleitstrecke ist.

Diese Gleichung deutet einen linearen Zusammenhang zwischen der Abriebtiefe pro Einheitsgleitstrecke und dem Sollwert der Flächenpressung an. Bei den meisten Werkstoffkombinationen, die Galante und Rostoker untersuchten, zeigten die experimentellen Ergebnisse keine Übereinstimmung mit dieser Beziehung. Innerhalb des Bereiches vom Sollwert der Flächenpressungen, die für Hüftgelenkprothesen bedeutsam sind (näherungsweise 2,0 MN/m² für einen Kopf von 35 mm Durchmesser bis 5,5 MN/m² für einen Kopf von 22 mm Durchmesser), ergaben sich für die Raten der Abriebtiefe Werte, die rascher anstiegen, als diese Theorie vorhersagte. Galante und Rostoker vermuten, daß dies Anzeichen für einen allmählichen Übergang von einem leichten zu einem wirksameren Verschleißmechanismus sind (d. h. Änderungen in dem Verschleißfaktor k'), der an zunehmende Sollwerte der Flächenpressungen geknüpft ist und betonen die Bedeutung dieser Ergebnisse für die Wahl des Kopfdurchmessers.

Polyäthylen mit ultrahohem Molekulargewicht war jedoch in gewisser Beziehung eine Ausnahme. Für den Bereich von 2,1 bis 5,0 MN/m² war seine Verschleißrate gegen die Kobalt-Chrom-Gußlegierung Vitallum nahezu konstant. Innerhalb der Meßgenauigkeit scheint also der Verschleiß von Polyäthylen mit ultrahohem Molekulargewicht mit den theoretischen Voraussagen übereinzustimmen, obwohl Galante und Rostoker sich zu diesem Punkt nicht näher äußern. Oberhalb von 5 MN/m² steigt die Verschleißrate rasch an. Bei Berücksichtigung der Verminderung der Gleitstrecke, die mit den geringeren Kopfgrößen verbunden ist, fanden Galante und Rostoker, daß die Idealgröße des Prothesenkopfes, der mit Pfannen aus Polyäthylen von ultrahohem Molekulargewicht eingesetzt wird, zwischen 22 und 28 mm liegt (eine mehr ins Einzelne gehende Untersuchung der Faktoren, die für die Wahl der Kopfgröße von Bedeutung sind; Abschn. 3.3 dieses Kapitels).
Weitere Folgerungen waren:

1. Die geringste Verschleißrate von allen kommerziell erhältlichen Werkstoffen lag bei Polyäthylen mit ultrahohem Molekulargewicht gegen Vitallum vor. (Sie war geringer als mit rostfreiem Stahl und Ti-6Al-4V-Legierung.)

2. Die Verschleißraten von keramischen Werkstoffen, wie z. B. Aluminiumoxid, Siliziumoxid oder Borcarbid gegen sich selbst waren zu hoch für eine Anwendung bei einem totalen Gelenkersatz.

3. Bei Sollwerten der Flächenpressung von 2,1 MN/m² besaß ein Material aus Polyäthylen mit ultrahohem Molekulargewicht und einer Einlagerung von 25% Graphitpulver eine Verschleißrate von 1/7 bis 1/30 der Verschleißrate von reinem Polyäthylen, bei höheren Sollwerten der Flächenpressung jedoch erreichte die Verschleißrate des mit Graphit versetzten Polyäthylens wieder den Wert für das reine Material.

Ungethüm und Refior (1974) verwendeten Zapfen von 6 mm Durchmesser mit kugelförmigen Enden von einem Durchmesser von 20 mm gegen rotierende Scheiben. Die Gleitgeschwindigkeit betrug 0,05 m/sec, die Last 100 N (mit einer Flächenpressung von 3,5 MN/m² bei vollem Kontakt) und die Dauer der Versuche bei trockener Reibung und Schmierung mit Ringerlösung 48 Stunden. Als Maß für den Verschleiß wurde die Reibspurtiefe genommen. Folgende Werkstoffkombinationen wurden untersucht: Kobalt-Chrom-Legierungszapfen gegen Polyester (Sulzer AP4), Kobalt-Chrom-Legierungszapfen gegen Polyäthylen hoher Dichte, Aluminiumoxidkeramik von drei verschiedenen deutschen Herstellern gegen Scheiben vom gleichen Material und Kobalt-Chrom-Legierung gegen sich selbst. Nach 48 Stunden Versuchsdauer wurde die Reibspurtiefe gemessen: 15,7 μm für Polyester, 1,90 μm für Polyäthylen und 0,375; 0,438; 0,950 μm für Al_2O_3-Keramiken. Auf der Kobalt-Chrom-Scheibe fand sich kein meßbarer Verschleiß. Obwohl die Al_2O_3-Kombination auf den ersten Blick eine Verschleißrate zu haben scheint, die nur halb so groß ist wie die von Polyäthylen, muß bei einer näheren Betrachtung auch der Verschleiß an den Zapfen berücksichtigt werden. Bei den Kobalt-Chrom-Zapfen gegen Polyäthylen kann dieser Verschleiß vermutlich vernachlässigt werden, aber an den Al_2O_3-Zapfen gegen die Al_2O_3-Scheiben kann er sicher nicht mehr außer Acht gelassen werden. (In einer persönlichen Mitteilung gab Ungethüm (1976) an, daß der Verschleiß an den Keramikzapfen 30; 30; und 56 μm betrug, aber ohne weitere Information ist es immer noch nicht möglich, die verschiedenen Werkstoffe auf der Grundlage des Abriebvolumens zu vergleichen.)

Die Reibungskoeffizienten bei Ringerscher Lösung liegen für die Keramik-Kombinationen zwischen 0,26 und 0,35, für Polyäthylen und Polyester gegen Kobalt-Chrom-Legierung bei 0,03 bzw. 0,05 und für Kobalt-Chrom-Legierung gegen sich selbst bei 0,3 bis 0,4.

Da diese Autoren besonders an der Verwendung von keramischen Werkstoffen für den Gelenkersatz interessiert waren, untersuchten sie auch die Reibspurprofile auf den Aluminiumoxid-Scheiben mit dem Raster-Elektronenmikroskop. Sie fanden Löcher, die durch das Herausreißen von Kristalliten entstanden waren, Reibspuren, die auf eine mikroskopische plastische Verformung hinwiesen und Risse, die durch Ermüdung entstanden sein können.

Miller u. Mitarb. (1974) ließen einen Metallring mit seiner ebenen Fläche auf der ebenen Fläche einer feststehenden Scheibe aus Polyäthylen mit ultrahohem Molekulargewicht unter Last oszillatorische Bewegungen ausführen, um den Verschleiß des Polymers zu messen, wenn es in Verbindung mit Kobalt-Chrom-Gußlegierungen, rostfreiem Stahl und Ti-6Al-4V-Legierung eingesetzt wird. Als Schmiermittel wurde Ringersche Lösung verwendet. Die mittlere Gleitgeschwindigkeit betrug 0,018 m/sec, und durch eine konstante Last wurde ein Sollwert der Flächenpressung von 3,45 MN/m² hergestellt. Unter diesen Bedingungen war der Verschleiß des Polyäthylens (gemessen als Reibspurtiefe nach einer Gleitstrecke von 5 km) im wesentlichen für alle 3 Legierungen gleich.

Da diese Ergebnisse von Miller u. Mitarb., daß der Verschleiß von Polyäthylen mit ultrahohem Molekulargewicht gegen Ti-6Al-4V-Legierung nicht größer ist als gegen Kobalt-Chrom-Gußlegierung im Gegensatz zu den früheren Resultaten von Galante und Rostoker standen, wiederholten diese Autoren ihre Messungen (Rostoker u. Galante, 1976). Sie verwendeten die gleiche Disc-on-disc-Maschine und führten 16 verschiedene Prüfungen durch. Die Flächenpressung überstreicht einen Bereich von 0,14 bis 6,9 MN/m^2, die Versuche wurden bei trockener Reibung und mit Wasser als Schmiermittel durchgeführt, wobei unterschiedliche Gleitgeschwindigkeiten eingestellt wurden. Bei 12 von 16 Versuchsläufen traten innerhalb von Minuten oder Stunden außergewöhnlich hohe Verschleißraten auf. Lediglich zwei Prüfungen konnten über die vorgesehene Prüfzeit von einer Woche ausgedehnt werden, wobei eine verhältnismäßig geringe Verschleißrate beobachtet wurde. Galante und Rostoker zogen hieraus den Schluß, daß die Titanlegierung zur Kombination mit Polyäthylen von ultrahohem Molekulargewicht ungeeignet ist.

3.2.1.2 Diskussion

Die Untersuchung von Reibung und Verschleiß mit einfachen Maschinen hat eine Reihe von Vorteilen und Nachteilen. Abgesehen von der einfachen Geometrie der Proben bestehen andere Vorteile darin, daß der Verschleiß verhältnismäßig einfach gemessen werden kann, und darin, daß durch eine hohe Rotationsgeschwindigkeit oder Schwingungsfrequenz eine beschleunigte Verschleißprüfung erfolgen kann. Unglücklicherweise hängt die Art der Schmierung, die sich zwischen den aufeinanderleitenden Werkstücken ausbildet (z. B. Grenzschmierung oder hydrodynamische Schmierung), in starkem Ausmaß von der Gleitgeschwindigkeit ab, und zudem hat die Art der Schmierung einen gewaltigen Einfluß auf die Verschleißrate. Laboruntersuchungen mit Gelenksimulatoren haben ergeben, daß bei totalem Gelenkersatz eine Grenzschmierung vorliegt (Abschn. 3.2.2 dieses Kapitels). Wenn sich also in Verschleißprüfungen bei hoher Geschwindigkeit eine hydrodynamische Schmierung ausbildet, kann man die Ergebnisse sehr wahrscheinlich nicht auf den Verschleiß von einem totalen Gelenkersatz in vivo übertragen. Es folgt weiterhin, daß bei Bedingungen, unter denen bei einfachen Prüfungen eine Grenzschmierung entsteht, die Verschleißrate in der Hauptsache durch die Wahl des Schmiermittels bestimmt wird (Abschn. 3.1.4 dieses Kapitels).

Eine andere Kritik am vereinfachten Prüfverfahren betrifft den Einfluß der Probengeometrie und die Art der Belastung auf die gemessenen Verschleißraten von Polymeren und Polymer-Metall-Verbindungen. Wird z. B. in einer Pin-on-disc-Maschine ein Zapfen aus Polymeren und eine Scheibe aus Metall verwendet, so gleitet der Zapfen unter einer konstanten Last, und ein durchaus möglicher Ermüdungsverschleiß (der im Körper als Folge der wechselnden Lasten auf das Gelenk auftreten kann) bleibt unentdeckt. Andererseits hat die experimentelle Erfahrung gezeigt, daß ein Metallzapfen auf einer Scheibe aus polymerem Werkstoff eine unrealistisch hohe Verschleißrate zur Folge hat. Hier kommen zwei verschiedene Faktoren zur Geltung. Als erstes drückt sich der Metallzapfen in die Polymerscheibe ein und neigt dann dazu, die Scheibe beim Einsetzen der Rotation aufzupflügen (Abb. 3.6a). Zweitens steht zwar das Polymer unter einer Wechsellast, jedoch ist die Laständerung vom unbelasteten Zustand unmittelbar vor dem Zapfen zum vollbelasteten Zustand direkt unter ihm ganz besonders groß. Polymere sind aber viskoelastische Werkstoffe mit zeitabhängigen mechanischen Eigenschaften (Kap. 1, Abschn. 1.1.1), so daß große zeitliche Laständerungen sehr wohl mehr Schaden anrichten können, als die

70

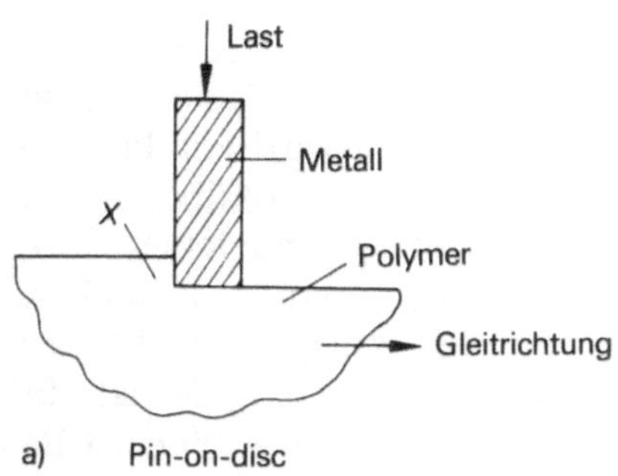

a)   Pin-on-disc

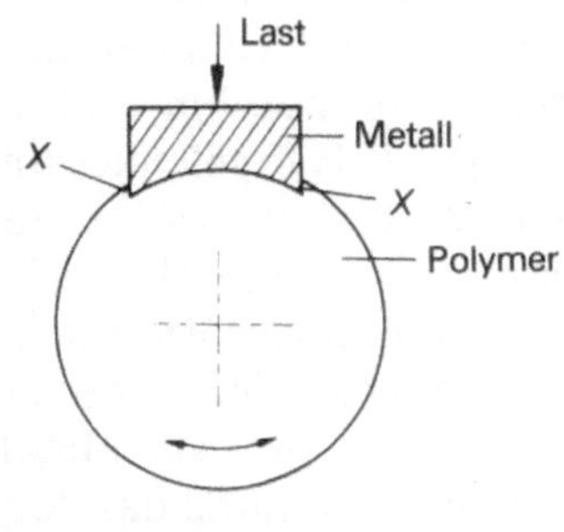

b)   Block-on-disc

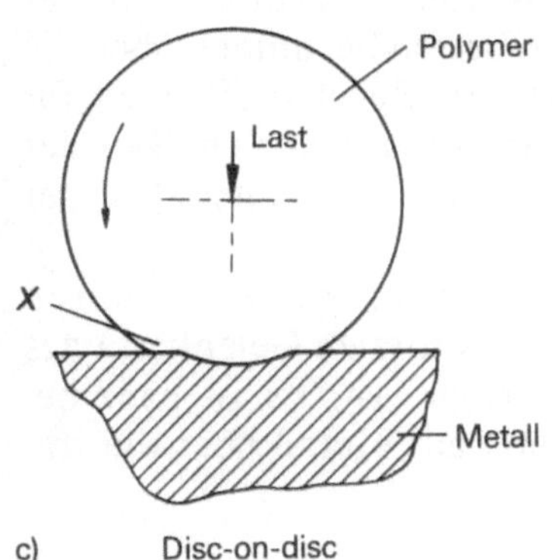

c)   Disc-on-disc

Abb. 3.6. Die Auswirkung der Probengeometrie und -anordnung bei einfachen Verschleißmaschinen (Mit X sind die Gebiete gekennzeichnet, in denen das Material aufgerissen wird und große zeitliche Änderungen der Belastung vorkommen)

fast sicher anzunehmenden geringen zeitlichen Laständerungen, die in vivo vorkommen.

Die gleichen Effekte treten bei den Block-on-disc- und bei den Disc-on-disc-Maschinen auf; besteht der konvexe Prüfkörper (die rotierende oder oszillierende Scheibe) aus einem polymeren Werkstoff, so kann durch das Zusammenwirken von Aufreißvorgängen und hohen zeitlichen Laständerungen ein übermäßig großer Verschleiß hervorgerufen werden (Abb. 3.6b und 3.6c). Aus diesen Gründen stellen die meisten Untersucher die Zapfen für die Pin-on-disc-Maschine und die konkaven Probestücke für die Block-on-disc- und Disc-on-disc-Maschine aus dem zu prüfenden polymeren Werkstoff her. Sie nehmen dabei den Vorwurf in Kauf, daß das Polymer keiner Wechsellast ausgesetzt war.

Die Frage, die bereits bei der Kritik an den Verschleißprüfungen mit einfacher Geometrie behandelt wurde, nämlich welche Komponente aus Metall und welche aus Polymeren hergestellt werden soll, ist auch wichtig für den Entwurf von Prothesen für den totalen Gelenkersatz. Bei den am meisten verbreiteten Totalprothesen aus Metall und polymeren Werkstoffen für den Ersatz von Hüfte und Kniegelenk (z. B. die Totalprothese für das Hüftgelenk von Charnley, von Charnley u. Müller, die Geomedic, Polycentric und ICLH-Totalprothese für das Kniegelenk) ist der konvexe Teil aus Metall und der konkave Teil aus einem Polymer angefertigt. In einer Anzahl von Entwürfen jedoch, einschließlich der von Tronzo und Weber (die Polyesterversion) entwickelten Hüftgelenkprothesen und der Kniegelenkprothese von Charnley, wurden die beiden Werkstoffe ausgetauscht (Abb. 3.7). Obwohl der Eingrabungseffekt einer scharfen Metallkante in diesen Entwürfen nicht zu befürchten ist, unterliegen die polymeren Werkstoffe hohen zeitlichen Laständerungen in den Bereichen, die zwischen belasteten und unbelasteten Positionen hin und her wandern. Bei Laborprüfungen während der Entwicklung des ICLH-Hüftgelenkes und des ICLH-Sprunggelenkes wurde ein beträchtlich höherer Verschleiß beobachtet, wenn das konvexe Element aus Polymer bestand und das konkave aus Metall, als bei einer umgekehrten Anordnung (Day, Swanson und Freeman, unveröffentliches Ergebnis; Kempson, Freeman und Tuke, 1975). In der Industrie werden Lager aus Metall und Polymeren so gefertigt, daß das rotierende Element immer aus Metall, das stationäre Element immer aus Polymeren besteht, da diese Anordnung das Polymer vor raschen Laständerungen bewahrt (Abb. 3.8). Es muß noch einmal hervorgehoben werden, daß es bei dieser Überlegung weniger wichtig ist, welches Element konkav und welches konvex ist, sondern welches Element großen zeitlichen Laständerungen ausgesetzt ist und welches nicht. Mit anderen Worten ausgedrückt: In der Technik wird stets sichergestellt, daß „die metallische Oberfläche immer über die Lagerfläche aus polymeren Werkstoffen hinausragt". (Diese Regel trifft auch für die Lager zu, die in Abb. 3.8 dargestellt sind; im Fall (a) nimmt nur ein Teil der polymeren Lagerbuchse eine Last auf, und im Fall (b) liegt nur auf einem Teil der polymeren Welle eine Last).

Theoretische Überlegungen, Laborexperimente und technische Erfahrungen lassen erkennen, daß die Entscheidung, welche Elemente des totalen Gelenkersatzes aus welchen Werkstoffen angefertigt werden, äußerst kritisch ist. Es ist ganz besonders wichtig, sicherzustellen, daß die tragenden Flächen aus Metall über die tra-

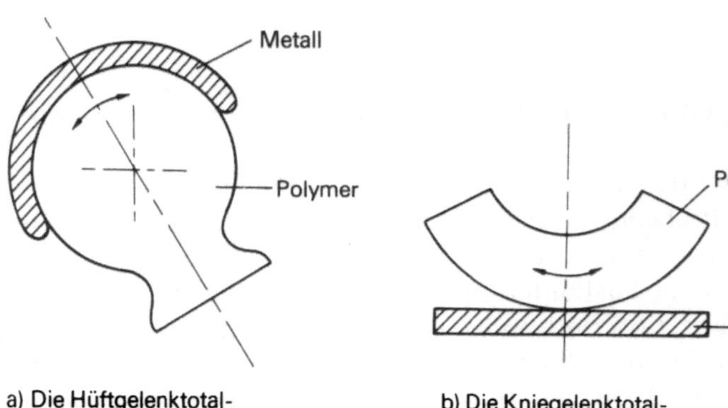

a) Die Hüftgelenktotal-
prothese von Tronzo
und Weber mit Poly-
esterkopf

b) Die Kniegelenktotal-
prothese von
Charnley

Abb. 3.7. Schematische Darstellung von Prothesen für den totalen Gelenkersatz mit konvexen Elementen aus polymeren Werkstoffen

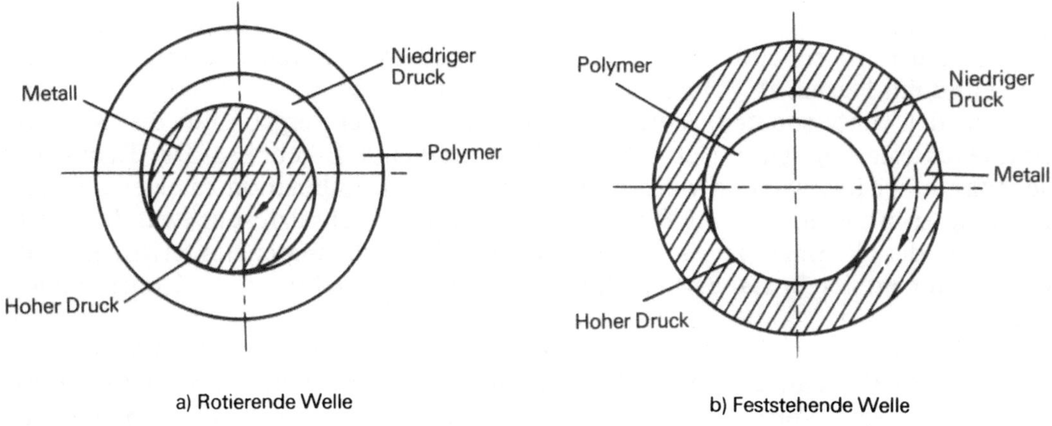

Abb. 3.8. Industrielle Lagerkonstruktionen aus Metall und polymeren Werkstoffen

genden Flächen aus polymeren Werkstoffen hinausragen, und dies bedeutet in der Praxis, daß das polymere Element eines totalen Gelenkersatzes eine konkave, das metallische Element eine konvexe Oberfläche besitzen sollte.

3.2.1.3 Zusammenfassung

Obwohl nur eine kurze Beschreibung der Prüfarbeiten gegeben werden konnte, die sich mit Maschinen einfacher Geometrie ausführen lassen, und außerdem die Bedeutung solcher Prüfverfahren für die tatsächlich in vivo vorliegenden Verhältnisse fraglich ist, kann man doch folgende Ergebnisse herausstellen:
1. Von allen möglichen Metall-Metall-Kombinationen für den totalen Gelenkersatz kommt nur die Kobalt-Chrom-Gußlegierung gegen sich selbst in Frage.
2. Von der Verschleißrate und vom Reibungskoeffizienten her gesehen ist Polyäthylen mit ultrahohem Molekulargewicht ein besserer Werkstoff für den Gelenkersatz aus Metall und Polymer als PTEE, Polyacetal, Polyester oder Nylon.
3. Keramische Werkstoffe wie Aluminiumoxid, Siliciumcarbid und Borcarbid scheinen hohe Verschleißraten und hohe Reibungskoeffizienten zu besitzen, wenn sie auf gleichem Material gleiten.
4. Die Daten über Ti-6Al-4V gegen Polyäthylen mit ultrahohem Molekulargewicht widersprechen sich.
5. Bei einem totalen Gelenkersatz aus Metall und Polymeren sollte das konkave Element aus Polymeren und das konvexe Element aus Metall hergestellt werden.

3.2.2 Laboruntersuchungen mit Gelenksimulatoren

Eine Anzahl von Forschungsgruppen hat Gelenksimulatoren unterschiedlicher Komplexität für die Untersuchung des Verschleißverhaltens von Prothesen für den totalen Gelenkersatz eingesetzt. Duff-Barclay und Spillman (1967) berichten von Ergebnissen von einem Hüftgelenksimulator, bei dem die Flexion-Extension, die Abduktion-Adduktion und die Innen-Außenrotation des menschlichen Hüftgelenkes sehr naturgetreu nachgebildet wurde. Zusätzlich wirkte eine Wechsellast mit einer Lastspitze von rund 1 kN. Die Umdrehungsgeschwindigkeit betrug 27 Zyklen pro Minute, die Versuchsdauer bis zu 200 Stunden, wobei unter trockener Reibung, mit Kochsalzlösung und mit Plasma als Schmiermittel gearbeitet wurde.

Von den untersuchten Metall-Metall-Kombinationen ergab nur die Kobalt-Chrom-Gußlegierung gegen sich selbst zufriedenstellende Ergebnisse. Der Reibungswiderstand, der überwunden werden mußte, um diese Kombination zu einer Gelenkbewegung zu bringen, war mit Plasma kleiner als mit Kochsalzlösung, was dem Proteingehalt des Plasmas zugeschrieben wurde. Die Reibungscharakteristiken mit beiden Schmiermitteln standen in Einklang mit den Vorstellungen der Grenzschmierung.

Eine Kombination einer Kobalt-Chrom-Legierung gegen Polyäthylen hoher Dichte mit Plasma als Schmiermittel ergab eine geringe Reibung. Obwohl nach 200 Stunden kein meßbarer Verschleiß eingetreten war, hatte sich die Polyäthylenpfanne infolge Fließens des Kunststoffes beträchtlich verformt. Im Gegensatz dazu zeigte eine Charnley-Prothese nach einer Prüfdauer von 500 Stunden einen erheblichen Verschleiß von Polyäthylen, wahrscheinlich aufgrund von Ermüdungsvorgängen, aber keine Verformung. Eine mögliche Erklärung für diese widersprechenden Ergebnisse liegt vermutlich in der starren Lagerung, welche die Pfanne der Charnley-Prothese in diesem Fall besaß; diese könnte eine Verformung der Pfanne verhütet und den Ermüdungsverschleiß gefördert haben.

Ein Verschleiß durch Ermüdungsvorgänge wurde auch bei einer Hüftpfanne aus Polyacetal (Delrin) gefunden, die mit einem Femurteil aus Kobalt-Chrom-Legierung betrieben wurde.

Diese Autoren schließen aus ihren Werkstoffprüfungen, daß die Kobalt-Chrom-Gußlegierung gegen sich selbst am besten für den totalen Gelenkersatz geeignet sei.

Unter Verwendung des gleichen Hüftgelenksimulators, aber mit einem Belastungszyklus, der eine lastfreie Schwingphase mit einschloß, untersuchten Scales, Kelly und Goddard (1969) das Reibungsmoment von Hüftgelenktotalprothesen. Sie verwendeten wiederaufbereitetes menschliches Plasma als Schmiermittel und nahmen in verschiedenen Intervallen eines 500-Stunden-Prüflaufes Reibungsmessungen vor.

Metall-auf-Metall-Prothesen (Kobalt-Chrom-Gußlegierung) zeigten einen unterschiedlichen Reibungswiderstand, als dessen Ursache Einlaufprozesse verantwortlich gemacht wurden. Die Bedeutung der sorgfältigen Herstellung der Lagerflächen, wodurch sichergestellt wird, daß der Kontakt in der Umgebung des Pfannenpoles stattfindet, und der Oberflächenbearbeitung für die Herabsetzung des Reibungsmomentes, wurde betont. Die Verfasser überlegten ferner, daß große Momente in einigen Fällen der Grund für die Lockerung von Prothesen sein könnten, da hohe Reibungsmomente auch hohe Spannungen in den Grenzflächen zwischen Pfanne und Knochenzement und zwischen Knochenzement und Knochen hervorrufen.

Rostfreier Stahl und Kobalt-Chrom-Legierung wurde in Verbindung mit Polyäthylen hoher Dichte geprüft, mit dem Ergebnis, daß beide Kombinationen einen geringeren Reibungswiderstand besitzen, als Metall-auf-Metall-Prothesen.

Walker und Gold (1971) prüften in einem Hüftgelenksimulator die Reibungsmomente an 10 McKee-Farrar-Prothesen, die zwischen 3 und 18 Monaten nach der Implantation wieder entfernt werden mußten. Die Reibungsmomente, die sie fanden, entsprachen genau der Lokalisation der Verschleißbereiche in den Pfannen, und es wurde nachgewiesen, daß eine Berührung in der Äquatorialebene, die durch kleine geometrische Unregelmäßigkeiten an Kopf und Pfanne entsteht, ungewöhnlich hohe Werte des Reibungsmomentes verursachen kann. Walker und Gold erwägen die Möglichkeit, daß eine Berührung in der Äquatorialebene bei McKee-Farrar-Prothesen bei manchen Patienten eine Lockerung veranlassen könnte.

Weightman u. Mitarb. (1972, 1973) setzten den in Abb. 3.9 dargestellten Hüftgelenksimulator dazu ein, die Reibungs- und Verschleißeigenschaften von 3 weit verbreiteten Hüftgelenksprothesen miteinander zu vergleichen. Die Prothesen wurden in der Maschine in Polymethylmethacrylat unter den gleichen Winkeln wie im menschlichen Körper eingebettet. Eine passend geformte Kurvenscheibe und eine mechanische Verbindung sorgten für einen Flexions-Extensions-Zyklus des Oberschenkelanteiles, während eine zweite Kurvenscheibe über eine Parallelogrammvorrichtung eine Wechsellast mit dem Spitzenwert von 3,5 kN auf die Pfanne ausübte. Die Belastungsvorrichtung war so aufgebaut, daß die Pfanne auf dem Hüftkopf „schwimmen" konnte. Die Meßeinrichtung des Simulators bestand aus netzförmig angeordneten Dehnungsmeßstreifen an den senkrechten Stützen des Belastungsrahmens und aus einer Kombination von Kraftübertrager und Kraftmeßzelle, die an der Pfanne in einer gewissen Entfernung vom Rotationszentrum des Hüftkopfes angebracht war. Mit dieser Anordnung war eine kontinuierliche Aufzeichnung der Last und des Reibungsmomentes möglich.

In einer ersten Meßreihe wurden die Reibung und die Schmierung in einer Charnley-Müller-Prothese mit einem Kopf aus einer Kobalt-Chrom-Legierung von 32 mm Durchmesser und einer Pfanne aus Polyäthylen hoher Dichte, sowie einer McKee-Farrar-Prothese ganz aus Kobalt-Chrom-Legierung untersucht und beide miteinander verglichen. Die Reibungskoeffizienten wurden ermittelt, indem die Reibungsmomente in tangentiale Reibungskräfte an den Gleitflächen umgerechnet und durch die einwirkende Last geteilt wurden, wobei eine Berührung am Pol vorausgesetzt wurde. Die Versuche wurden mit 4 verschiedenen Schmiermitteln durchgeführt: Rinderserum, Synovialflüssigkeit vom Rind, menschliches Serum-Albumin und 0,155-molare Veronal-Pufferlösung.

Bei Spitzenlasten von 2,5 kN ergaben sich für Serum, Serum-Albumin und Syno-

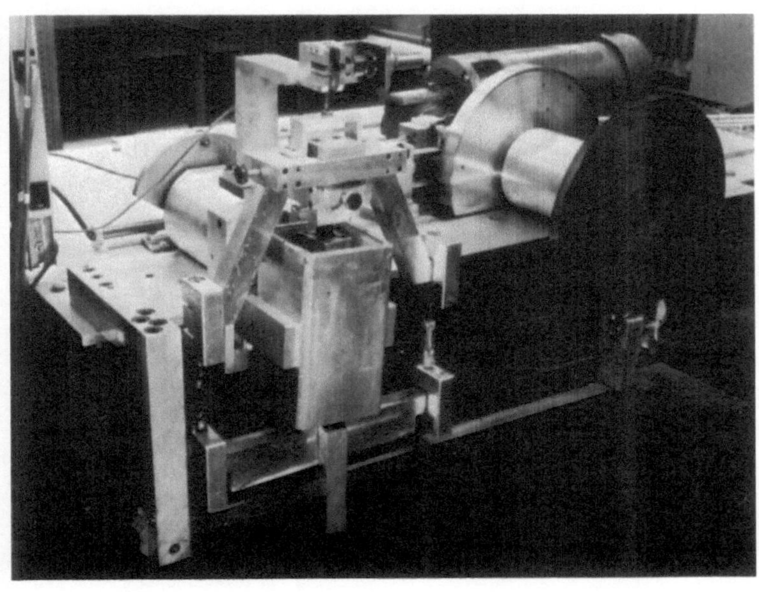

Abb.3.9. Der Hüftgelenksimulator von Weightman u. Mitarb. (1972, 1973)

vialflüssigkeit nahezu identische Reibungskoeffizienten für die Ganzmetall-Prothese (0,12–0,13), wohingegen der Veronal-Puffer zu einem Wert von näherungsweise 0,22 führte. Für die Metall-auf-Kunststoff-Prothese wurden bei Serum und Synovialflüssigkeit nahezu gleiche Werte gefunden (näherungsweise 0,06–0,07), während die Werte für Serum-Albumin und Veronal-Puffer etwas höher lagen (0,10–0,12).

Weitere Versuche mit Serum als Schmiermittel unter verschiedenen Lasten zeigen, daß der Reibungskoeffizient für beide Prothesentypen mit wachsender Last abnimmt (Abb. 3.10). Um dieses Verhalten näher zu untersuchen, wurden weitere Prüfläufe ohne Schmiermittel durchgeführt, so daß durch den Vergleich dieser beiden Reihen von Meßdaten die Auswirkung des Schmiermittels erkennbar wurde. Unter den Bedingungen der trockenen Reibung wurden für den Zusammenhang zwischen Reibungskraft und Last für die Metall-auf-Metall- und für die Metall-auf-Kunststoff-Prothese folgende Formeln gefunden:

$$F = 0{,}55 \cdot L \quad \text{und} \quad F = 0{,}85 \cdot L^{0,83}$$

Diese Zusammenhänge lassen sich folgendermaßen erklären: Die plastische Verformung der sich berührenden metallischen Rauhigkeiten führt für die Metall-auf-Metall-Gelenke zu einer Reibungskraft, die der einwirkenden Last direkt proportional ist. Die teilweise elastische, teilweise plastische Verformung der Rauhigkeiten des Polyäthylens hingegen führt zu einem Zusammenhang der Formel:

$$F = k \cdot L^{n}$$

für die Metall-auf-Kunststoff-Gelenke.

Bei Schmierung wurde für die Metall-auf-Metall-Prothese eine Reibungskraft ermittelt, die aus einem Term direkt proportional zur Last und einer additiven Konstanten bestand:

$$F = 0{,}084 \cdot L + 12{,}5.$$

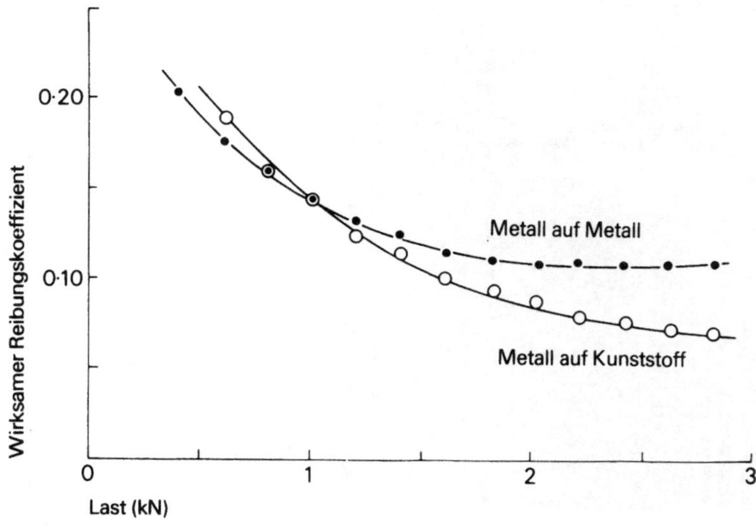

Abb. 3.10. Lastabhängigkeit des Reibungskoeffizienten einer Hüftgelenktotalprothese nach Charnley-Müller (Metall auf Kunststoff) und nach MacKee-Farrar (Metall auf Metall) (Weightman u. Mitarb. 1972)

Eine gute Übereinstimmung der experimentellen Werte für die geschmierte Metall-auf-Kunststoff-Prothese wurde durch die Annahme erreicht, daß sich die Reibungskraft aus einem Term proportional zur Last hoch 0,83 (wie bei einer trockenen Reibung) und einer additiven Konstante zusammensetzt:

$$F = 0,11 \cdot L^{0,83} + 22.$$

Weightman u. Mitarb. stellten nun die Behauptung auf, daß der lastabhängige Term in den beiden Gleichungen die Wechselwirkung zwischen den Werkstoffen beschreibt, die additive Konstante hingegen mit der Schmierflüssigkeit in Verbindung gebracht werden müßte. Die Tatsache, daß der Term für die Schmierflüssigkeit bei anwachsender Last konstant blieb, deutete auf einen Schmierfilm konstanter Dicke hin. Eine Abschätzung aufgrund der Geometrie und der Viskosität der Schmierflüssigkeit ergab einen äußerst dünnen Film, der mit der Kraft bei der Scherung von Flüssigkeitsschichten nicht verträglich war. Die Verfasser schlossen deswegen, daß die von der Flüssigkeit verursachte Komponente der Reibungskraft vermutlich durch die Scherung großer Moleküle entsteht, die eine Grenzschmierschicht bilden.

In ihrer zweiten Arbeit vergleichen diese Autoren Reibungs- und Verschleißeigenschaften von Charnley-, Charnley-Müller- und McKee-Farrar-Prothesen. Jeweils zwei Exemplare jeden Typs liefen 1.000 Stunden im Hüftgelenksimulator bei einer Frequenz von 30 Umdrehungen pro Minute, wobei Rinderserum als Schmiermittel eingesetzt wurde. Die Reibungskoeffizienten unter einer statischen Last von 2,5 kN wurden während des Versuches aufgezeichnet und die radiale Abriebtiefe an der Pfanne nach 500 und 1000 Stunden mit einem eigens entworfenen Instrument gemessen. Diese Vorrichtung verglich die radiale Abriebtiefe der Pfanne an 120 Punkten vor und nach den genannten Laufzeiten im Simulator.

Die Ergebnisse sind in Tabelle 3.1 zusammengefaßt. Die größten radialen Abriebtiefen für die Charnley-, Charnley-Müller- und McKee-Farrar-Prothese waren 0,15; 0,075 und 0,013 mm, wobei in allen 3 Fällen der Abrieb während der zweiten 500 Stunden des Versuches geringer war als in den ersten 500 Stunden. Da 1000 Stunden im Simulator bei 30 Umdrehungen pro Minute (insgesamt 1,8 Millionen Umläufe) ungefähr der Beanspruchung von einem Jahr in vivo entsprechen, deuten die Verschleißergebnisse darauf hin, daß wahrscheinlich keine der untersuchten Prothesen deswegen versagen wird, weil sich der Prothesenkopf durch die Pfanne reibt.

Die Prothese nach Charnley und Charnley-Müller (beide mit Metallköpfen gegen Pfannen aus Polyäthylen hoher Dichte) zeigten im wesentlichen die gleichen Rei-

Tabelle 3.1. Ergebnisse mit dem Hüftgelenksimulator (Weightman u. Mitarb. 1972)

	Charnley Kopfdurchmesser 22 mm		Charnley-Müller Kopfdurchmesser 32 mm		McKee-Farrar Kopfdurchmesser 41 mm	
	Nr. 1	Nr. 2	Nr. 1	Nr. 2	Nr. 1	Nr. 2
Maximale Verschleißtiefe in der Pfanne nach 500 Stunden (mm)	0,110	0,130	0,063	0,050	0,010	0,013
Maximale Verschleißtiefe in der Pfanne nach 1000 Stunden (mm)	0,150	0,150	0,075	0,075	0,013	0,013
Effektiver Reibungskoeffizient (unter einer statischen Belastung von 2,5 kN)	0,05	0,06	0,04	0,06	0,13	0,14

bungskoeffizienten (0,05), obwohl im Fall der Charnley-Müller-Prothese mehr als 400 Stunden vergingen, bevor der Reibungskoeffizient von 0,10 an abfiel. Bei den McKee-Farrar-Gelenken gab es keine eindeutigen Anzeichen für einen Einlaufprozeß; der Reibungskoeffizient stieg bei einer dieser Prothesen während des ganzen Versuches von 0,10 kontinuierlich auf 0,13 an, während er für die andere Prothese bei einem Wert von 0,14 stehenblieb.

In einem Kommentar über die Bedeutung dieser gemessenen Reibungskoeffizienten folgern Weightman u. Mitarb., daß aufgrund der Tatsache, daß bei einer vorgegebenen Belastung das Reibungsmoment in der Flexions-Extensionsebene proportional zum Produkt aus dem gemessenen Reibungskoeffizienten und dem Radius des Hüftkopfes ist, die McKee-Farrar-Prothese mit dem größten Reibungskoeffizienten und dem größten Kopfdurchmesser auch das größte Reibungsmoment besitzen muß, die Charnley-Prothese mit dem kleinsten Kopfdurchmesser hingegen das kleinste. Da die Berührungsflächen bei den 2 untersuchten McKee-Farrar-Prothesen polar gelegen waren, zogen die Verfasser die Möglichkeit in Betracht, daß mit zunehmendem Verschleiß auch das Reibungsmoment bei diesen Prothesen zunehmen muß, weil sich die Verschleißflächen zum Äquator der Pfanne hin ausbreiten. Die allmähliche Zunahme des Reibungskoeffizienten von 0,10 auf 0,13 während der Untersuchung einer der Prothesen nach McKee-Farrar schien einen Trend in dieser Richtung anzudeuten. Aus ihren Laboruntersuchungen leiten die Verfasser den Schluß ab, daß Pfannenlockerungen bei der Charnley-Prothese am seltensten, bei der McKee-Farrar-Prothese am häufigsten auftreten sollten.

Die soeben erwähnten Reibungskoeffizienten wurden gemessen, während sich die Prothesen in Betrieb befanden. Da aber die Kraft, die das Gleiten in Gang setzt, größer ist, als die Kraft, die das Gleiten aufrecht erhält, untersuchten Simon u. Mitarb. (1975) die Auswirkung der Haftreibung auf das Reibungsmoment (und damit auf die Spannung in den Knochen-Zement-Grenzflächen) von Hüftgelenkprothesen. Sie verwendeten den bereits oben erwähnten Hüftgelenksimulator mit Serum, Synovialflüssigkeit und Veronal-Puffer als Schmiermittel (Abb. 3.9) und prüften den Einfluß, den verschiedene Lasten und verschieden lange Belastungen vor der Bewegung auf das Haftreibungsmoment einer McKee-Farrar- und einer Charnley-Prothese besaßen. Die Ergebnisse zeigten jedoch, daß die Haftreibung nur nach verhältnismäßig langen stationären Perioden unter hohen Lasten zunahm, und deswegen schlossen die Verfasser aus ihren Versuchen, daß unter physiologischen Bedingungen für Metall-auf-Metall- und für Metall-auf-Kunststoff-Prothesen kaum ein Unterschied zwischen einer Haftreibung und einer Gleitreibung besteht.

Gold und Walker (1974) verwendeten einen Hüftgelenksimulator, um den Einfluß des Kopfdurchmessers, der Oberflächenbearbeitung, der Sphärizität und des Zwischenraumes zwischen Kopf und Pfanne auf Reibung und Verschleiß von Metall-auf-Kunststoff-Hüftgelenktotalprothesen zu prüfen. Verschiedene Oberschenkelteile (Charnley, Trapezoidal u. Müller) wurden von den Herstellern zur Verfügung gestellt, und die zugehörigen Hüftpfannen wurden in der Werkstatt der Verfasser aus Polyäthylen mit ultrahohem Molekulargewicht und Polytetrafluoräthylen angefertigt. Jede Kombination lief 30 Stunden unter Wechsellast (2 kN als Spitzenwert), und der Verschleiß wurde aus dem Gewicht der Partikel bestimmt, die aus dem Schmierwasser gefiltert wurden.

Die Reibungsmessungen an Polyäthylen mit ultrahohem Molekulargewicht zeigten, daß das Drehmoment dem Kopfdurchmesser direkt proportional war. Bei den Verschleißversuchen mit Polyäthylen waren die Unterschiede in den Verschleißraten zwischen den verschiedenen Prothesen (mit unterschiedlicher Kopfgröße, Oberflächenbearbeitung, Sphärizität und Rauhigkeit) nicht anders als man sie bei wiederholten Verschleißexperimenten erwarten würde (bei denen keine Variablen verändert wurden), so daß es schwer war, irgendwelche Rückschlüsse auf die Auswirkung (falls überhaupt eine vorhanden sein sollte) dieser Einflußgrößen auf die Verschleißrate zu ziehen. Eine Oberflächenrauhigkeit von 0,05 bis 0,1 μm (Standardabweichung) schien jedoch einen größeren Verschleiß zu bedingen als eine Oberflächenrauhigkeit von 0,05 bis 0,075 μm. Ein zweites Ergebnis dieser Versuchsreihe bestand darin, daß eine Charnley-Prothese aus rostfreiem Stahl und eine Charnley-Prothese aus Kobalt-Chrom-Legierung ungefähr die gleiche Menge von Verschleiß produzieren, so daß innerhalb der Meßgenauigkeit die Art der Legierung keinen Einfluß zu besitzen scheint.

Bei den Versuchen mit Teflon war der Verschleiß größer als bei Polyäthylen, aber auch hier gab es keinen bedeutenden Unterschied zwischen den verschiedenen Prothesen. Das Ergebnis hingegen schien darauf hinzuweisen, daß

1. Hüftköpfe mit 28 mm Durchmesser in der Pfanne etwas weniger Verschleiß hervorrufen als Köpfe mit 22 oder 32 mm Durchmesser.
2. Streuungen des Zwischenraumes zwischen Kopf und Pfanne (d.h. Differenzen der Radien) im Bereich von 100 bis 500 μm wenig oder gar keine Auswirkung auf die Verschleißrate haben.
3. Unzureichende Sphärizität bis zu 10 μm (die größte, die im Experiment gefunden wurde) wenig oder gar keinen Einfluß auf die Verschleißrate hat.
4. Die Verschleißrate sich leicht vergrößert, wenn die Oberflächenrauhigkeit an 0,1 μm heranreicht.

Boutin (1972) besprach die mechanischen und chemischen Eigenschaften von reiner dichter Aluminiumoxidkeramik (Al_2O_3) und berichtete über Ergebnisse von Verschleißversuchen mit einer Hüftgelenktotalprothese mit Lagerflächen aus diesem Material, die im Simulator gewonnen wurden. Als Vorteil dieses Materials wurden die sehr große Härte, die ausgezeichnete Druckfestigkeit, die chemische Unangreifbarkeit und die Gewebefreundlichkeit angeführt. Die Hüftgelenkprothese bestand aus einem Keramikkopf, der mit Epoxidzement in einem metallischen Stiel befestigt war, und einer Gelenkpfanne aus keramischem Werkstoff. Der Simulator wurde bei einem Umlauf/sec mit einer Last von 1 kN und Kochsalzlösung als Schmiermittel betrieben, wobei alle 300 Stunden der Verschleiß gemessen wurde. Während der ersten 300 Stunden betrug der Verschleiß am Prothesenkopf 10 μm, zwischen 300 und 600 Stunden 3 μm, und zwischen 600 und 2.100 Stunden, am Ende des Versuches, wurde kein Verschleiß mehr festgestellt. Auch an der Pfanne wurde kein Verschleiß gefunden. Messungen der Oberflächenrauhigkeit ergaben, daß der Kopf während des Prüflaufes glatter geworden war. Die Flächengüte verbesserte sich von 0,15 bis 0,3 μm (Durchschnitt um die Mittellinie) auf 0,1 μm nach den ersten 300 Stunden, auf 0,06 μm nach 600 Stunden und zeigte hiernach keine Änderungen mehr.

Auf den ersten Blick läßt dieser Zusammenhang zwischen dieser Verschleißrate und der Verbesserung der Oberflächenglätte vermuten, daß der Verschleißprozeß in einer Entfernung von Oberflächenrauhigkeiten besteht und beendet ist, wenn die Oberflächenglätte sich auf 0,06 μm verbessert hat. Bei näherer Betrachtung jedoch stellt sich heraus, daß dies nicht der Fall sein kann. Bei einer ursprünglichen Oberfläche betrug das Ausmaß der Rauhigkeiten 1,75 μm. Wären alle Rauhigkeiten vollständig entfernt worden und wäre eine vollkommen glatte Oberfläche entstanden, so hätte der Verschleiß 1,75 µm ausmachen müssen. Die Tatsache aber, daß Boutin eine Abriebtiefe von 13 µm ausgemessen hat, zeigt, daß etwas anderes als eine Art Polieren stattgefunden haben muß.

Obwohl Boutin und viele andere Autoren die hervorragende chemische Unangreifbarkeit von Aluminiumoxidkeramik betonen, berichteten Schmittgrund, Kenner und Brown (1973), daß dieses Material an Festigkeit verliert, wenn es mit Kochsalzlösung getränkt oder im Weichteilgewebe von Tieren implantiert wird. Es besteht also die Möglichkeit, daß dieses Material im Körper einem Verschleiß infolge Zersetzung ausgesetzt ist.

Die meisten Untersuchungen mit Gelenksimulatoren dienten dem Zweck, einen Aufschluß über die Arbeitsweise von Hüftgelenktotalprothesen in einem Hüftgelenksimulator zu erhalten. Soweit dem Verfasser dieses Buches bekannt ist, haben nur Swanson, Freeman und Heath (1973) eine Arbeit veröffentlicht, in der Simulatorversuche mit Kniegelenktotalprothesen beschrieben wurden. Kniegelenktotalprothesen von Shiers und Walldius aus Kobalt-Chrom-Legierung mit Scharniergelenk liefen in einem Simulator unter der konstanten Last von 0,89 kN mit Ringerlösung als Schmiermittel. Dabei wurden erhebliche Mengen von Abrieb erzeugt, und die Verschleißkratzer auf den Achsen der Scharniergelenke dieser simulatorgeprüften Prothese zeigten dasselbe Aussehen wie es auch auf einer Prothese gefunden wurde, die wieder entfernt werden mußte.

Bis heute sind noch keine Ergebnisse von Simulatoruntersuchungen an scharnierlosen Metall-auf-Kunststoff-Kniegelenktotalprothesen veröffentlicht worden. Zwar haben einige Konstrukteure solcher Prothesen Simulatorversuche durchgeführt, doch haben sie ihre Ergebnisse nicht veröffentlicht (z.B. Swanson, persönliche Mitteilung); andere legten für ihre Entwicklung entweder das zufriedenstellende Verhalten von Polyäthylen mit hohem Molekulargewicht bei Hüftgelenktotalprothesen zugrunde oder verließen sich auf die Ergebnisse von Verschleißuntersuchungen mit Block-on-disc-Maschinen, die weiter oben beschrieben wurden (Abschn. 3.2.1 dieses Kapitels).

3.2.2.1 Zusammenfassung

Die Laboruntersuchungen mit Gelenksimulatoren führten zu folgenden Ergebnissen:

1. Von allen möglichen Metall-auf-Metall-Kombinationen ist nur die Kobalt-Chrom-Gußlegierung mit sich selbst von Reibung und Verschleiß her gesehen für den totalen Gelenkersatz geeignet. Diese Prothesen werden durch Synovialflüssigkeit gut geschmiert, wobei eine Grenzschmierung eintritt und nicht eine Schmierung mit einem Flüssigkeitsfilm. Um die Reibungsmomente und damit auch die Gefahr einer Lockerung möglichst herabzusetzen, müssen die Hüftgelenktotalprothesen aus Ganzmetall eine Geometrie und eine Sphärizität (Kugelähnlichkeit) besitzen, die eine Berührung an der Polarregion bewirkt und außerdem mit einer hervorragenden Oberflächenendbearbeitung versehen sein. Unter diesen Bedingungen ist das Volumen der Verschleißrate bei Ganzmetallprothesen für das Hüftgelenk außergewöhnlich niedrig.

2. Die Reibungsmomente, die in einer Hüftgelenkprothese aus Metall und Polyäthylen von hoher Dichte entstehen, sind geringer als die in den Ganzmetallprothesen aus Kobalt-Chrom-Legierung, das Volumen der Verschleißrate (des Polyäthylens) jedoch liegt höher. Für eine optimale Kopfgröße und Kopfoberflächenbearbeitung, eine optimale Sphärizität und für einen optimalen Zwischenraum zwischen Kopf und

Pfanne der Metall-auf-Polyäthylentotalprothese für das Hüftgelenk liegen keine experimentellen Hinweise vor, aber alles was bekannt ist, deutet darauf hin, daß

a) die Rate der Verschleißtiefe in der Polyäthylenpfanne mit zunehmendem Kopfdurchmesser abnimmt;
b) das Volumen der Verschleißrate von Polyäthylen für einen Kopfdurchmesser von 28 mm vermutlich geringer ist als für die Kopfdurchmesser 22 und 32 mm;
c) das Reibungsmoment direkt proportional zum Kopfdurchmesser ist;
d) die Oberflächenendbearbeitung des Metallkopfes besser als 0,1 μm (Standardabweichung) sein sollte;
e) die Verschleißrate von dem Zwischenraum zwischen den Prothesenbestandteilen im Bereich von 100 bis 500 μm und von einem Mangel an Sphärizität bis zu einem Betrag von 10 μm kaum beeinflußt wird.

3. Aluminiumoxidkeramik scheint für die Lagerflächen von Totalprothesen ein vielversprechendes Material zu sein. Diese Feststellung gründet sich auf die Ergebnisse nur eines Simulatorversuches und widerspricht den Ergebnissen von Verschleißuntersuchungen auf Disc-on-disc- und Pin-on-disc-Maschinen. Hier sind weitere Laboruntersuchungen erforderlich, besonders über einen möglichen Verschleiß infolge von Zersetzung, bevor an einen ausgedehnten klinischen Einsatz gedacht werden kann.

4. Totalprothesen für das Knie ganz aus Kobalt-Chrom-Legierung mit Scharniergelenk erzeugen erhebliche Mengen von Abrieb.

3.2.3 Die Prüfung aus dem Körper entfernter Prothesen

3.2.3.1 Literaturübersicht

Swikert und Johnson (1971) untersuchten zwei Hüftgelenktotalprothesen nach McKee-Farrar aus Kobalt-Chrom-Gußlegierung, die 1—2 Jahre nach der Implantation wieder entfernt werden mußten. Messungen der Rundheit warfen ein besonderes Licht auf die Passungsprobleme zwischen Kopf und Pfanne. Bei beiden untersuchten Prothesen war die Kontaktfläche zwischen Kopf und Pfanne auf die Hälfte ihres möglichen Wertes herabgesetzt und in Richtung auf den Rand (Äquator) der Pfanne verlagert. Die nähere Prüfung der abgetragenen Flächenbereiche zeigte Lükken, die durch das Abscheren von Verbindungen infolge einer Adhäsion entstanden, und tiefe Kratzer, die durch das Eingraben von Partikeln aus dem Verschleißprozeß infolge einer Adhäsion in die Oberfläche verursacht waren. Obwohl der Verschleiß offensichtlich durch einen Adhäsionsprozeß eingeleitet wurde, scheint der Abschliff die Hauptquelle des Abriebs zu sein.

Walker und Gold (1971) untersuchten die Verschleißflächen von 10 McKee-Farrar-Prothesen, die nach Implantationszeiten von 3—18 Monaten wieder entfernt werden mußten. Die Reibspurprofile in der Oberfläche und rasterelektronenmikroskopische Aufnahmen von neuen und gebrauchten Gelenkpfannen zeigten, daß die ursprünglichen Rauhigkeiten durch einen Einlaufprozeß beseitigt worden waren und daß die Kratzer in der Oberfläche von Partikeln herrührten, die bei diesem Prozeß entstanden waren (Verschleiß infolge von Abschleifvorgängen zwischen 3 Körpern).

Weightman u. Mitarb. (1973) verglichen Hüftgelenkprothesen nach McKee-Farrar, Charnley-Müller und Charnley aus Simulatorversuchen mit den gleichen Prothesentypen, die wieder entfernt werden mußten. Bei jedem Typ wurde derselbe Verschleißmechanismus in vivo und in vitro gefunden. Die Metallpfannen der McKee-

Farrar-Prothesen enthielten Schleifspuren, die als Ergebnis eines Abschliffes durch die Abriebproduktion von Verschleißprozessen infolge einer Adhäsion angesehen wurden. Die Verschleißflächen in den Polyäthylenpfannen der Charnley- und Charnley-Müller-Prothesen besaßen allgemein ein poliertes Aussehen, zeigten aber auch Verschleißkratzer. Das polierte Aussehen wurde auf lokales plastisches Fließen an den Rauhigkeiten der ursprünglich gedrehten Oberfläche zurückgeführt. Die Kratzer wurden als Anzeichen einer Kombination des Verschleißes infolge Abschleifvorgängen und infolge von spröden Brüchen angesehen. Verschleiß infolge von spröden Brüchen (Abschn. 3.1.2) läßt sich an charakteristischen Rissen erkennen, die senkrecht zu den Verschleißriefen und senkrecht zur Oberfläche in das Innere des Materials verlaufen. Auf den Kopien der Oberfläche, die im Rasterelektronenmikroskop betrachtet wurden (Abb. 3.11) erschienen diese Risse als dünne kleine Plättchen aus dem Abdruckmaterial, die über den Rand der Verschleißspuren hervorragen. Das Auftreten von Verschleiß infolge von spröden Brüchen bei Polyäthylen mit ultrahohem Molekulargewicht war deswegen überraschend, weil dieses Material unter normalen Bedingungen kein sprödes Verhalten zeigte. Als mögliche Erklärung wurde von Weightman u. Mitarb. eine chemische Zersetzung des Polymers angeführt, die durch die Synovialflüssigkeit bei den Patienten und durch das Serum im Simulator hervorgerufen wurde.

Walker und Gold (1973) untersuchten an 11 Hüftgelenktotalprothesen nach McKee Farrar und an 4 Prothesen nach Charnley (die zwischen 6 Monaten und 2 Jahren nach der Implantation wieder entfernt werden mußten) die Reibspurprofile mit dem Lichtmikroskop und an Originalen und Kopien mit dem Rasterelektronenmikroskop. Bei den McKee-Farrar-Prothesen war nur ein ganz geringer Anteil von Material weggeschliffen worden. Die Überprüfung unter dem Lichtmikroskop zeigte

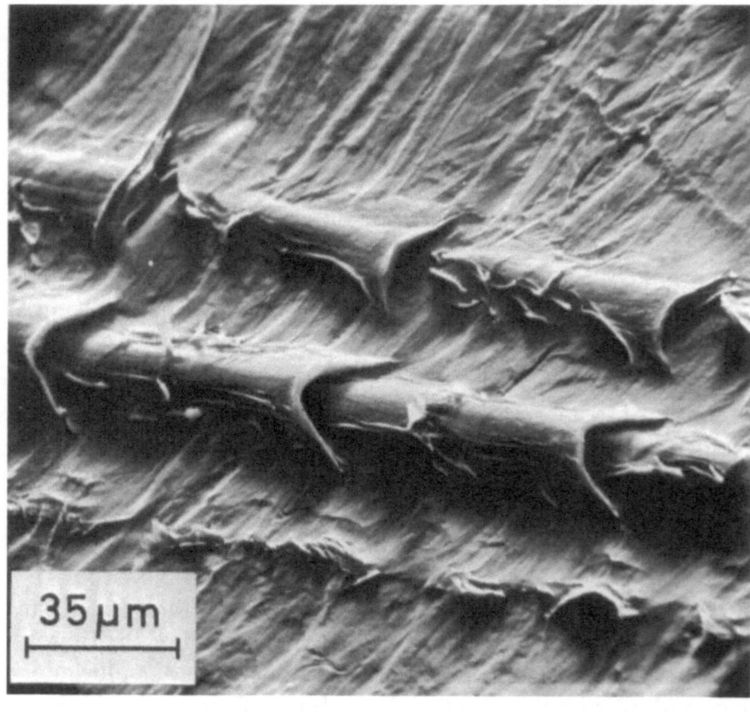

Abb. 3.11. Verschleiß infolge spröder Brüche in einer Hüftgelenkpfanne aus Polyäthylen (Kopie)

zwei deutlich unterscheidbare Typen von Verschleißflächen. Beim ersten Typ waren leichte bis schwere Kratzer offensichtlich durch den Verschleiß infolge von Adhäsion an ursprünglich erhabenen Punkten der Oberfläche mit nachfolgenden Abschleifvorgängen entstanden. Die zweite Art von Verschleißflächen ergab ein stumpfes Aussehen unter dem Lichtmikroskop mit nur wenigen sichtbaren Kratzern. Die Verfasser nehmen an, daß diese Flächen einem komplizierten Verschleißprozeß unterworfen waren, der aus weniger einfachen Adhäsions- und Abschleifvorgängen zusammengesetzt ist. Die Berührungsflächen an den Charnley-Prothesen bedeckten einen großen Teil der Pfannenfläche. Der größte Teil der Kontaktflächen in jeder Pfanne war poliert, aber einige Bereiche zeigten eine stumpfe und matte Struktur. Im Rasterelektronenmikroskop waren auf den polierten Flächen Kratzer von $1-5$ μm Breite und Riffel von $0,5-1$ μm Tiefe senkrecht zu den Kratzern zu beobachten. Parallel zu den Riffeln traten kleine Risse von einigen μm Länge auf. Für die Riffelung und die Risse wurde die Hin- und Herbewegung der Kunststoffoberfläche verantwortlich gemacht. Die stumpfen Flächen an der Seite der polierten Bereiche boten einen höchst „zerbröselten" Anblick, bei dem Brocken bis zu 5 μm Länge zu sehen waren. Die Brocken waren offensichtlich bei einer lokalen plastischen Streckung der Kunststoffoberfläche entstanden.

Da die Größe der Abschleifkratzer und der Brocken nicht den Oberflächenunregelmäßigkeiten auf dem metallischen Kopf entsprachen (Polierspuren von 0,1 μm), vermuteten Walker und Gold, daß die Oberflächenrauhigkeit des Kopfes nur eine untergeordnete Rolle in dem Verschleißprozeß spielte und daß Zugspannungen und Ermüdungseigenschaften des Polyäthylens hierfür in erster Linie von Bedeutung waren.

Bis zum gegenwärtigen Zeitpunkt sind in der Literatur keine Arbeiten bekannt geworden, die sich mit der Untersuchung von entfernten Metall-auf-Polyäthylen-Kniegelenktotalprothesen beschäftigen. Radin u. Mitarb. (1974) sowie Bullough u. Mitarb. (1976) jedoch berichteten, daß ein Verschleiß infolge Abschleifvorgängen, der von Polymethylmethacrylat-Partikeln erzeugt wird, die zwischen die Lagerflächen geraten, ein erhebliches Problem darstellt. Diese Autoren vermuten ferner, daß die konkaven Tibiateile als Sammelbecken dienen. Experimente mit der ICLH-Kniegelenktotalprothese (Freeman, unveröffentlichte Daten) unterstützen diese Vermutungen zum Teil. Polymethylmethacrylat-Partikel fanden sich zwar eingeschlossen in entfernten Tibiateilen aus Polyäthylen, doch blieb unklar, ob dies zu einer vermehrten Verschleißrate geführt haben konnte oder nicht. Sicherlich haben die Zementteilchen die Oberfläche der Prothesenteile zerstört, aber sie hätten Verschleißprozesse infolge von Abschleifvorgängen zwischen drei Körpern hervorrufen müssen, wenn sie sich nur in das Polyäthylen eingegraben hätten. Wenn sie aber sofort nach dem Eintritt in das Gelenk eingeschlossen worden wären, dann wäre jeder weitere Abschleifvorgang verhindert worden.

3.2.3.2 Diskussion

Die Überprüfung von entfernten, ganz aus Kobalt-Chrom-Legierung hergestellten Hüftgelenktotalprothesen hat ergeben, daß der Verschleiß durch einen Adhäsionsvorgang eingeleitet und als Abschleifvorgang fortgesetzt wird, der auf der Wirkung der durch die Adhäsion erzeugten Verschleißpartikel beruht (Verschleiß infolge von Abschleifvorgängen zwischen drei Körpern). Wie Swikert und Johnson (1971) hervorheben, können Verbesserung der Kugelgestalt und der Oberflächenendbearbeitung der Einzelteile das Auftreten eines Verschleißes infolge einer Adhäsion reduzieren. Ferner könnte das Anbringen von gekreuzten Nuten auf den Lagerflächen die Verschleißrate infolge von Abschleifvorgängen dadurch herabsetzen, daß die Abschleif-Partikel aus dem Zwischenraum zwischen den Gelenkflächen entfernt werden.

Der Verschleißmechanismus des Polyäthylens in den Hüftgelenktotalprothesen aus Metall und Polyäthylen ist weniger klar und scheint eine Kombination aus Abschleifvorgängen und Ermüdungsverschleiß infolge von spröden Brüchen oder einfach ein Ermüdungsverschleiß (oder auch beides) zu sein. Der Verschleiß infolge von Abschleifvorgängen kann nicht mit der Oberflächenrauhigkeit des metallenen Prothesenkopfes erklärt werden, und es scheint sich deswegen um einen Verschleiß infolge Abschleifvorgängen zwischen drei Körpern zu handeln, dessen Abrieb-Partikel durch Adhäsion, spröde Brüche oder Ermüdung zustande kommen oder aus von außen eindringendem Material bestehen.

In einer neuen Veröffentlichung besprechen Crugnola u. Mitarb. (1976) das Phänomen der umgebungsgeförderten spröden Brüche bei Polyäthylen und betonen, daß die Verteilung des Molekulargewichtes eine bedeutendere Rolle spielt als das mittlere Molekulargewicht. Unter sonst gleichen Bedingungen hängt die Neigung zu spröden Brüchen in einer besonderen Umgebung nicht vom mittleren Molekulargewicht des Polyäthylens, sondern von den vorhandenen Anteilen von Material mit niedrigem Molekulargewicht ab. Je größer der Anteil von Material mit niedrigem Molekulargewicht ist, desto größer ist die Wahrscheinlichkeit eines spröden Bruches und damit auch für das Auftreten von Verschleiß infolge von spröden Brüchen. Die Verfasser untersuchten die Molekulargewichtsverteilungen der Pfannen aus Polyäthylen mit ultrahohem Molekulargewicht von 6 verschiedenen Herstellern. Sie fanden beträchtliche Anteile eines Polymeren mit niedrigem Molekulargewicht (10–25%) in Proben, die aus dem Inneren von allen 6 Pfannen genommen wurden. 5 von 6 Proben aus den Lagerflächen der Pfannen enthielten zwischen 5 und 15% Material mit niedrigem Molekulargewicht, während die letzte Probe 75% enthielt. Obwohl das in-vivo-Vorkommen von Verschleiß infolge von spröden Brüchen in den Prothesenteilen aus Polyäthylen mit ultrahohem Molekulargewicht in dieser Arbeit nicht näher begründet wird, deutet sie immerhin eine theoretische Möglichkeit an.

Bedauerlicherweise fehlt bisher jede Information über den Verschleißprozeß in scharnierlosen Totalprothesen für das Kniegelenk, obwohl begrenzte klinische Befunde dafür sprechen, daß Verschleißprozesse infolge Abschleifvorgängen zwischen drei Körpern, die von Abrieb-Partikeln aus Methacrylat hervorgerufen werden, ein Problem sein können. Sollte sich dies als zutreffend herausstellen, so müssen Versuche mit dem Kniegelenk-Simulator angestellt werden, um Möglichkeiten zur Verminderung der Verschleißrate herauszufinden. Nuten in mediallateraler Richtung durch die Gleitflächen der tibialen Komponenten aus Polyäthylen könnten z.B. die Abrieb-Partikel festhalten.

3.2.4 Klinische Ergebnisse

3.2.4.1 Literaturübersicht

Die geringen Verschleißraten und die besonderen Schwierigkeiten der Verschleißmessung in vivo bringen es mit sich, daß die Verschleißraten mit einer brauchbaren Genauigkeit nur über sehr lange Zeiträume gemessen werden können. Hierauf ist es zu-

84

rückzuführen, daß nur sehr wenige der veröffentlichten klinischen Studien über den totalen Gelenkersatz sich speziell mit dem Verschleißproblem befassen.

Bisher hat nur Charnley die Verschleißraten im Körper systematisch gemessen. Zuerst verwendete Charnley Polytetrafluoräthylen für die Kunststoffteile bei seinen Totalprothesen für das Hüftgelenk. Die Verschleißrate des Werkstoffes gegen einen Prothesenkopf von 22 mm Durchmesser wurde mit Hilfe von Röntgenaufnahmen und wieder entfernten Prothesenteilen gemessen, wobei die Werte zwischen 2,4 und 3,6 mm pro Jahr lagen (Charnley, Kamangar u. Longfield, 1969). Als Charnley begann, für die Pfanne Polyäthylen mit hohem Molekulargewicht zu verwenden, wurde in dem äußeren Umfang ein halbkreisförmiger Draht als Bezugsmarke eingelassen, so daß der Verschleiß auf AP-Röntgenaufnahmen als Abweichung von der konzentrischen Lage mit dem Kopf gemessen werden konnte. Periodische Nachuntersuchungen erbrachten dann Messungen für den Verschleiß von diesem Material im Körper. Von 72 Fällen, die nach 4–5 Jahren untersucht wurden, wiesen 37 einen Verschleiß von ungefähr 1 mm auf, während bei den übrigen 35 kein Verschleiß entdeckt werden konnte (Charnley, 1970). Diese sehr geringe Verschleißrate während der ersten Jahre im Körper wurde später durch direkte Messungen an einer Reihe von Pfannen aus Leichenuntersuchungen bestätigt, bei denen eine mittlere Verschleißrate von 0,13 mm pro Jahr gefunden wurde (Charnley, 1971). Weitere Ergebnisse aus Röntgenmessungen zeigten, daß die geringe anfängliche Verschleißrate bis zu 9 und 10 Jahren erhalten blieb. Von den 72 untersuchten Fällen war bei 62 (86%) 1,5 mm und weniger bei einem Mittelwert von 0,09 mm pro Jahr abgeschliffen worden. Bei den übrigen 10 (14%) war bis zu 4 mm abgetragen worden, bei einem Mittelwert von 0,3 mm pro Jahr. Die mittlere Verschleißrate aus allen 72 Fällen betrug 0,12 mm pro Jahr. Bei dieser Untersuchung wurde der Verschleiß aus einer einzigen Röntgenaufnahme ermittelt, indem der geringste Abstand zwischen Kopf und Markierungsdraht vom größten Abstand im lastfreien Bereich abgezogen und die Differenz durch zwei dividiert wurde. Um der Kritik zu begegnen, daß diese Methode mit großen Fehlern verbunden sein könnte, wurde eine zweite Untersuchungsreihe an 9- bis 10-Jahresergebnissen durchgeführt, in der die Dicke der Kunststoffschicht bei der jüngsten Röntgenaufnahme mit der Dicke bei der unmittelbaren postoperativen Aufnahme an der gleichen Stelle verglichen wurde. Die Messungen dieser zweiten Untersuchungsreihe standen in sehr enger Übereinstimmung mit denen der ersten Reihe. Es stellte sich heraus, daß 1,5 mm oder weniger bei 68% der Fälle abgetragen worden waren, während bei den restlichen 32% in 10 Jahren bis zu 4,5 mm verloren gingen. Der mittlere Verschleiß in dieser Serie betrug also 1,5 mm über 9 oder 10 Jahre (eine mittlere Verschleißrate von 0,15 mm pro Jahr).

Eine mittlere Verschleißrate von 0,15 mm pro Jahr ergab sich auch aus direkten Messungen von 26 Hüftgelenkspfannen, die postmortal entfernt wurden (Charnley, 1974).

Die Schwankungen der Verschleißraten ließen sich nicht durch die Schwankungen des Körpergewichtes der Patienten oder etwa durch ihre verschiedene Bewegungsfreude erklären und wurden deswegen als eine Folge von Qualitätsunterschieden des Polyäthylens hoher Dichte angesehen (Charnley u. Cupic, 1973).

Ein besonders bemerkenswertes Ergebnis der letztgenannten Untersuchungsreihe (Charnley u. Halley, 1975) bestand darin, daß die mittlere Verschleißrate während der 2. Fünfjahresperiode um rund 40% geringer war als während der ersten fünf Jahre.

Alle oben angeführten Resultate wurden mit einem Prothesenkopf von 22 mm Durchmesser erzielt. In seiner Arbeit von 1971, die oben erwähnt wurde, zählte

Charnley unter den Vorteilen dieser geringen Kopfgröße das verminderte Verschleißvolumen und das verminderte Reibungsmoment auf. Die größere Wandstärke der
Pfanne hingegen wurde als Kompensation der zugegebenermaßen hohen Rate der
Verschleißtiefe betrachtet.

Von den anderen polymeren Werkstoffen, die für den totalen Gelenkersatz in
Frage kommen, sind die klinischen Erfahrungen mit Polyester bemerkenswert. Im
Jahre 1968 führte Weber eine neue Konstruktion von Hüftgelenktotalprothesen ein,
die Rotationsprothese, deren Lager aus einer Kunststoffkugel in einer Pfanne aus
Kobalt-Chrom-Legierung bestand. Ein zylindrischer Zapfen auf dem Prothesenstiel
aus Kobalt-Chrom-Legierung war in das zylindrische Loch einer Kunststoffkugel
eingepaßt, so daß die Prothese insgesamt 2 Lager enthielt: ein zylindrisches und ein
kugelförmiges (Weber, 1970). Nach mehr als 2 Jahren zeigten die Kugeln aus AP3-
und AP4-Polyester, die wegen einer späten Lockerung wieder entfernt werden mußten, eine ziemlich glatt polierte Oberfläche, aber keine meßbare Änderung ihres Durchmessers (Weber u. Semlitsch, 1972). Weber und Stühmer (1976) berichten jedoch,
daß das gehäufte Vorkommen von Lockerungen bei den 1000 Polyester-Prothesen,
die zwischen 1968 und 1972 eingesetzt wurden, der Fremdkörperreaktion auf den
abgeriebenen Polyester zugeschrieben werden mußte, und daß die Prothesen gegen
einen Kopf aus Kobalt-Chrom-Legierung mit Polyäthylenpfanne ausgetauscht wurden.

Da Laboruntersuchungen gezeigt haben (Scales, 1972; siehe auch Abschn. 3.1.2
in diesem Kapitel), daß der Polyester zur Hydrolyse neigt und diese eine katastrophale Auswirkung auf seine Verschleißfestigkeit hat, scheint es nahezu sicher zu
sein, daß eine chemische Zersetzung die Hauptursache für das klinische Versagen
dieses Werkstoffes war. Als weiterer wichtiger Faktor könnte hierzu auch die Verwendung einer Kugel aus polymerem Werkstoff (konvex) und einer metallischen
Pfanne (konkav) beigetragen haben. Wie bereits erwähnt (Abschn. 3.2.1.1 in diesem
Kapitel), bewirkt diese Zusammenstellung einen größeren Verschleiß des Polymers
als ein Metallkopf in einer Polymerpfanne, und dies trifft in besonderem Maße für
die Anwesenheit einer zersetzenden Umgebung zu.

3.2.4.2 Diskussion

Die klinische Erfahrung mit Polyäthylen von ultrahohem Molekulargewicht hat bestätigt, daß dieser Werkstoff für eine Anwendung beim totalen Hüftgelenkersatz eine
ausreichende Verschleißfestigkeit besitzt. Die augenscheinliche Abnahme der Verschleißrate mit der Zeit ist besonders ermutigend und führt zu der Annahme, daß
Hüftgelenktotalprothesen aus Metall und Polyäthylen beträchtlich länger als 10 Jahre halten werden. Dies bedeutet, welchem Verschleißmechanismus sie auch immer
unterworfen sind, ihre Verschleißrate scheint ausreichend niedrig zu sein, um eine
beträchtliche Lebensdauer zu garantieren, bevor sich der Hüftkopf durch die Pfanne
gearbeitet hat.

Dieser zuversichtliche Ausblick wird aber durch drei Überlegungen wieder getrübt. Erstens weist die klinisch beobachtete Verschleißrate erhebliche Streuungen
auf, wobei bei einem kleinen Prozentsatz von Fällen das Dreifache der mittleren
Verschleißrate erreicht wird. Weitere Forschungsarbeiten sind nötig, um diese Streuungen zu erklären, da bei den Charnley-Prothesen beispielsweise eine Rate der Abriebtiefe von 0,45 mm pro Jahr nur eine Lebensdauer von 20 Jahren ergeben würde,

86

bis sich der Gelenkkopf durch die Pfanne gearbeitet hat. Eine Erklärungsmöglichkeit besteht darin, daß die Streuungen auf den unterschiedlichen Anteilen von Material niedrigen Molekulargewichtes in dem Polyäthylen beruht und daß hierdurch auch unterschiedliche Verschleißraten infolge eines spröden Bruches zustande kommen (Abschn. 3.2.3.2 in diesem Kapitel). Wenn sich dies als zutreffend erweisen sollte, dann erscheint das Gegenmittel hierfür im Prinzip recht einfach, in der Praxis allerdings weniger einfach zu sein.

Zweitens kann das Versagen eines totalen Gelenkersatzes von den Körperreaktionen aus einer Ansammlung von Abriebprodukten in dem Gewebe herrühren, daß das Implantat umgibt. Ein derartiges Versagen ist für Teflon und Polyester bekannt geworden. Weil es aber für einen Zeitraum von 10 Jahren kaum Anzeichen für eine ähnliche Reaktion in der Hüfte auf den Abrieb von Polyäthylen gibt, darf man die Möglichkeit nicht übersehen, daß nach 15 oder 20 Jahren die Ansammlung von Abrieb doch noch zu einem Versagen führt. Die Rate des Verschleißvolumens von Polyäthylen hängt in weiten Grenzen von der Größe des Prothesenkopfes ab, und die Auswirkung der Konstruktion einer Prothese auf die zeitliche Zunahme von Abrieb-Produkten wird in dem folgenden Abschnitt dieses Kapitels besprochen. Trotzdem muß beachtet werden, daß ein Versagen über einen langen Zeitraum nicht ausgeschlossen werden kann, selbst wenn die Rate des Verschleißvolumens von Polyäthylen auf ein Minimum gebracht wird (Kapitel 4).

Drittens gründet sich diese Vorhersage auf Verschleißmessungen an einer ziemlich homogenen Gruppe von älteren und behinderten Patienten, die an einer einzigen Klinik mit einer Operationstechnik behandelt wurden, die strenger als üblich überwacht wurde. Hüftgelenke (und andere Gelenke) werden jetzt aber zunehmend auch bei jüngeren und aktiveren Patienten ersetzt, und die Auswirkungen der höheren Spannungen, die vermutlich von diesen Patienten auf die Gelenke ausgeübt werden, auf die Verschleißraten sind nicht bekannt.

Im Hinblick auf den Ersatz von anderen Gelenken mit Metall-auf-Polyäthylen-Prothesen, wie etwa für das Knie- oder aber Sprunggelenk, ist die Lage noch ungewisser. Wie schon früher festgestellt wurde, besteht ein ausgesprochener Mangel an Daten über das Verschleißverhalten von solchen Prothesen. Es folgt nämlich nicht notwendigerweise, daß das Verschleißverhalten von Polyäthylen mit hohem Molekulargewicht beispielsweise für Kniegelenkprothesen das gleiche ist wie für Hüftgelenkprothesen.

3.3 Die Anwendung der Verschleißtheorie bei der Konstruktion von Prothesen für den totalen Gelenkersatz

In mehrfacher Hinsicht ist die Konstruktion von technischen Lagern mit einem Minimum an Verschleiß mehr eine Kunst als eine Wissenschaft. Ein Grund hierfür ist der Mangel an einem vollständigen Verständnis der komplexen Mechanismen des Verschleißes, der es unmöglich macht, Art und Umfang des Verschleißprozesses, der unter bestimmten Bedingungen eintritt, aus rein theoretischen Überlegungen vorherzusagen. Man kann höchstens feststellen, daß die Konstruktionen zur Vermeidung von Verschleiß einer empirischen Wissenschaft angehören, die sich stark auf Laborexperimente und praktische Erfahrungen stützt. Unglücklicherweise reagiert die Verschleißrate eines jeden Werkstoffes äußerst empfindlich auf die jeweiligen Arbeitsbedingungen, und es kann sich als sehr gefährlich herausstellen, wenn von einer bestimmten Gegebenheit auf eine andere extrapoliert wird. Die Verwendung von Teflon gibt hierfür ein gutes Beispiel ab: Im Körper erwies sich die Verschleißrate dieses Werkstoffes um ein Vielfaches größer als auf Grund von Laboruntersuchungen und der allgemeinen technischen Erfahrung vorherzusehen war.

Eine andere Schwierigkeit, der sich der Konstrukteur von Lagern gegenübersieht, besteht in den Faktoren, die völlig außerhalb seines Einflusses liegen und die jede Berechnung zur Farce machen. So wird z.B. das Pendellager in einem Automotor zerstört, wenn der Besitzer nicht für eine ausreichende Schmierung sorgt. Gleichermaßen kann der Konstrukteur von künstlichen Gelenken in seinen Berechnungen nicht den Fall berücksichtigen, daß der Orthopäde bei der Operation Reste von Knochenzement zwischen den Lagerflächen liegen läßt.

Trotz dieser und anderer Schwierigkeiten wäre es leichtsinnig, die bestehende Theorie des Verschleißes bei dem Entwurf von künstlichen Gelenken vollkommen außer acht zu lassen. In den meisten Fällen ist eine grobe Abschätzung höchstwahrscheinlich besser als eine reine Vermutung. Auf Grund dieser Voraussetzungen sollen die folgenden Abschnitte dieses Kapitels zeigen, wie die Grundgleichung der Verschleißtheorie

$$v = \frac{c \cdot L \cdot x}{p}$$

(Abschn. 3.1.3) dazu dienen kann, die Auswirkung der verschiedenen Entwurfparameter auf das Verschleißverhalten von gewissen künstlichen Gelenktypen vorauszusagen. Selbst wenn während dieser Darlegung eine Anzahl von Voraussetzungen gemacht wird, so wird doch angenommen, daß die sich daraus ergebenden Schlüsse über die relativen Vor- und Nachteile der einzelnen Entwürfe von künstlichen Gelenken so lange gültig bleiben, bis eine genauere Analyse oder eine direkte klinische Erfahrung ihnen widerspricht.

Die überwiegende Mehrheit des totalen Gelenkersatzes besteht heute aus Metallauf-Polymerkombinationen, und eigentlich alle setzen sich aus einer Kugel in einer Pfanne oder aus einer Rolle in einer Rinne zusammen. Der folgende Abschnitt, der sich mit Hüftgelenktotalprothesen und scharnierlosen Kniegelenktotalprothesen aus Metall und Polymeren beschäftigt, beleuchtet daher die grundlegenden Konstruktionsüberlegungen für eine große Anzahl von Prothesen für den totalen Gelenkersatz.

3.3.1 Der Einfluß der Femurkopfgröße auf den Verschleiß von Metall-Polymer-Hüftgelenktotalprothesen

3.3.1.1 Mathematische Beschreibung

Im Falle eines Metall-auf-Polymergelenkes aus Kugel und Pfanne, wie z.B. die Hüfte, ist der Kopfdurchmesser die wichtigste Konstruktionsveränderliche, soweit es den Verschleiß betrifft. Die Grundgleichung der Verschleißtheorie kann aufzeigen, welcher Einfluß von der Femurkopfgröße auf das Abriebvolumen pro Jahr des polymeren Anteils erwartet werden kann, mit welcher Verschleißrate sich der Femurkopf durch die Pfanne hindurcharbeitet und welche Zeit der Kopf benötigt, bis er die Pfanne vollkommen durchdrungen hat.

Da für ein festgelegtes Bewegungsausmaß die Gleitstrecke pro Zeiteinheit dem Femurkopfdurchmesser direkt proportional, die Last auf das Gelenk von der Kopfgröße jedoch unabhängig und die Härte (p) der Oberfläche, die abgerieben wird, eine Materialeigenschaft ist, sollte das Abriebvolumen pro Jahr dem Kopfdurchmesser direkt proportional sein. Die Grundgleichung der Verschleißtheorie kann man deswegen umformen zu

$$v_t = C \cdot d, \tag{7}$$

wobei v_t das Abriebvolumen pro Jahr (mm^3/Jahr), C eine Konstante und d der Kopfdurchmesser in mm ist.

Die Herleitung dieser Gleichung setzt voraus, daß die Verschleißkoeffizienten c in der ursprünglichen Gleichung sich nicht mit dem Kopfdurchmesser, das heißt, nicht mit dem Sollwert der Flächenpressung ändern. Obwohl dies wahrscheinlich nicht genau zutrifft, so scheint es doch eine vernünftige Annahme zu sein, solange der Sollwert der Flächenpressung nicht die Elastizitätsgrenze des Polymers erreicht und zunehmende Reibgeschwindigkeiten die Temperatur an den Berührungsflächen nicht allzu stark ansteigen lassen. Die Gültigkeit der Gleichung wird durch die klinische Erfahrung mit Teflon (Charnley, Kamangar u. Longfield, 1969) gestützt: Das Abriebvolumen pro Jahr steigt im Bereich von 22—44 mm nahezu linear mit zunehmendem Kopfdurchmesser an.

Das Abriebvolumen pro Jahr kann mit dem Produkt aus Verschleißtiefe pro Jahr (d.h. das Eindringen in die Pfanne in mm) und der Querschnittfläche des Femurkopfes gleichgesetzt werden, woraus folgt:

$$v_t = h_t \cdot \frac{\pi d^2}{4}, \tag{8}$$

worin h_t die Verschleißtiefe pro Jahr bezeichnet. Faßt man die Gleichungen (7) und (8) zusammen, so folgt mit der neuen Konstante B:

$$h_t = \frac{B}{d}. \tag{9}$$

Aus dieser Gleichung geht hervor, daß die Rate der Verschleißtiefe pro Jahr dem Kopfdurchmesser umgekehrt proportional ist, so daß die Rate der Verschleißtiefe umso größer ist, je kleiner der Kopfdurchmesser ausfällt. Auf den ersten Blick führt dieses Ergebnis zu der Vermutung, daß Gelenke mit kleinen Köpfen schneller verschleißen, als Gelenke mit großen Köpfen. Andererseits wird bei einem festgelegten Außendurchmesser der Hüftpfanne die Wandstärke umso größer je kleiner der Kopfdurchmesser ist. Die Zeit, in der sich der Femurkopf vollständig durch die Pfanne gearbeitet hat, erhält man durch Division der Wandstärke durch die Rate der Verschleißtiefe. Wenn die innere und die äußere Begrenzungsfläche der Pfannen konzentrisch sind, dann ist die Wandstärke (W):

$$W = \frac{1}{2}(D - d) \tag{10}$$

worin D den äußeren Durchmesser bezeichnet. Teilt man diesen Ausdruck durch die Rate der Verschleißtiefe (Gleichung 9), so findet man für die Durchdringungszeit t_D in Jahren:

$$t_D = \frac{1}{2}(D - d)\frac{d}{B}.\qquad(11)$$

Mit dieser Gleichung läßt sich mathematisch nachweisen, daß für jeden fest vorgegebenen Außendurchmesser D und für jeden beliebigen Wert der Konstante B die Durchdringungszeit ein Maximum hat, wenn der Femurkopfdurchmesser halb so groß ist wie der Außendurchmesser.

Im Idealfall sollte das künstliche Hüftgelenk das kleinstmöglichste Abriebvolumen pro Jahr besitzen und der Femurkopf sollte sich in der restlichen Lebenszeit des Patienten nicht vollständig durch die Pfanne arbeiten. Da die Gleichungen durch das Abriebvolumen pro Jahr und für die Durchdringungszeit (die Gleichungen 7 und 11) unbekannte Konstanten enthalten (C und W), kann man sie nicht weiter auswerten. Man kann aus ihnen lediglich die folgenden Schlüsse ziehen.

1. Wenn es wahrscheinlich ist, daß der Abrieb Probleme mit sich bringt, dann sollte der Femurkopfdurchmesser so klein wie möglich sein, um das Abriebvolumen pro Jahr so klein wie möglich zu halten.

2. Besteht jedoch die Gefahr, daß sich der Femurkopf in der restlichen Lebenszeit des Patienten durch die Pfanne hindurcharbeitet, sollte der Kopfdurchmesser halb so groß sein wie der Außendurchmesser der Pfanne, der selbst wiederum so groß wie möglich gemacht werden sollte.

Die soeben vorgeführte Analyse trifft für alle Hüftgelenktotalprothesen zu, die einen Femurkopf aus einem harten (verschleißfesten) Material und eine Pfanne aus einem weichen (nicht verschleißfesten) Material besitzen. Obwohl die allgemeine Diskussion hier nicht ausgedehnt werden kann, soll doch erwähnt werden, daß für den Spezialfall der Hüftgelenktotalprothesen mit einer Pfanne aus Polyäthylen die klinischen Erfahrungen zur Berechnung der Konstanten in den beiden Gleichungen herangezogen werden können. Dies bedeutet, daß sowohl das Abriebvolumen pro Jahr des Polyäthylen bei jeder Femurkopfgröße und die Zeit abgeschätzt werden können, die ein Femurkopf beliebiger Größe braucht, um sich durch die Pfanne zu arbeiten.

Die klinische Erfahrung mit der Charnley-Prothese hat über einen Zeitraum von 10 Jahren (Charnley u. Halley, 1975) eine mittlere Rate der Verschleißtiefe von 0,15 mm pro Jahr ergeben. Nimmt man diesen Wert zusammen mit dem Kopfdurchmesser der Charnley-Prothese (22 mm), so ergibt sich aus Gleichung (9) für die Konstante B ein Wert von 3,3. Aus der Gleichung (11) erhält man mit diesem Wert von B für die Durchdringungszeit t_D in Jahren:

$$t_D = \frac{(D-d)\,d}{6,6}.\qquad(12)$$

Diese Gleichung kann man nun dazu verwenden, die Durchdrigungszeit für einen Kopf beliebiger Größe durch eine Polyäthylenpfanne beliebigen Außendurchmessers abzuschätzen.

Setzt man den Wert für die Rate der Abriebtiefe einer Charnley-Prothese mit 0,15 mm pro Jahr und den Kopfdurchmesser von 22 mm in Gleichung (8) ein, so folgt für das Abriebvolumen pro Jahr einer Charnley-Prothese der Schätzwert 57,0 mm^3. Mit diesem Wert erhält man aus Gleichung (7) eine Zahl von 2,6 für die Konstante C. Damit schreibt sich die Gleichung (7):

$$v_t = 2,6 \cdot d,\qquad(13)$$

und diese Beziehung kann nun dazu eingesetzt werden, das Abriebvolumen pro Jahr von Polyäthylen für einen Femurkopf beliebiger Größe abzuschätzen.

Die Abb. 3.12 zeigt, wie sich das Abriebvolumen pro Jahr für Polyäthylen und die Durchdringzeit für den Kopf durch die Pfanne mit Hilfe der Gleichungen (13) und (12) vorhersagen lassen. Die 3 Kurven in Abb. 3.12b gelten für 3 verschiedene Außendurchmesser von Pfannen, die den Bereich der augenblicklich verwendeten Hüftgelenktotalprothesen abdecken. Zum Vergleich sind 2 Punkte in die Zeichnung aufgenommen worden, die das vorhergesagte Verschleißverhalten von 2 üblichen Hüftgelenktotalprothesen darstellen: Der Charnley-Typ mit einem Kopfdurchmesser von 22 mm und einem Außendurchmesser der Pfanne von 40 mm (Punkt 1) und der Charnley-Müller-Typ mit einem Kopfdurchmesser von 32 mm und einem Außendurchmesser der Pfanne von 50 mm (Punkt 2).

Die Abb. 3.12b macht noch einmal sehr klar deutlich, daß die Analyse bei ei nem vorgegebenen Außendurchmesser der Pfanne ein Maximum für die Durchdringungszeit vorhersagt, wenn der Kopfdurchmesser halb so groß ist wie der Pfannenaußendurchmesser. Desgleichen wird aus der Zeichnung klar, daß auch eine Hüftpfanne mit einem Außendurchmesser von nur 40 mm eine ausreichende Wandstärke für eine klinische Verwendung bis zu 50 Jahren besitzt, solange der Femurkopfdurchmesser zwischen 12 und 28 mm gewählt wird. Eine Hüftpfanne mit einem Außendurchmesser von 50 mm sollte eine ausreichende Wandstärke für einen Kopfdurchmesser zwischen 8 und 42 mm aufweisen.

Die Abb. 3.12a zeigt den zu erwartenden Verlauf des Abriebvolumens mit der Kopfgröße. Das mit der Kopfgröße ansteigende Abriebvolumen zusammen mit der Abschätzung, daß die Durchdringungszeit einer Pfanne mit 60 mm Durchmesser bei einer Femurkopfgröße von 30 mm ein Maximum besitzt, deutet darauf hin, daß vom Verschleiß her gesehen Femurköpfe mit Durchmessern oberhalb von 30 mm keinen Vorteil bieten. Oberhalb dieser Größe nämlich nimmt die Durchdringungszeit der Pfanne wieder ab, und die Erzeugung von Verschleiß-Partikeln nimmt zu.

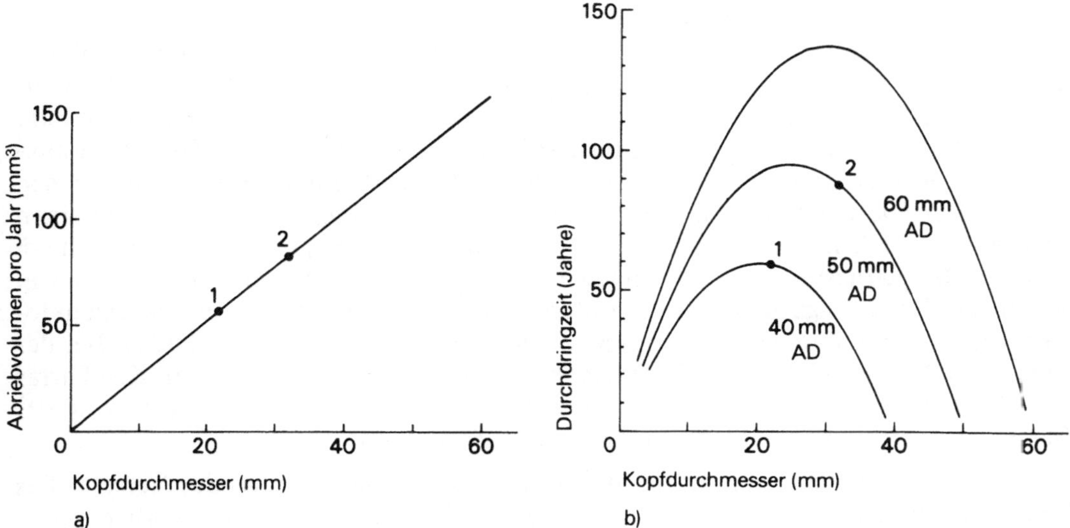

Abb. 3.12a und b. Die Auswirkung der Femurkopfgröße auf a) die Rate des Verschleißvolumens von Polyäthylen, b) die Durchdringzeit von Hüftpfannen verschiedener Größe. Punkt 1 bezeichnet die Charnley-Prothese, Punkt 2 die Charnley-Müller Prothese

In der Tat scheint wenig Nutzen darin zu liegen, einen Femurkopfdurchmesser von mehr als 30 mm zu haben (wiederum vom Standpunkt des Verschleißes aus betrachtet), da die Durchdringungszeit einer solchen Kombination auf 136 Jahre vorhergesagt wird. Selbst wenn die Kopfgröße nur 25 mm beträgt, wäre die Durchdringungszeit immer noch länger als 130 Jahre und die Erzeugungsrate des Abriebes würde lediglich von 78 auf 65 mm³ pro Jahr gesenkt werden (eine Abnahme um 17%).

Die Abb. 3.12 legt den Schluß nahe, daß Hüftgelenktotalprothesen aus Metall und Polyäthylen eine Femurkopfgröße von weniger als 20 mm haben sollten. Von solch einer Prothese könnte man Durchdringungszeiten von mehr als 50 Jahren und geringe Erzeugungsraten für den Abrieb erwarten. Aber schon von rein technischen Überlegungen her könnte eine derartige Konstruktion zu Problemen führen, da die Sollwerte der Flächenpressung quadratisch zunehmen, wenn der Durchmesser herabgesetzt wird. Jeder Vorschlag, die Femurkopfgröße unter das Minimum zu senken, das sich gegenwärtig als zufriedenstellend erwiesen hat, würde mühselige neue Prüfungen erfordern, mit denen nachgewiesen werden müßte, daß der Verschleißkoeffizient c und damit die Verschleißrate durch die Zunahme des Sollwertes der Flächenpressung nicht angehoben werden.

Es gibt noch eine weitere technische Überlegung, die der Femurkopfgröße eine untere Grenze setzt. Diese betrifft die Auswirkung der Femurkopfgröße auf den Bewegungsumfang des Gelenkes und dessen Verminderung, wenn sich der Kopf in die Pfanne hineinarbeitet. Der Bewegungsumfang eines künstlichen Hüftgelenkes ist ein verwickeltes Problem der dreidimensionalen Geometrie, an dem eine Rotation um drei aufeinander senkrecht stehende Achsen beteiligt ist. Eine grobe Abschätzung der Lösung jedoch erhält man aus einem verhältnismäßig einfachen zweidimensionalen Modell (Abb. 3.13a), das aus einem kugelförmigen Femurkopf mit dem Durchmesser D, einem zylindrischen Halsstück mit dem Durchmesser d und einer halbkugelförmigen Pfanne besteht. Es wird sofort klar, daß der Bewegungsumfang in der Zeichenebene durch die Berührung von Hals und Pfannenrand begrenzt wird. Abb. 3.13b stellt dar, wie der Bewegungsumfang allmählich eingeschränkt wird, wenn sich der Kopf in die Pfanne hineinarbeitet.

Zwei Gesichtspunkte folgen aus diesen Darstellungen. Zunächst hängt der Bewegungsumfang eines unverschlissenen Hüftgelenkes in gewissem Ausmaß vom Verhältnis des Kopfdurchmessers zum Halsdurchmesser ab. Bei sonst gleichen anderen Faktoren (z.B. des Winkels, der sich unter der Pfanne ausdehnt), ist der Bewegungsumfang umso größer, je größer dieses Verhältnis ist. (Besäße der Kopf einen gleichen Durchmesser wie der Hals, dann wäre der Bewegungsumfang gleich Null.) Für einen vorgegebenen Halsdurchmesser folgt hieraus, daß mit einem größeren Kopf auch ein größerer Bewegungsumfang verbunden ist. Diese allgemeine Vorstellung wird von Messungen des Bewegungsumfanges unterstützt, die an verschiedenen Hüftgelenktotalprothesen im Labor vorgenommen wurden (Amstutz u. Mitarb., 1975). Bei der Abduktion Null erreichen die Hüftgelenke von Charnley, Müller und McKee-Farrar eine Flexion mit einem Winkel von 80°, 96° und 105°, bei einer Flexion von 90° eine innere Rotation von einem Winkel von 0°, 6° und 14°.

Schließlich ist die Rate, mit der der Bewegungsumfang während des Verschleißes der Pfanne eingeschränkt wird, für kleine Femurköpfe größer, da ja die vorhergesagte Rate der Abriebtiefe zum Kopfdurchmesser umgekehrt proportional ist (Gleichung 9). Allgemein läßt sich daher also sagen, daß je kleiner der Femurkopf ist, desto kleiner auch der anfängliche Bewegungsumfang ausfällt, und desto schneller sich er mit

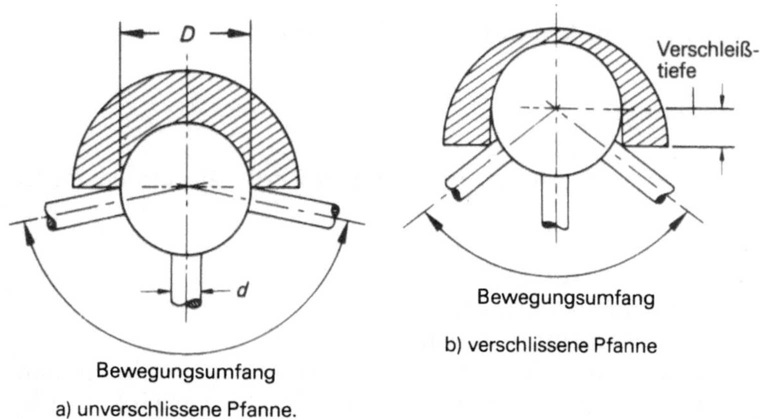

Abb. 3.13. Die Auswirkung des Verschleißes einer Pfanne auf den Bewegungsumfang der Hüftgelenktotalprothese

der Gebrauchsdauer des Gelenkes vermindert. Da die Bewegung durch das Zusammenstoßen zwischen Schenkelhals und Hüftpfanne begrenzt wird, wird man in der klinischen Praxis von Prothesen mit einem kleinen Kopfdurchmesser einen verminderten Bewegungsumfang, eine größere Anfälligkeit für Lockerungen oder im Laufe der Zeit ein häufigeres (möglicherweise nicht feststellbares) Vorkommen von spontanen reduzierten Subluxationen erwarten.

3.3.1.2 Zusammenfassung und Folgerungen

Die Hüftpfannen aus Polyäthylen mit einem Außendurchmesser zwischen 40 und 60 mm lassen sich in einem weiten Bereich der Femurkopfgröße zusammen ohne Gefahr verwenden, daß sich der Kopf innerhalb der restlichen Lebenszeit des Patienten durch die Pfanne durcharbeitet. Vom Verschleiß her gesehen scheint die Wahl der Femurkopfgröße zwischen einer verhältnismäßig kleinen Rate des Abriebvolumens und einem verhältnismäßig eingeengten Bewegungsumfang auf der einen Seite und einer verhältnismäßig hohen Rate des Abriebvolumens und einem verhältnismäßig großen Bewegungsumfang auf der anderen Seite zu liegen.

Solange kein vollständiges Verständnis der biologischen Auswirkung der allmählichen Ansammlung von Polyäthylenabrieb vorhanden ist, bleibt es besonders bei jüngeren Patienten wünschenswert, das Abriebvolumen pro Jahr möglichst klein zu halten. Wenn man aber auf der anderen Seite den Bewegungsumfang so weit einschränkt, daß der Schenkelhals möglicherweise an die Hüftpfanne anstößt, könnte eine hohe Rate der Verschleißtiefe zu einer Lockerung des Gelenkes führen. Obwohl die theoretische Erörterung die unterschiedlichen Auswirkungen der verschiedenen Kopfgrößen aufgezeigt hat, muß die letzte Entscheidung doch auf Grund einer praktischen Erfahrung getroffen werden. Nur die weitere klinische Erfahrung kann zeigen, ob das Abriebvolumen von Polyäthylen oder der eingeschränkte Bewegungsumfang die wichtigsten Faktoren sind, die der Anwendung der bestehenden Hüftgelenktotalprothesen Grenzen setzen.

3.3.2 Der Verschleiß von scharnierlosen Kniegelenktotalprothesen

3.3.2.1 Mathematische Beschreibung

Die meisten scharnierlosen Kniegelenkprothesen aus Metall auf Polyäthylen bestehen im Wesentlichen aus:
1) Metallrollen in nicht angeformten Polyäthylenrinnen;
2) Metallzwillingsrollen in nicht angeformten Polyäthylenrinnen;
3) Metallrollen in angeformten Polyäthylenrinnen;
4) Metallzwillingsrollen in nicht angeformten Polyäthylenrinnen.

Wenn man diese Grundkonstruktion wie in Abb. 3.14 vereinfacht, so kann man alle vier als Rollen in angeformten Rinnen ansehen, deren Berührungswinkel (d.h. Zentrumswinkel, der den Bogen über der Berührungsfläche zwischen Rolle und Rinne einschließt) von Null an zunimmt, und deren Breite variiert. Damit wird es möglich, die Grundgleichung der Verschleißtheorie

$$v = \frac{c \cdot L \cdot x}{p}$$

auch auf diese Kontruktion anzuwenden und die Auswirkungen zu bestimmen, die verschiedene Rollendurchmesser, Berührungswinkel und Rollenbreiten auf das Verschleißverhalten haben und die vorhergesagte Arbeitsweise der 4 verschiedenen Kniegelenktypen miteinander zu vergleichen. Dieses Verfahren läßt sich auf andere Gelenke vergleichbarer Geometrie übertragen, wie z.B. Sprunggelenke und Ellbogengelenke.

Wie beim Hüftgelenk ist die Belastung des Gelenkes und die Härte des Polyäthylens (p) von den geometrischen Abmessungen der Prothese unabhängig, und wenn der Reibungskoeffizient als konstant angenommen wird, sollte das Abriebvolumen pro Zeiteinheit direkt proportional zur Gleitstrecke pro Zeiteinheit sein. Da für einen vorgegebenen Bewegungsumfang die Gleitstrecke pro Zeiteinheit dem Rollendurchmesser d direkt proportional ist, kann man die Grundgleichung der Verschleißtheorie schreiben:

$$v_t = K \cdot d, \tag{14}$$

in der K eine Konstante bedeutet.

Damit hängt nach dieser Theorie das Abriebvolumen, das pro Jahr erzeugt wird, nur vom Durchmesser der Rolle (oder der Rollen) ab; je größer der Durchmesser, um so größer das Abriebvolumen. Das Partialvolumen δv von Polyäthylenverschleiß, das in dem kurzen Zeitintervall δt erzeugt wird, berechnet sich also zu:

$$\delta v = K \cdot d \cdot \delta t. \tag{15}$$

Gehört zu diesem Zeitintervall eine Verschleißtiefe δh, dann erhält man das Volumen des abgeriebenen Polyäthylens aus dem Produkt der Berührungsfläche zwischen Rolle und Rinne und der Verschleißtiefe δh. Damit hat man aber

$$\delta v = \pi d \cdot 1 \cdot \frac{\theta}{2\pi} \cdot \delta h = d \cdot \frac{1}{2} \cdot \theta \cdot \delta h. \tag{16}$$

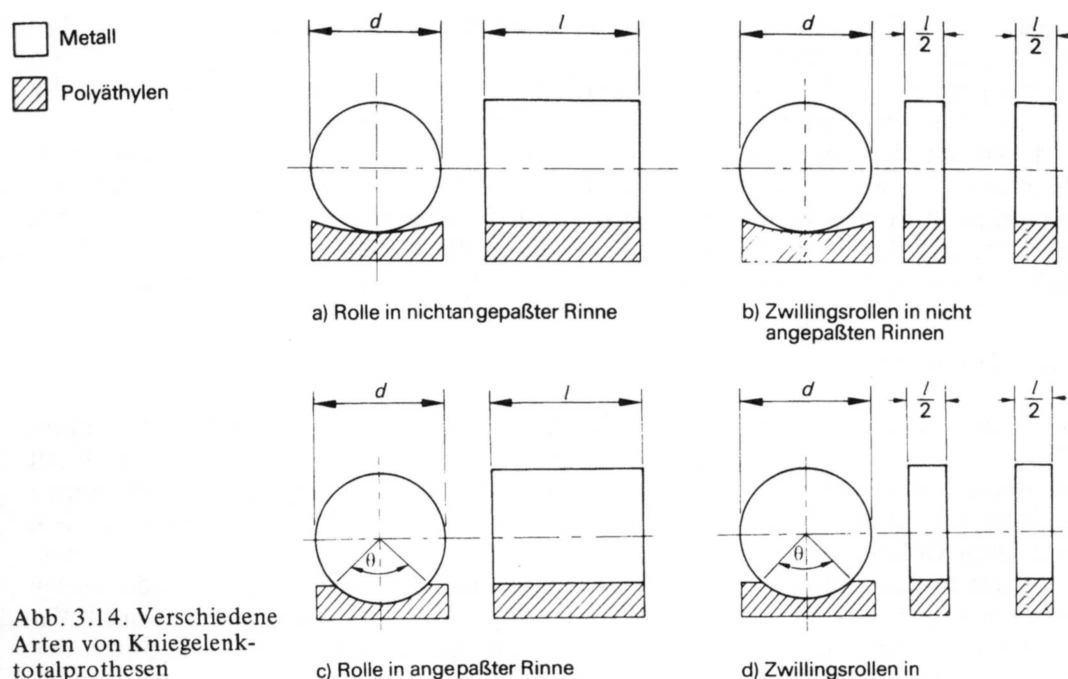

Abb. 3.14. Verschiedene
Arten von Kniegelenk-
totalprothesen

wobei l die Breite der Rolle und θ den Berührungswinkel in radiant angibt. Setzt man Gl. (15) und (16) gleich, so folgt:

$$\frac{\delta h}{\delta t} = \frac{2k \cdot d}{d \cdot l \cdot \theta} = \frac{2k}{l \cdot \theta} \tag{17}$$

Da $\delta h/\delta t$ die Rate ist, mit der sich die Rolle in die Polyäthylenrinnen hineinarbeitet (d.h. die Rate der Verschleißtiefe), hat die Gleichung (17) eine Anzahl von bemerkenswerten Folgerungen:

1. Weil d in der Gleichung (17) nicht vorkommt, müßte die Rate der Verschleißtiefe vom Rollendurchmesser unabhängig sein.

2. Die Rate der Verschleißtiefe sollte umgekehrt proportional zum Berührungswinkel θ sein, so daß ein größerer Berührungswinkel eine kleinere Rate der Verschleißtiefe zur Folge haben würde.

3. Je weiter der Verschleiß fortschreitet, desto mehr nimmt der Berührungswinkel zu, und desto mehr wird die Rate der Verschleißtiefe abnehmen. Da der größtmögliche Berührungswinkel bei 180 Grad (π in radiant) liegt, wird die Rate der Verschleißtiefe allmählich abnehmen, bis die Berührung zwischen dem Polyäthylen und dem Metall auf einem Halbkreis angekommen ist. Danach bleibt die Rate der Verschleißtiefe auf dem Wert für die kleinste Rate der Verschleißtiefe:

$$\frac{K}{\pi \cdot l} = \frac{K'}{l} \tag{18}$$

stehen, wobei K' eine neue Konstante bezeichnet. Es muß festgehalten werden, daß hiermit das theoretische Minimum der Rate der Verschleißtiefe dargestellt ist. In den meisten praktischen Fällen wird ein Berührungswinkel von 180° nie erreicht, da die Tiefe der Polyäthylenrinne kleiner als der Radius der Rolle ist.

4. Aus den beiden Gleichungen (17) und (18) geht hervor, daß die Rate der Verschleißtiefe für einen vorgebenen Berührungswinkel und die Minimalrate der Verschleißtiefe für einen Berührungswinkel von 180° umgekehrt proportional zu l sind, der Breite der Rollen. Selbstverständlich sollten die Rollen so breit wie möglich gemacht werden, um die Rate der Verschleißtiefe so klein wie möglich zu halten.

3.3.2.2 Diskussion

Die soeben ausgeführte theoretische Überlegung führt zu dem allgemeinen Schluß, daß vom Verschleiß her gesehen scharnierlose Kniegelenktotalprothen aus Metall und Polyäthylen einen kleinen Durchmesser haben sollten, um das Abriebvolumen pro Jahr auf einem Minimum zu halten, und eine große Breite und einen großen Berührungswinkel, um die Rate der Verschleißtiefe so klein wie möglich zu machen.

In der Praxis gibt es natürlich eine Anzahl von anderen Überlegungen, die diesen Parametern der scharnierlosen Kniegelenktotalprothesen Grenzen aufzwingen. Untere Grenzen werden dem Durchmesser und dem Berührungswinkel, z.B. durch den erforderlichen Bewegungsumfang, die Notwendigkeit, so wenig Knochen wie möglich zu entfernen und durch die Fixationsmethode vorgegeben. Erklärtermaßen können Kniegelenktotalprothesen nicht allein nach den Maßstäben des Verschleißes konstruiert werden. Nichtsdestoweniger gibt diese Analyse eine Grundlage für den Vergleich des theoretischen Verschleißverhaltens von verschiedenen Kniegelenkonstruktionen.

Das Ergebnis der obigen Überlegungen, daß, je breiter das Lager, desto geringer die Rate der Verschleißtiefe, deutet darauf hin, daß die Typen mit den Zwillingsrollen (z.B. Geomedic und das Polyzentric-Knie) sich mit den für sie spezifischen geringeren Breiten schneller in das Polyäthylen hineinarbeiten als die Prothesentypen mit den Rollen in voller Breite (z.B. das ICLH-Kniegelenk).

Ein weiteres Ergebnis dieser Analyse ist die Tatsache, daß die Rate der Verschleißtiefe umgekehrt proportional zum Berührungswinkel ist. Ein allgemeiner Überblick über die verschiedenen Berührungswinkel und die verschiedenen Breiten wird in der Abb. 3.15 gegeben. Die 3 Kurven beschreiben das vorhergesagte Verschleißverhalten für verschiedene Breiten des Gelenkersatzes und die Anfangsrate der Verschleißtiefe für 4 Kniegelenke mit unterschiedlichen Kombinationen von Breiten und Berührungswinkeln. Die Pfeile deuten dabei an, in welche Richtung sich die Rate der Verschleißtiefe ändert, wenn sich das Metall in das Polyäthylen hineinarbeitet und der Berührungswinkel zunimmt. Unglücklicherweise ist es erst dann möglich, den Zahlenwert von K in den Gleichungen (14) und (17) zu errechnen und die Abb. 3.15 auch quantitativ richtig darzustellen, wenn die Verschleißraten von scharnierlosen Kniegelenkprothesen entweder in Laborsimulatoren gemessen oder aus klinischen Untersuchungen bekannt sind.

Die theoretischen Überlegungen zum Verschleiß lassen vermuten, daß bei Konstruktionen mit nicht angeformten Rinnen die anfängliche Rate der Verschleißtiefe unendlich groß wird, da die Berührungswinkel im Anfang fast Null sind. In der Tat verformt sich bei diesen Prothesentypen das Polyäthylen zu einer angeformten Rinne, sobald eine Last auf das Gelenk einwirkt, da die anfängliche Flächenpressung un-

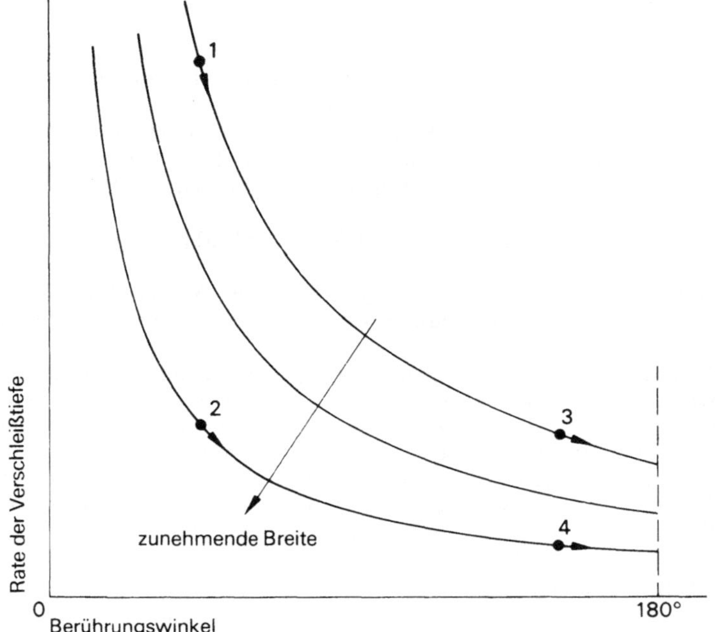

Abb. 3.15. Die Auswirkung des Berührungswinkels und der Breite auf die Rate der Verschleißtiefe von Kniegelenktotalprothesen

endlich hoch ist (die Berührungsfläche hat den Betrag Null) (Seedhom u. Mitarb., 1972). Der Berührungswinkel, der bei dieser Verformung entsteht, wird davon abhängen, inwieweit die beiden Oberflächen übereinstimmen, aber da im allgemeinen die Berührungswinkel in einer anfänglich nicht angeformten Rinne kleiner sein werden als in einer anfänglich angeformten Rinne, wird auch die Rate der Verschleißtiefe in der ersteren größer sein als in der letzteren.

Es gibt aber noch einen weiteren Grund, warum die Rate der Verschleißtiefe bei Konstruktionen einer nicht angeformten Rinne größer ist als bei Konstruktionen mit einer angeformten Rinne. Bei der Verschleißanalyse wurde angenommen, daß die Relativbewegungen zwischen den Bestandteilen einer scharnierlosen Kniegelenktotalprothese eine einfache Rotation um eine feste Achse ist (d.h. die Mittelachse der Femurrolle oder der Femurrollen). Dieses wäre eine vernünftige Annahme für Konstruktionen mit angeformten Rinnen, da die Gelenkbewegung in weiten Grenzen von der Gestalt der Gelenkflächen bestimmt wird. Bei Konstruktionen mit nicht angeformten Rinnen jedoch, besonders aber bei solchen, die einer Rolle mit einer flachen Platte nahe kommen, ist es sehr wahrscheinlich, daß die muskulären und ligamentären Strukturen um das Gelenk zu translatorischen und rotatorischen Bewegungen gegeneinander führen, wie es auch für das natürliche Gelenk der Fall ist. Diese zusätzliche Gleitbewegung wird fast sicher eine größere Verschleißrate hervorrufen als von der Theorie vorhergesagt wird. Hierfür sprechen zwei Gründe: Wenn sich die Rolle über die Polyäthylenoberfläche bewegt, wird sie sich (1) in das Polyäthylen eingraben und es (2) außergewöhnlich hohen zeitlichen Laständerungen unterwerfen. (Dies entspricht dem Fall eines Metallzapfens, der auf einer Polyäthylenscheibe gleitet, wie es in Abschnitt 3.1.2 dieses Kapitels besprochen wurde.)

Schließlich ist es noch interessant, zu bemerken, obwohl es den Gesichtskreis dieses Abschnittes überschreitet, daß die Forderung nach einem geringen Durchmesser und einem großen Berührungswinkel von der Kniegelenktotalprothese mit polyäthylengeführtem Scharnier erfüllt wird.

Literatur

Amstutz, H. C : Polymers as bearing materials for hip replacement: a friction and wear analysis. J. Biomed. Mater. Res. *3*, 547 (1968)

Amstutz, H. C., Lodwig, R. M., Schurman, M. D., Hodgson, A. G.: Range of motion studies for total hip replacements. Clin. Orthop. *111*, 124 (1975)

Boutin, P.: Arthroplastie total de la hanche par prothese en alumine frittée. Rev. Chir. Orthop. *58*, 229 (1972)

Bowden, F. P., Tabor, D.: The friction and lubrication of solids, Part I and Part II. Oxford: Oxford University Press 1968, 1972

Bullough, P. G., Insall, J. N., Ranawat, C. S., Walker, P. S.: Wear and tissue reaction in failed knee arthroplasty. Communication to the Br. Orthop. Ass., Spring Meeting. J. Bone Joint Surg. (1976)

Charnley, J.: Total hip replacement by low-friction arthroplasty. Clin. Orthop. *72*, 7 (1970)

Charnley, J.: Low-friction arthroplasty of the hip joint. J. Bone Joint Surg. *53B* 149 (1971)

Charnley, J.: Clinical and laboratory oberservations on the rate of wear of different plastic materials in the sockets of artificial hip joints. In: Biological Engeneering Society Conference on „Materials for the use in medicine and biology", Churchill College, Cambridge 1974

Charnley, J.: The wear of plastic materials in hip-joint. Plastics and Rubber *1*, 59 (1976)

Charnley, J., Cupic, Z.: The nine and ten years results of the low-friction arthroplasty of the hip. Clin. Orthop. *95*, 9 (1973)

Charnley, J., Halley, D. K.: Rate of wear in total hip replacement. Clin. Orthop. *112*, 170 (1975)

Charnley, J., Kamangar A., Longfield, M. D.: The optimum size of prothetic heads in relation to the wear of plastic sockets in total hip replacement. Med. Biol. Eng. *7*, 31 (1969)

Crugnola, A. M., Radin, E. L., Rose, R. M., Paul, I. L., Simon, S. R.: Molecular weight distribution of Müller-type polyethelene components. Trans. 22nd Ann. Meeting Orthop. Res. Soc. *1*, 197 (1976)

Duff-Barcley, I., Spillman, D. T.: Total human hip joint prostheses – a laboratory study of friction and wear. Proc. Inst. Mech. Engeneers *181* (3J), 90 (1967)

Galante, J. O , Rostoker, W : Wear in total hip protheses. An experimental evaluation of candidate materials. Acta Orthop. Scand. Suppl. *145* (1973)

Gold, B. L. Walker, P. S.: Variables affecting the friction and wear of metal-on-plastic total hip joints. Clin. Orthop. *100*, 270 (1974)

Kempson, G. E., Freeman, M. A. R., Tuke, M. A.: Engineering considerations in the design of an ankle joint. Biomed. Eng. *10*, 166 (1975)

Miller, D. A., Ainsworth, R. D., Dumbleton, J. H., Page, D., Miller, E. H., Shen, Chi: A comparative evaluation of the wear of ultra-high molecular weight polyethylene abraded by Ti-6A 1-4V. Wear *28*, 207 (1974)

Paul, J. P.: Forces transmitted by joints in the human body. Proc. Inst. Mech. Engineers *181*, (3J), 8 (1967)

Rabinowicz, E.: Friction and wear of materials. New York, Chichester: Wiley 1966

Radin, E. L., Paul, I. L., Rose, R. M., Schiller, A. L., Nusbaum, H.: Wear and loosening of total joint replacements. Acta Orthop. Belg. *40*, 831 (1974)

Rostoker, W., Galante, J. O.: Some new studies of the wear behaviour of ultra-high molecular weight polyethylene. J. Biomed. Mater. Res. *10*, 303 (1976)

Scales, J. T.: Some aspects of Stanmore total hip prostheses and their development. In: Arthroplasty of the hip. Chapchal, G. (ed.), p. 113. Stuttgart: Thieme 1972

Scales, J. T., Kelly, P., Goddard, D.: Friction torque studies on total joint replacements. The use of a simulator. Ann. Rheum. Dis. 28, Suppl. 30 (1969)

Schmittgrund, G. D., Kenner, G. H., Brown, S. D.: In vivo and in vitro changes in strength of orthopaedic calcium aluminates. J. Biomed. Mater. Res. Symposium No. 4, 435 (1973)

Seedhom, B. B., Dowson, D., Wright, V., Longton, E. B.: A technique for the study of geometry and contact in normal and artificial knee joints. Wear *20*, 189 (1972)

Simon, S. R., Paul, I. L., Rose, R. M., Radin, E. L.: „Stiction-friction" of total hip prostheses and its relationship to loosening. J. Bone Joint Surg. *57A*, 226 (1975)

Swanson, S. A. V., Freeman, M. A. R., Heath, J. C.: Laboratory tests on total joint replacement prostheses. J. Bone Joint Surg. *55B*, 759 (1973)

Swikert, M. A., Johnson, R. L.: Surface characteristics of used hip prostheses. NASA Tech. Note TND-6153 (1971)

Ungethüm, M., Refior, H. J.: Ist Aluminiumoxidkeramik als Gleitlagerwerkstoff für Totalendoprothesen geeignet? Arch. Orthop. Unfallchir. *79*, 97 (1974)

Walker, P. S., Gold, B. L.: The tribology (friction, lubrication and wear) of all-metal artificial hip joints. Wear *17*, 285 (1971)

Walker, P. S., Gold, B. L.: Comparison of the bearing performance of normal and artificial human joints. J. Lubrication Technology (Trans. ASME) July, 333 (1973)

Walker, P. S., Dowson, D., Longfield, M. D., Wright, V.: Friction and wear of artificial joint materials. Proc. Inst. Mech. Engineers *181* (3J), 133 (1967)

Weber, B. G.: Total hip replacement with rotation-endoprosthesis – trunnion-bearing prosthesis. Clin. Orthop. *72*, 79 (1970)

Weber, B. G., Semlitsch, I.: Total hip replacement with rotation-endoprosthesis: problem of wear. In: Arthroplasty of the hip, (Chapchal, G. ed.), p. 71. Stuttgart: Thieme 1972

Weber, B. G., Stühmer, G.: Experience with trunnion bearing prosthesis with head of polyester material. In: International Symposium on Advances in Artificial Hip and Knee Joint Technology, Erlangen. Engineering in Medicine, Berlin, Heidelberg, New York: (im Druck)

Weightman, B., Simon, S., Paul, I. L., Rose, R., Radin, E. L.: Lubrication mechanismus of hip joint replacement prostheses. J. Lubrication Technology (Trans. ASME) *94*, 131 (1972)

Weightman, B., Paul, I. L., Rose, R. M., Simon, S. R., Radin, E. L.: A comparative study of total hip replacement prostheses. J. Biomech. *6*, 299 (1973)

Kapitel 4

Die gewebliche Reaktion gegen Totalendoprothesen

4.1 Einführung

Die biologische Reaktion gegenüber Materialien, die beim totalen Hüftgelenkersatz benutzt werden, sind an einigen Zentren in den zurückliegenden Jahren intensiv studiert worden. Während einige Studien darauf ausgerichtet waren, die normale Verbindung zwischen Implantat und Knochen verständlich zu machen, haben sich andere Studien primär mit der Pathogenese der Auslockerung von Totalendoprothesen beschäftigt, und zwar hier speziell mit solchen Fällen, in denen die Technik der Implantation zufriedenstellend erschien, und in denen es keinen Anhalt für eine Schädigung gab und auch keine Anzeichen für das Vorliegen einer Infektion mit den bekannten Kriterien. Die sehr guten Resultate, die generell in der Periode kurz nach dem totalen Hüftgelenkersatz gefunden werden, sind bedauerlicherweise keine Garantie für den dauerhaften Erfolg. Auch wenn eine Prothese für eine kürzere oder längere Zeit nach der Implantation fest fixiert ist, können verschiedene Faktoren im Laufe der Zeit möglicherweise zu einer Auslockerung führen. Natürlich müssen am Anfang jeder Diskussion über die Gründe einer Prothesenlockerung die möglichen Folgen einer Interaktion zwischen dem Körpergewebe und den Komponenten des Implantates und deren Abrieb- und Korrosionsprodukten in Erwägung gezogen werden. Jede Erwägung einer biologischen Reaktion auf die implantierten Materialien kann nicht nur für die Prothesenlockerung von Bedeutung sein, sondern auch als Ursache von Schmerz, Infektion, Gewebeüberempfindlichkeit auf das Implantatmaterial und einer Neoplasie.

In diesem Kapitel wird ein Überblick über den aktuellen Wissensstand gegeben. Hierbei wird Wert gelegt auf (1) die Reaktion des Knochens auf das Implantat, (2) die Gewebereaktion auf Abriebprodukte und (3) die Bedeutung dieser Reaktionen für die Entstehung von Komplikationen beim totalen Hüftgelenkersatz.

4.2 Die Reaktion des Knochens auf ein Implantat

4.2.1 Die Morphologie der Übergangszone zwischen Knochen und Zement im Normalfall

Bei den meisten der gebräuchlichen Totalendoprothesen fixiert man heute einen oder beide Prothesenanteile mit selbsthärtendem Acrylzement im Knochen. In Anbetracht der Natur des Implantatbettes muß man sich primär mit der Wechselwirkung zwischen Knochen und Knochenmark auf der einen Seite und dem die Prothese fixierenden Acrylzement auf der anderen Seite beschäftigen. Obwohl (wenigstens in der Theorie) zwischen den Metall- oder Plastikteilen der Endoprothese und dem Knochen nur ein geringgradiger oder gar kein Kontakt besteht — jedenfalls bei einem normalen Implantatbett — wird später darüber zu sprechen sein, daß die Metall- und Plastikkomponenten der Prothesen durchaus eine Schlüsselrolle in der Verbundlösung zwischen Acrylzement und Knochen bei Prothesenlockerungen spielen können. Es besteht Einigkeit hinsichtlich der histopathologischen Früh- und Spätveränderungen in den Knochenanteilen, die direkt an eine mit Acrylzement fixierte Prothese angrenzen. Hier liegen Untersuchungen von Charnley (1970), Willert u. Mitarb. (Willert u. Puls, 1972; Willert, 1973; Willert u. Mitarb., 1974) sowie von Vernon-Roberts und Freeman (1976) vor. Danach kann die Gewebereaktion nach der Implantation in 3 Phasen eingeteilt werden:

1. Die Initialphase, die vom Zeitpunkt der Implantation bis etwa 3 Wochen nach der Operation dauert.
2. Die reparative Phase, die in der 4. postoperativen Woche beginnt und bis zu 2 Jahren dauert.
3. Die Stabilisationsphase, die 6 Monate bis 2 Jahre nach der Operation beginnt.

Diese Aufteilung der Gewebereaktion des Implantatbettes in 3 Phasen dient zum besseren Verständnis der ablaufenden pathologischen Prozesse. Es darf jedoch nicht vergessen werden, daß die Dauer dieser Phasen in jedem Einzelfall stark variieren kann.

In der Initialphase hat die äußere Oberfläche des Zementes einen gleichförmigen Kontakt mit dem umgebenden Körpergewebe, so daß überall dort, wo überstehende Zementzapfen vorkommen, diese in entsprechende Gewebevertiefungen passen. Zwischen dem Zement und dem Knochen ist keine nennenswerte Beweglichkeit gegeben, unabhängig davon, ob bei der makroskopischen Prüfung die äußere Zementoberfläche relativ glatt oder körnig erscheint. Zementoberflächen mit zahlreichen herausragenden Zementzapfen sind jedoch schwieriger aus dem Knochenbett zu entfernen (Vernon-Roberts u. Freeman, 1976). Dies läßt die Vermutung zu, daß Implantate mit rauhen Oberflächen fester mit dem Knochen verbunden sind als solche mit glatten Oberflächen, zumindest in der Anfangsphase.

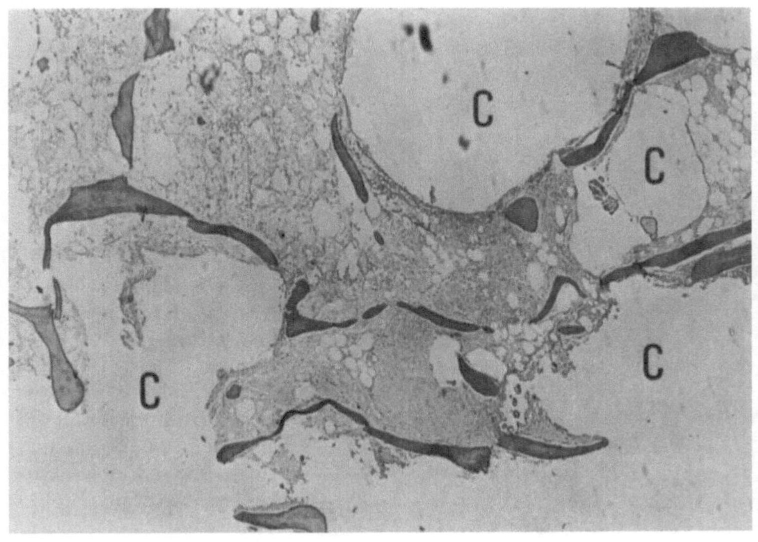

Abb. 4.1. Das Implantatbett 10 Tage nach der Implantation. Totale Nekrose der Knochenbälkchen und des Knochenmarkes in der Umgebung des Knochenzements (C). Die Gewebsspalten sind von Zementteilchen ausgefüllt, die nicht mit der Hauptmasse des Knochenzementes zusammenhängen. Hämatoxylin-Eosin · 15

Die histologische Untersuchung des Implantatbettes in der Initialphase ergibt immer eine Nekrosezone von Knochen und Knochenmark, die sich etwa 5 mm tief von der Zementoberfläche aus erstreckt (Abb. 4.1). Weniger häufig werden größere Nekrosezonen im spongiösen oder kompakten Knochen beobachtet. Das konstante Auftreten einer Nekrosezone im Knochen und Knochenmark in der unmittelbaren Zementumgebung läßt vermuten, daß der örtliche Gewebstod entweder mechanisch durch Ausräumvorgänge oder osteotomiebedingt ist. Er kann auch durch Polymerisationshitze entstehen, durch toxische Wirkung unverbrauchter Monomere hervorgerufen werden oder schließlich auch aus der Kombination all dieser Einzelfaktoren resultieren (Abschn. 4.2.2.1 dieses Kapitels). Die Nekrose größerer Spongiosa- und Kortikaliszonen, die nicht in engem Kontakt zum Knochenzement stehen, können den oben beschriebenen Faktoren nicht einfach zugeschrieben werden, sondern sind eher als Folge einer unterbrochenen Gefäßversorgung bei der Implantation anzusehen (Abb. 4.2). In der Übergangszone zwischen einer Knochennekrose und le-

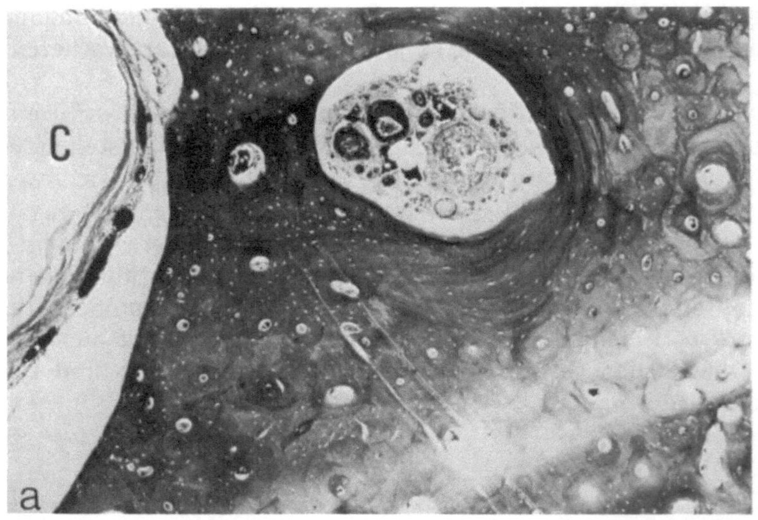

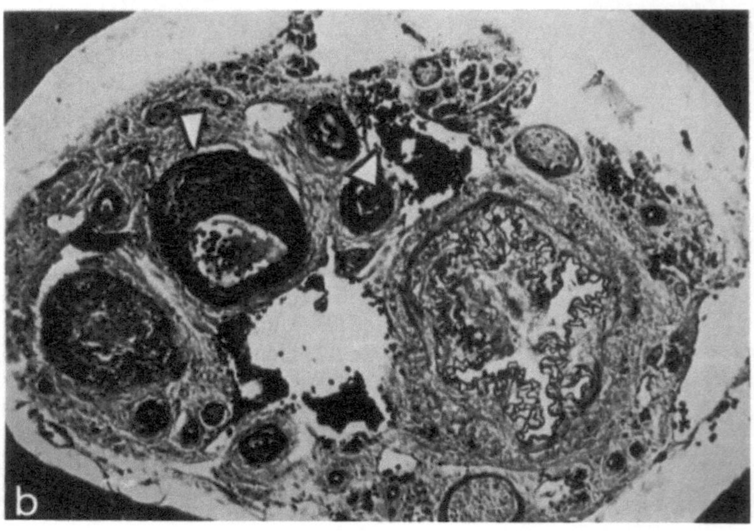

Abb. 4.2. a) 1 Jahr nach Implantation erkennt man die Kortikalis durch eine fibröse Gewebsschicht vom Zement (C) getrennt. Der Knochen zeigt Nekrosezonen um einen Gefäßkanal herum. Hämatoxylin-Eosin · 50, b) Bei einer höheren Vergrößerung erkennt man im Bereich des Gefäßkanals nekrotische Blutgefäße sowie neu entstandene Arterien (Pfeile) · 120

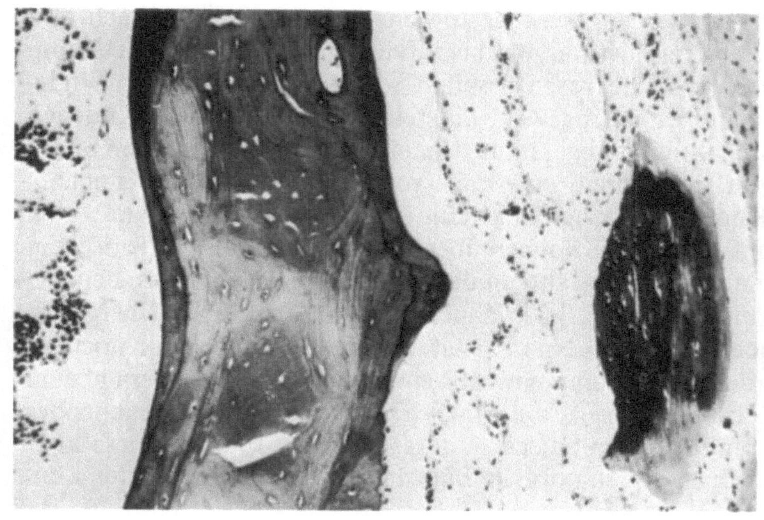

Abb. 4.3. Implantatbett 2 Jahre nach der Implantation. Fibröses Bindegewebe zwischen Zement und Knochen rechts im Bild. Die sogenannten Kompositenbälkchen zeigen einen zentralen Kern aus totem Knochen (zu beachten sind die leeren Lakunen), der von lebendem Knochen umgeben ist. Hämatoxylin—Eosin · 120

bendem Knochen findet man eine Gefäßerweiterung, eine Durchsetzung mit Entzündungszellen, eine Proliferation von Blutgefäßen und das Auftreten von Fibroblasten, Osteoklasten und Osteoblasten. Diese Befunde sind identisch mit den Reaktionen vitaler vaskularisierter Gewebe um einen Knocheninfarkt herum. Es befindet sich also der die Prothese im Implantatbett fixierende Knochenzement in der Anfangsphase lediglich im Kontakt mit abgestorbenem Knochen und Knochenmark, auf das die angrenzenden vitalen Gewebe in der üblichen Art und Weise reagieren.

Ein weiterer konstanter mikroskopischer Befund in der Nekrosezone des Implantatbetts ist die Anwesenheit unterschiedlicher Zementmengen, die zu der eigentlichen Zementmasse keine Verbindung haben. Diese abgetrennten Zementstücke können gelegentlich zu größeren Stückchen zusammengesetzt sein, die dann auch mit bloßem Auge zu sehen sind. Losgelöste kleine Acrylperlen (Zementkügelchen bis 80 μm Durchmesser) werden aber regelmäßig gefunden. Diese liegen entweder einzeln oder in Haufen.

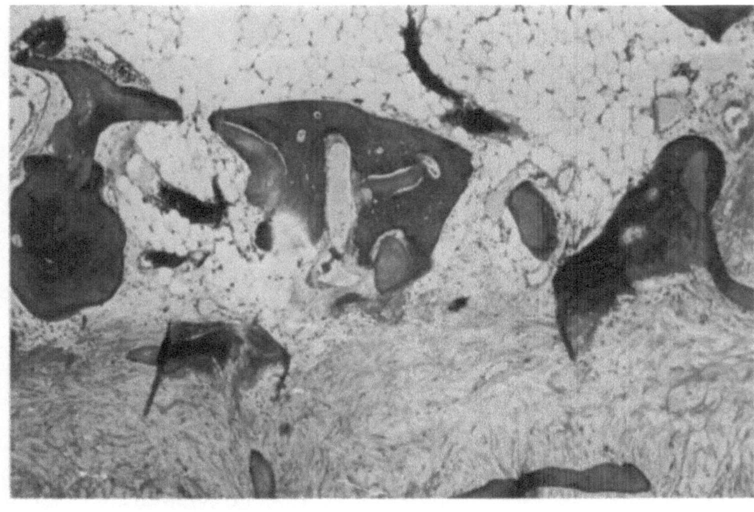

Abb. 4.4. Implantatbett 1 Jahr nach der Implantation. Knochen und Knochenmark in der oberen Bildhälfte sind abgestorben. Gezeigt ist die Abstützung der abgestorbenen Knochenbälkchen durch das appositionelle Wachstum neuen Knochens in der Übergangszone von lebendem und totem Gewebe. Hämatoxylin-Eosin · 50

In der reparativen Phase werden die abgestorbenen Gewebsbezirke nach und nach von einem gefäßreichen Granulationsgewebe durchsetzt, durch dessen Abräumzellen Knochen und Knochenmarknekrosen beseitigt werden und aus dessen Bindegewebszellen neues Faser- und Knochengewebe entsteht. Der abgestorbene Knochen wird durch die Osteoklastenaktivität abgeräumt. Um einige der abgestorbenen Spongiosabälkchen herum bildet sich jedoch eine Fülle von neuem lebendem Knochen, bevor der abgestorbene Knochen gänzlich abgeräumt ist. Diese zusammengesetzten Bälkchen haben einen vom lebenden Knochen überzogenen Kern aus nekrotischem Knochenmaterial. Sie können für viele Jahre in dem der Hauptzementmasse benachbarten Gewebe bestehen bleiben (Abb. 4.3). Manchmal kann man in der Übergangszone von totem zu lebendem Knochen eine Abstützung des nekrotischen Knochens erkennen, die bedingt wird durch Zusammenwachsen von knötchenformigem neuem lebendem Knochen an der Oberfläche (Abb. 4.4). Es scheint ein vorübergehendes Phänomen bald nach der Implantation zu sein, und es scheint so, als ob diese knotenförmigen Stützen möglicherweise in normale Bälkchen umgewandelt werden können.

In der Verbindungszone zwischen der Hauptzementmasse und dem revaskularisierten Implantatbett ist der Knochenzement vom lebenden Gewebe durch eine zellfreie Schicht getrennt, die überaus dünn und zart sein kann und eine fibrinartige Beschaffenheit aufweist (Abb. 4.5).

Zusätzlich zu dieser inneren, zellfreien fibrinartigen Schicht, die mit dem Knochenzement in Kontakt steht, findet man gewöhnlich noch eine äußere Schicht von faserigem, kollagenem Bindegewebe bis zu einer Dicke von 1 mm (Abb. 4.6). Nach Charnley (1970) kann diese Gewebsschicht metaplastisch in Faserknorpel umgewandelt werden. Mitunter werden Oberflächenanteile, die an den Zement angrenzen, von zahlreichen Fremdkörperriesenzellen gesäumt (Abb. 4.7a), die kleine intrazelluläre Einschlüsse aufweisen können, die möglicherweise präpolymerisiertem Methylmethacrylat entsprechen können (Abb. 4.7b).

Einzelne Zementstückchen oder Acrylperlen innerhalb eines Abstandes von etwa 5 mm zur Hauptzementmasse (bzw. zur Übergangszone selbst) werden in den Geweben von vielkernigen Riesenzellen umgeben, die häufig ein Synzytium mit kaum

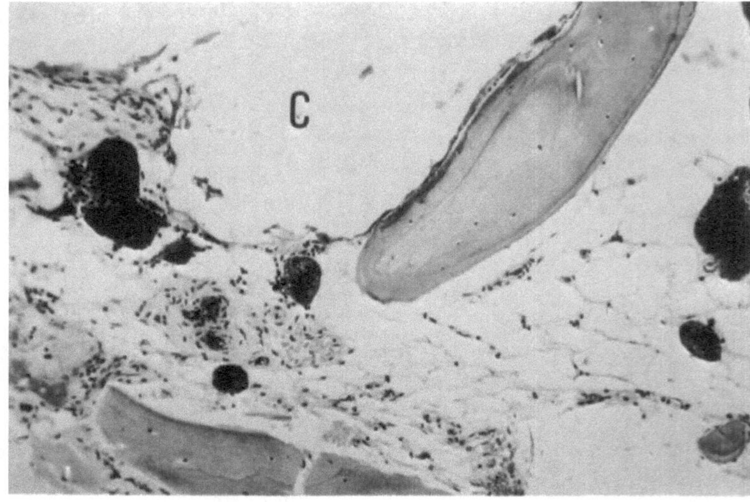

Abb. 4.5. Implantatbett 1 Jahr nach der Implantation. Der Knochenzement (C) ist vom Knochen durch durch eine dünne zellfreie Gewebeschicht getrennt. Hämatoxylin-Eosin. · 120

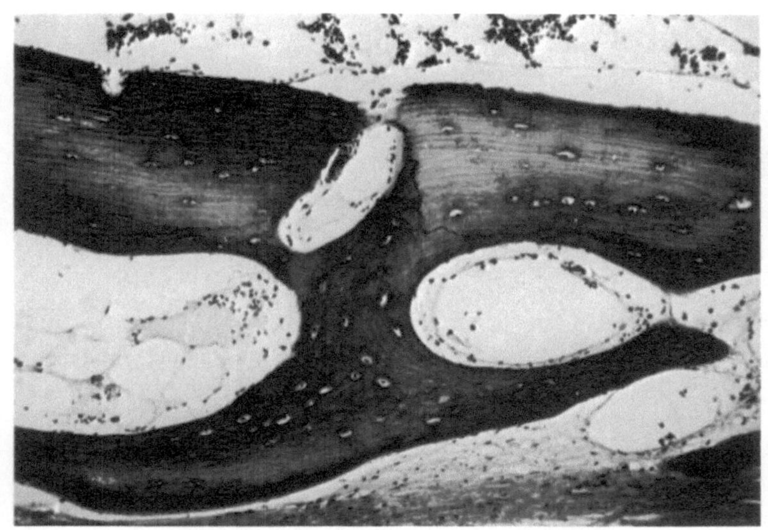

Abb. 4.6. Implantatbett
1 Jahr nach der Implanta-
tion. Der Knochen ist vom
Knochenzement durch
eine Schicht eines faserigen kollagenreichen Bindegewebes getrennt (unterer
Bildteil). Hämatoxylin-
Eosin. · 120

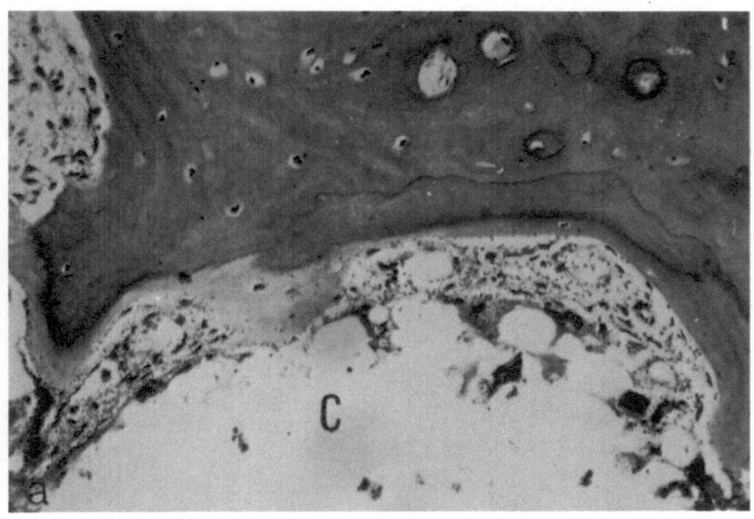

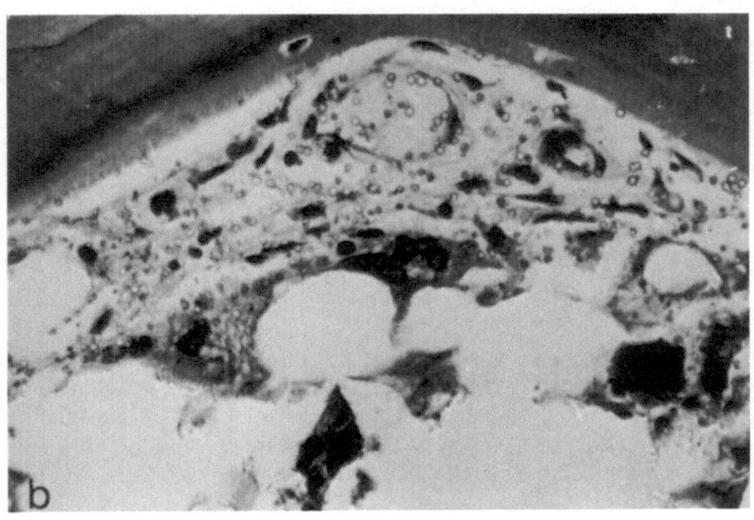

Abb. 4.7.a) Zahlreiche
Riesenzellen in Kontakt
mit Knochenzement (C) in
der Schicht zwischen Ze-
ment und Knochen, 1 Jahr
nach der Implantation.
Hämatoxylin-Eosin. · 50
b) Höhere Vergrößerung
eines Teils der Abb. 4.7a.
Zahlreiche Kügelchen (Po-
lymethylmethacrylat?)
sind in den Riesenzellen
und im Gewebe der Zwi-
schenschicht erkennbar.
· 400

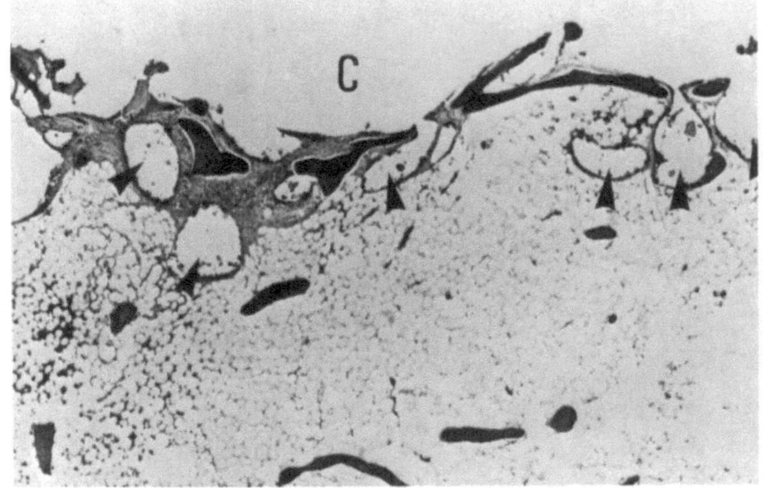

Abb. 4.8. Implantatbett 10 Monate nach der Implantation. Erkennbar sind mit Zementkügelchen angefüllte Räume, von denen einige mit der Hauptzementmasse in Verbindung stehen. (C). Hämatoxylin-Eosin. · 15

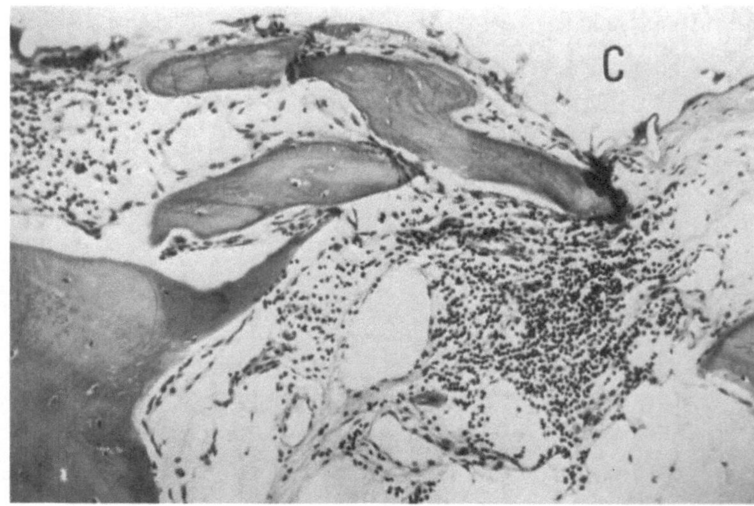

Abb. 4.9. Perivaskuläre lymphozytäre Infiltration in dem Zement (C) benachbartem Weichgewebe 1 Jahr nach der Implantation. Hämatoxylin-Eosin. 120

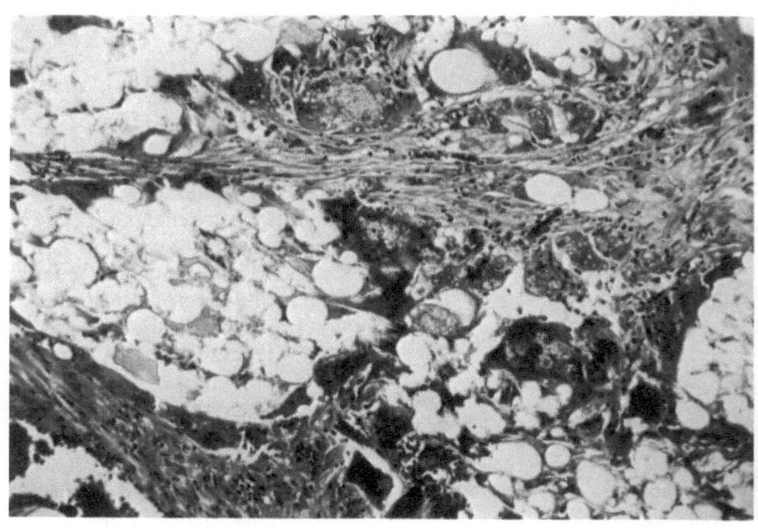

Abb. 4.10. Zahlreiche mehrkernige Riesenzellen, die Acrylzementfragmente enthalten und nekrotisches Fettmark im Bereich des Implantatbettes abräumen, umsäumen eine „schmerzhafte" Prothese (ein Jahr nach der Implantation). Hämatoxylin. · 120

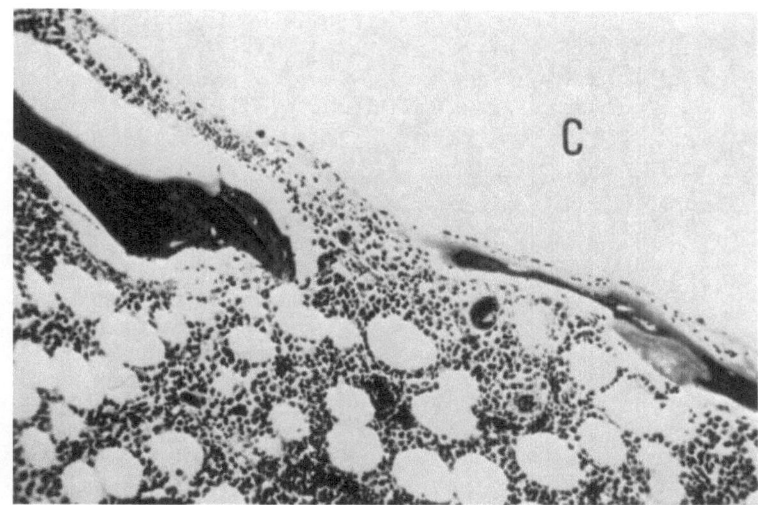

Abb. 4.11. Blutbildendes
Mark unmittelbar in der
Nähe der Zementoberflä-
che (C) 2 Jahre nach einer
Implantation. Hämatoxy-
lin-Eosin. · 120

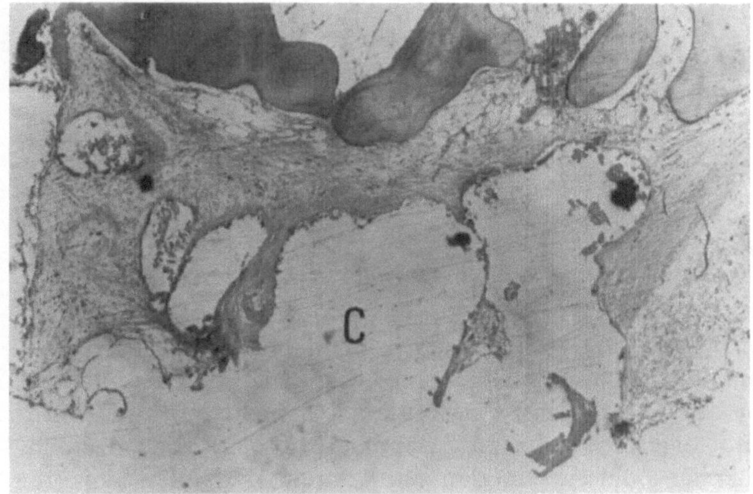

Abb. 4.12. Implantatbett
2 Jahre nach der Implantation. Erkennbar der Kno-
chenzement (C), der vom
Knochen durch eine dicke
Schicht faserigen Bindegewebes getrennt ist. Das
Bindegewebe enthält ein-
zelne Zementkügelchen.
(Rißbildungen sind beim
Schneiden des Präparates
entstanden). Hämatoxylin-
Eosin. · 30

sichtbaren Zellgrenzen bilden (Abb. 4.8 und 4.18). In dieser Zone spielt sich außerdem eine sehr aktive Knochen- und Bindegewebsbildung mit perivaskulärer lympho-
zytärer Infiltration (Abb. 4.9) ab. Gelegentlich kommt es zur Bildung hyalinen
Knorpels und zur Abräumung nekrotischen Knochenmarks mit eingeschlossenem
Acrylzement durch Schaumzellen und mehrkernigen Riesenzellen (Abb. 4.10). Blutbildendes Mark kann unmittelbar in der Nachbarschaft der Zementoberfläche gefunden werden (Abb. 4.11). Manchmal bleiben kleine nekrotische Knochenmarkszonen
bestehen, ohne daß man irgendwelche Reparationszeichen feststellen kann. Dies
scheint aber keine Beziehung zur Früh- oder Spätlockerung des Implantats zu haben.

Der aktive Reparationsprozeß dauert so lange an, bis das gesamte oder fast das
gesamte nekrotische Gewebe durch neuen Knochen oder neues Bindegewebe ersetzt
ist. Erst danach scheinen stabile Verhältnisse zwischen Implantat und Implantatbett
einzutreten. Das Implantatbett kann deshalb erst in der Stabilisationsphase, die ein
oder zwei Jahre nach der Operation beginnt, als eingeheilt angesehen werden (Willert, 1973). Obwohl diese Phase, wie histologisch bewiesen wurde, kaum früher als

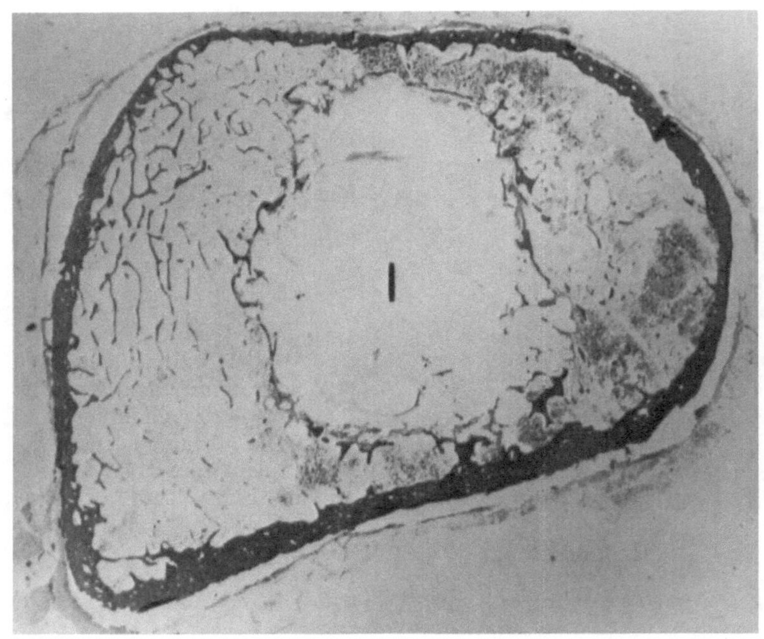

Abb. 4.13. Schnitt durch den Femurschaft eines Patienten, der 2 Jahre nach der Implantation verstarb. Das Implantat (I) saß fest. Die dem Zement am nächsten gelegenen Bälkchen sind parallel zur Zementoberfläche orientiert. Die verbliebene Spongiosa ist porotisch. Die Knochenkortex steht mit den implantatnahen Knochenbälkchen durch wenige radiär ausgerichtete Trabekel in Verbindung. Hämatoxylin-Eosin. · 4

ein Jahr nach der Implantation beginnt, scheint sich die Blutversorgung des Knochens nach etwa 6 Monaten zu normalisieren, was man durch die Verwendung knochengängiger Isotope nachweisen konnte (Feith u. Mitarb., 1976).

Das endgültige Implantatbett setzt sich aus einer dünnen Schicht zellfreiem, fibrinartigem Gewebe zusammen, das in unmittelbarem Kontakt mit der Hauptmasse des Knochenzements steht mit (oder ohne) einer äußeren Schicht eines faserigen kollagenen Bindegewebes mit einer Dicke bis zu 1,5 mm (Abb. 4.12). Die einzelnen persistierenden Zementstückchen oder Acrylperlen sind von einem dünnen Synzytium von Riesenzellen umgeben und können in faseriges Bindegewebe eingebettet werden. Zementpartikelchen können auch in mehrkernigen Riesenzellen enthalten sein. Entzündungszellen sind selten, obwohl vereinzelt Nester perivaskulärer Lymphozyten in unmittelbarer Nähe der Hauptzementmasse gefunden werden können. Das Granulationsgewebe, das die Markräume in der reparativen Phase ausfüllte, wird durch normales fett- und blutbildendes Markgewebe ersetzt. Der nekrotische Knochen und der neugebildete Geflechtsknochen dieser Phase wird durch lamelläre Knochentrabekel ersetzt. Während viele der neuen Knochenbälkchen senkrecht zur Oberfläche der Hauptzementmasse angeordnet sind, orientieren sich die dem Zement am nächsten liegenden häufig parallel zur Zementoberfläche (Abb. 4.13).

In einigen Fällen einer intramedullären Schaftfixation werden viele Trabekel abgebaut, die zwischen der inneren Kortex nahe des Knochenendes und den Trabekeln liegen, die den Zement umschließen. Auf diese Weise sind die inneren und äußeren Knochenanteile nur durch wenige radiär angeordnete Trabekel verbunden (Abb. 4.13). Dieser Spongiosaschwund (Porose oder Knochenschwund) entwickelt sich vermutlich deshalb, weil eine Tragfunktion des Knochens nicht mehr in vollem Umfang gegeben ist (Kap. 2, Abschn. 2.3.2), ein Prozeß, der Inaktivitätsosteoporosen aus anderen Ursachen vergleichbar ist.

4.2.2 Die Ursache für die Entstehung faserigen Bindegewebes zwischen Knochen und Zement

Weil bei einzementierten Endoprothesen der Knochenzement ursprünglich einen direkten Kontakt zum toten Knochen hat und weil er in der Stabilisationsphase gewöhnlich vom lebenden Knochen durch faseriges Bindegewebe getrennt ist, kann gefolgert werden, daß in der reparativen Phase ein Teil des abgestorbenen Knochens faserig ersetzt wird. Wenn man über die Ursachen der Bindegewebsbildung um ein einzementiertes Implantat diskutiert, müssen folgende zwei Fragen beantwortet werden: (1) Warum stirbt der Knochen ab und (2) warum wird er teilweise durch faseriges Bindegewebe anstatt durch lebenden Knochen ersetzt?

4.2.2.1 Die Ursachen für die Knochennekrose

Die Ursache für die Knochennekrose im Bereich der Verbindung zwischen Knochen und Knochenzement ist nicht sicher. Drei Faktoren müssen damit in Zusammenhang gebracht werden:
1. Das Trauma und die Hitze bedingt durch Sägen und Ausräumung des Knochens,
2. die Hitze, die durch die Polymerisation des Polymethylmethacrylates (PMMA) entsteht und
3. das Austreten von Monomeren aus dem Zement vor der Polymerisation.
Vielleicht sind alle diese Einzelfaktoren für einen bestimmten Anteil des Prozesses verantwortlich, der von Fall zu Fall variiert.

Linder und Lundskog (1975) haben gezeigt, daß die atraumatische Behandlung des Knochens von Bedeutung ist. Sie konnten zeigen, daß bei ausreichend schonender operativer Technik ein direkter Kontakt zwischen lebendem Knochen und Metallimplantat erzielt und aufrecht erhalten werden kann. Dieser Kontakt kann so fest sein, daß beträchtliche Kräfte sogar für Implantate mit glatter Oberfläche zur Extraktion erforderlich werden können.

Polymethylmethacrylat erzeugt bei der Polymerisation eine beträchtliche Hitze, so daß die thermische Knochennekrose als gesichert gelten kann. Zweifel bestehen jedoch hinsichtlich der Größenordnung dieses Prozesses in der Praxis (Jefferiss, Lee u. Ling, 1975), weil ja fließendes Blut und Metallimplantate auf verschiedenen Wegen einen Kühleffekt erzielen und damit die Oberflächentemperatur der Zementmasse bei der Operation vermindern. Temperaturen bis zu 37° C während der Implantation einer Thompson-Hüftkopfprothese mit Knochenzement wurden von Ohnsorge und Goebel (1970) in einem Leichenfemur gemessen. Die höchste Temperatur am Knochenzementübergang wurde am Trochanter major mit 72° C gefunden, wenn die Endoprothese eine Primärtemperatur von 25° C aufwies. War die Prothese vorher auf 0° C abgekühlt worden, fand man Temperaturen von nur 53° C. Die Autoren sehen diesen Unterschied im Hinblick auf die Proteindenaturierung, die bei 56° C eintritt, als wesentlich an. Biehl, Harms und Hanser (1974) führten ähnliche Messungen an der Knochenzementübergangszone am Trochanter major und an anderen Stellen durch, jedoch in vivo. Eine Temperatur von mehr als 46° C wurde nicht festgestellt. Bei einer auf 0° C abgekühlten Prothese waren die Temperaturen an der Überganszone um etwa 5° C vermindert. Sowohl bei der tibialen als auch bei der femoralen Knochenzementüberganszone einer Knieendoprothese wurden Höchsttemperaturen zwischen 63° und 65° C festgestellt. Die Autoren führen den Unterschied zwischen den Temperaturen am Knie und an der Hüfte auf die verminderte Wärmeableitung zurück, die bei der Knieoperation als Folge der Oberschenkelblutleere wirksam wurde. Der Unterschied zwischen ihren Messungen an der Hüfte in vivo und jenen von Ohnsorge und Goebel in vitro sind in ähnlicher Weise durch das Vorhandensein oder das Fehlen der Blutzirkulation erklärbar. Labitzke und Paulus (1974) führten ähnliche Messungen an der Hüfte durch und fanden maximale Temperaturen der Übergangszone an der Pfanne von 41° bis 49° C. Es handelte sich dabei um Endoprothesen nach Müller, deren Pfannen aus hochverdichtetem Polyäthylen bestehen, wobei die beträchtlich niedrigere Wärmeleitfähigkeit des Materials nach Ansicht der Autoren zu höheren Temperaturen der Übergangszone führt als bei metallischen Komponenten. Die Autoren verweisen auf eine noch nicht veröffentlichte Arbeit, in der sie zeigen konnten, daß die Koagulationstemperatur vom Knochenkollagen mindestens bei 70° C liegt. Sie schließen daraus, daß die Gefahr einer thermischen Matrixschädigung in der Praxis gering ist. Ein Zellschaden ist natürlich eher möglich.

Monomeres Methylmethacrylat ist toxisch. Es diffundiert aus der Zementmasse vor der endgültigen Auspolymerisation. Daß dabei eine toxische Nekrose der angrenzenden Knochenregion entstehen kann, ist deshalb denkbar (Charnley, 1970), letztlich aber nicht bewiesen. Weder moderne Implantatelegierungen noch polymerisierter Acrylzement selbst rufen Knochennektrosen hervor (Linder u. Lundskog, 1975).

So scheint von den drei möglichen Faktoren für eine initiale Knochennekrose der Grenzschicht zum Knochenzement das Trauma der wahrscheinlichste zu sein, die PMMA-zementabhängigen Faktoren die am wenigsten wahrscheinlichste.

4.2.2.2 Die Ursachen für den fibrösen Ersatz des nekrotischen Knochens

Abgestorbener spongiöser Knochen wird revaskularisiert und wieder in ein intaktes lebendes Gewebe überführt durch Einwachsen von Granulationsgewebe, durch die Bindung von lebendem appositionellem Geflechtknochen an die abgestorbenen Knochenbälkchen und letztlich durch die Umwandlung dieser Kompositenbälkchen in normalen lebenden Knochen. Dieser Prozeß erfordert ein intaktes Gerüst der abgestorbenen Spongiosa, in das das Granulationsgewebe vorwachsen kann, und auf dem sich neugebildeter Knochen ausbreiten kann. Wenn der nekrotische Knochen bricht (und so möglicherweise eine Bewegung an den Bruchflächen bei jeder Belastung hervorruft), dann wird diese Region generell eher faserig als knöchern wieder aufgebaut. Dies legt die Vermutung nahe, daß das eigentliche Ereignis für den faserigen Ersatz des nekrotischen Knochens im Bereich der Übergangszone eine Frakturierung der nekrotischen Spongiosa ist. Im Labor getesteter nekrotischer Knochen neigt zur Ermüdung (Swanson, Freeman u. Day, 1971). Im Gegensatz zu lebendem Knochen kommt es bei der Matrix von totem Knochen zu einer ständigen Akkumulation der Belastungszyklen. So scheint es möglich, daß die dem Zement unmittelbar benachbarte Spongiosazone unter der wiederholten Belastung des täglichen Lebens ein Ermüdungsbruch erleidet. Je länger diese Belastungszeiträume sind, desto eher kann ein Ermüdungsbruch entstehen.

Natürlich wird die Zeit, die für Revaskularisierung, Abräumung und Ersatz durch neuen lebenden Knochen benötigt wird, in erster Linie durch die Ausdehnung der ursprünglichen Nekrosezone bestimmt. Kommt es zu ausgedehnten Knochennekrosen, dann wird der Zement länger im toten Knochen verankert bleiben, als wenn diese Zone nur ein geringes Ausmaß hat. So kann man annehmen, daß die Wahrscheinlichkeit einer Ermüdungsfraktur mit anschließendem fasergewebigem Ersatz um so größer ist, je ausgedehnter die ursprüngliche Knochennekrose ist.

Ein zweiter Faktor, der für die Fraktur verantwortlich sein kann, läßt sich aus Tierversuchen ableiten. Aus ihnen geht hervor, daß der Knochen eines experimentell infarzierten Femurkopfes gegenüber einer statischen Belastung schwächer ist als der Knochen eines normalen Femurkopfes (Szepesi u. Kapitany, 1974; Szepesi, Kapitany u. Csorba, 1974).

So scheint toter, wiederholt belasteter spongiöser Knochen durch faseriges Bindegewebe ersetzt zu werden, weil er vorher frakturiert ist. Er scheint deshalb zu brechen, weil er einem Ermüdungsprozeß unterliegt oder weil seine statisch-mechanischen Eigenschaften vermindert sind.

4.2.3 Der direkte Kontakt zwischen Endoprothese und lebendem Knochen

Die ersten für den Gelenkersatz gebrauchten Implantate wurden als eingeschlagene Paßteile am Skelett fixiert. Hierfür war natürlich ein direkter Kontakt mit dem Knochen notwendig. Die klinische Erfahrung ergab jedoch, daß auf diese Weise eingebrachte Endoprothesen (wie die Thompson-Endoprothese) zur Auslockerung neigten. Daraufhin setzten zwei verschiedene Entwicklungen ein. Auf der einen Seite fensterte man den Prothesenstiel, in der Hoffnung, den Knochen dadurch zum Einwachsen in das Implantat zu bringen und dieses dadurch am Skelett zu fixieren (ein Beispiel hierfür war die Moore-Prothese). Auf der anderen Seite erzielt man einen totalen Kontakt und eine feste Verbindung zwischen Implantat und Skelett durch die Anwendung von Polymethylmethacrylat. Unglücklicherweise waren die ersten Versuche, die Prothese durch Einwachsen von Knochen im Skelett zu stabilisieren und zu fixieren, nicht besonders erfolgreich, während (glücklicherweise) die Anwendung eines Acrylzementes mit großem klinischen Erfolg verbunden war. Obwohl die Anwendung des Acrylzements gewöhnlich einen klinischen Erfolg mit sich bringt, ist dieser jedoch nicht konstant. Einige Prothesen lockern aus, sogar noch 6 Jahre und mehr nach der Implantation (dieses Thema wird ausführlich in Abschn. 4.4.1 dieses Kapitels und in Abschn. 5.3 des Kapitels 5 besprochen). An dieser Stelle soll nur darauf hingewiesen werden, daß man heute der Auffassung ist, daß die Spätauslockerung des Implantates auf der Präsenz einer faserigen Bindegewebsschicht zwischen dem lebenden Knochen und dem Knochenzement beruht. Es wurde deshalb der Versuch gemacht, Endoprothesen derart zu implantieren, daß der lebende Knochen in direktem lebendem, dauerndem Kontakt mit großen Arealen der Implantatoberfläche bleibt und, falls möglich, den Knochen zusätzlich anzuregen, in das Implantat selbst einzuwachsen, um es fest an Ort und Stelle zu fixieren.

Die Orthopäden, die einen direkten Kontakt zwischen Implantat und lebendem Knochen erstreben und nicht zwischen Implantat und faserigem Bindegewebe, wurden möglicherweise durch ihre Erfahrungen bei der Knochenbruchheilung und der Ankylose beeinflußt. Da ergibt bekanntlich eine direkte knöcherne Brückenbildung eine dauernde Stabilität, eine Vermeidung einer wiederkehrenden Verformung und das Fehlen von Schmerzen. Im Gegensatz dazu kann das Auftreten von faserigem Bindegewebe von Schmerzen und fortschreitenden wiederkehrenden Verformungen begleitet sein, die im Zusammenhang mit dem Gelenkersatz das Äquivalent für die Lockerung darstellen.

Obwohl der Vergleich mit der Frakturheilung besticht, bleibt er eben nur ein Vergleich und keine bewiesene Tatsache. Natürlich wird sich eine Lockerung einstellen, wenn die Zone der faserigen Ersatzschicht bei einer einzementierten Prothese im Verhältnis zu den Knochenvorsprüngen, von denen die Verankerung abhängt, groß ist. In der Praxis erscheint es aber ganz und gar ungewiß, ob dies die eigentliche Ursache der Lockerung ist. Wenn dieses jedoch aber weniger häufig vorkommt, als das Nichteinwachsen des Knochens in das Implantat, dann sollte die klinische Lockerungsrate bei einzementierten Prothesen niedriger sein als bei solchen Prothesen, die vom Einwachsen des Knochens abhängig sind.

Um einen dauernden direkten Kontakt zwischen lebendem Knochen und dem Implantat zu gewährleisten, müssen zwei Hauptanforderungen erfüllt sein. Erstens müssen Techniken angewandt werden, bei denen der lebende Knochen in unmittelbarem Kontakt mit der Oberfläche des Implantats zum Zeitpunkt der Operation gebracht werden kann und der dann durch eine günstige Nachbehandlung auch aufrecht erhalten werden kann. Zweitens müssen solche Implantatmaterialien ausgewählt werden, die den Knochen dazu anregen, auf die Oberfläche und in die Poren des Implantats zu- bzw. einzuwachsen.

4.2.3.1 Techniken, durch die lebender Knochen in einem Dauerkontakt mit der Implantatoberfläche begracht werden kann

Klinische Erfahrung mit einzementierten Endoprothesen ergab, daß, wenn eine Prothese über eine Reihe von Jahren hinweg symptomlos bleiben soll, die Beanspruchung der Übergangszone niedrig genug sein muß, um eine Ermüdung des betreffenden Knochens zu vermeiden. (Das bedeutet, die Kontaktzone muß groß genug sein.) Grund: Es darf nur eine geringe oder gar keine Bewegung zwischen Implantat und Knochen entstehen. Diese beiden Gesichtspunkte können zum Zeitpunkt der Operation mit Knochenzement berücksichtigt werden, wenn der Totraum zwischen einer unregelmäßigen Knochenoberfläche und einer glatten Prothesenoberfläche mit Zement ausgefüllt werden kann, der sich während der Polymerisation den beiden Oberflächen anpassen kann. Wenn ein vergleichbarer Kontakt ohne die Anwendung von Zement erreicht werden kann, dann müssen sehr exakte chirurgische Techniken angewandt werden, weil die Fähigkeit des Knochens, über seine Grenzen hinauszuwachsen, um den Totraum auszufüllen, begrenzt sind. Spalten von 2 mm bedeuten wohl schon die praktische Grenze. Es leuchtet ein, daß man wenigstens für bestimmte mechanische Kreuzungspunkte der Implantatoberfläche einen exakten Sitz erhält, wenn man eine Bewegung zwischen Prothese und Skelett verhindern kann. Andererseits muß der Anteil der Implantatoberfläche, die einen festen Sitz am Skelett gewährleistet, hoch sein, wenn die Beanspruchung auf diese Kontaktzone toleriert werden soll. Ein derartiger dauerhafter Kontakt mit lebendem Knochen scheint nur dadurch möglich zu sein, die Prothesen so zu implantieren, daß ein perfekter Kontakt zwischen dem größten Teil ihrer Oberfläche und dem Knochen erzielt wird. Hier sind besonders die Zonen wichtig, von denen die initiale Fixation abhängt. Dort, wo nur ein unvollständiger Kontakt erzielt werden kann, sollte der Knochen nicht mehr als 2 mm vom Implantat entfernt sein. In der Praxis werden solche Bedingungen bestenfalls schwierig, im schlimmsten Fall überhaupt nicht zu erzielen sein. Es scheint z. B. unwahrscheinlich, daß es im Regelfall möglich ist, einen solchen exakten Kontakt über die gesamte Oberfläche des intramedullären Stiels zu erreichen. Bei den Prothesen, die nur einen

Gelenkflächenansatz darstellen, kann der vorbestehende pathologische Prozeß am Knochen dieses Ziel unter Schwierigkeiten erreichbar machen: Sowohl die rheumatoide Arthritis wie auch die Arthrose sind durch die Entwicklung von Läsionen in der Umgebung des Gelenkes charakterisiert („Zysten", die in irgendeiner Weise durch das Implantat selbst ausgefüllt werden sollten, wenn man keinen Knochenzement benutzt).

Wenn man annimmt, daß sich die zugehörigen knöchernen Oberflächen im großen und ganzen herrichten lassen, so ist es darüberhinaus notwendig, entweder den Knochen so zu schneiden, daß er bei dem Präparationsvorgang nicht nekrotisch wird oder die Gelenkbelastung für einen ausreichenden Zeitraum so zu reduzieren, daß nekrotischer Knochen von lebendem ersetzt werden kann. Nach Linder und Lundskog (1975) sollte kortikaler Knochen so geschnitten werden, daß der lebende Knochen mit dem Implantat in Kontakt bleiben kann. Die hierfür notwendigen Techniken sind wohl für einen chirurgischen Routinebetrieb nur unter Schwierigkeiten anzuwenden. Spongiösen Knochen auf diese Art und Weise zu präparieren erscheint noch schwieriger, wenn nicht gar unmöglich. Trotzdem konnte kürzlich demonstriert werden (Branemark et. al., 1975), daß die Lastübertragung durch Titanschrauben möglich ist, die in menschliche Mandibeln eingebracht wurden. Hierbei ist Voraussetzung, daß erstens die Operationstechnik ausreichend schonend ist und daß zweitens die Implantate für eine Initialphase nach der Einbringung nicht belastet werden, in der der Knochen sich im Implantatbett voll entwickelt. Im Hinblick auf die klinischen Belange des Gelenkersatzes taucht das Problem auf, daß es für Patienten nach einem Gelenkersatz häufig unmöglich ist, eine Gelenkentlastung für mehrere Monate postoperativ durchzuführen. (In der Tat ist es durchaus möglich, daß sich kein faseriges Bindegewebe in den Zwischenschichten ausbildet, wenn bei einzementierten Prothesen die vollständige Entlastung routinemäßig erreicht werden kann.)

In diesem Fall muß es als notwendig erachtet werden, daß die Prothese in den lebenden Knochen derartig eingeblockt ist, daß sie Belastungen unterschiedlicher Richtung tolerieren kann. Dann ist auch mit dem Einwachsen des Knochens in das Implantat zu rechnen (Kap. 5, Abschn. 5.3.7). In einem gewissen Ausmaß kann ein auf andere Weise fixiertes Implantat (z. B. wenn es wie eine Schraube geformt ist), immer dadurch gelockert werden, daß sich die für seine Verankerung aufgewendeten Kräfte aufheben. Sicherlich kann der Knochen zum Einwachsen in ein Implantat angeregt werden (Abschn. 4.2.3.2 dieses Kapitels), aber nur dann, wenn eine Bewegung zwischen Implantat und Skelett mindestens für die ersten 3–6 Monate verhindert wird. Wenn eine Bewegung möglich ist, kommt es zur Entwicklung einer Faserschicht rund um die Prothese (s. auch Lundskog, 1972; Cameron, Pilliar u. MacNab, 1973; Uhtoff, 1973; Linder u. Lundskog, 1975). Eine Immobilisationsphase ist notwendig, weil dem Einwachsen des Knochens das Einwachsen von Blutgefäßen in eine lockere Bindegewebsschicht vorausgeht. Kann das Implantat sich nur um 1 oder 2 mm über das knöcherne Skelett verschieben, so wird das Gewebe geschädigt und das Einwachsen des Knochens verhindert.

Um diesen Grad der Implantatimmobilisation zu erreichen, ist es unumgänglich, einmal eine sehr exakte chirurgische Technik und zum zweiten eine Reduktion der Gelenkbelastung anzustreben. Auf die praktischen Schwierigkeiten, beide Forderungen zu erfüllen, wurde bereits hingewiesen. Trotzdem wurde über das Einwachsen des Knochens bei durchbrochenen Prothesenstielen und Krampen berichtet, die unmittelbar nach der Implantation bei Hunden und Kaninchen belastet wurden (Cameron, MacNab u. Pilliar, 1972; Homsy u. Mitarb., 1972; Lembert, Galante u. Rostoker, 1972). Daraus ist zu ersehen, daß der erforderliche Immobilisationsgrad wohl durchaus erreichbar ist.

Eine zweite Vorbedingung für das Einwachsen des Knochens ist darin zu sehen, daß die Implantationsvertiefungen, in die der Knochen hineinwachsen soll, eine bestimmte Mindestgröße nicht unterschreiten dürfen. Diese Probleme wurden von Klawitter und Hulbert (1971), Lembert, Galante und Rostoker (1972), Howe, Svare und Tock (1975) u. a. im Zusammenhang mit porösen Oberflächen untersucht. Unabhängig vom Material konnte man bei einer reinen Größe von mehr als 100 μm (0,1 mm) das Einwachsen histologisch nachweisen und einen Festigkeitszuwachs feststellen, der auf ein signifikantes Einwachsen hinwies oder beides. Diese allgemeinen Feststellungen können noch näher erläutert werden. Klawitter und Hulbert (1971) fanden bei Calciumaluminat, daß faseriges Bindegewebe in Poren von 5–15 μm im Durchmesser einwuchs, osteoides Gewebe in Poren von 40–100 μm und Knochen in Poren von 100 μm oder mehr. Lembert, Galante und Rostoker (1972) fanden, daß eine unterschiedliche Porengröße im Bereich von 190–390 μm keine signifikanten Unterschiede der Scherfestigkeit 6 Wochen nach einer Implantation bei Hunden ergab. Welsh, Pilliar und MacNab (1971) stellten Scherfestigkeiten bei porösen Kobalt-Chrom-Molybdän-Legierungen fest, die einen beträchtlichen Knocheneinwuchs vermuten ließen, wobei die Porengröße, die von den Autoren nicht mitgeteilt wurde, augenscheinlich im Bereich zwischen 10 und 20 μm nach rasterelektronenoptischen Messungen lag. Nilles, Coletti und Wilson (1973) fanden, daß pyrolytischer Graphit mit einer Porengröße zwischen 3 und 10 μm ähnliche Scherfestigkeitswerte ergab wie jene, die bei glattflächigem rostfreiem Stahl zu erzielen waren. Howe, Svare und Tock (1975) fanden bei einem Bereich von 275–670 μm die größte Auffüllung einer einzelnen Pore, wenn diese einen Durchmesser von 420 μm aufwies.

Es scheint also, daß bei jedem Material, in das Knochen einwachsen kann, eine Porengröße von 100 μm oder größer einen adäquaten Einwuchs gewährleisten. Kleinere Poren erlauben auch das Einwachsen, es gibt aber keinen Grund, sie vorzuziehen.

Es ist nicht bekannt, bis zu welcher Ausdehnung eines Totraumes menschlicher Knochen von einer Knochenschnittfläche aus vorwachsen kann. Es scheint aber etwa in der Größenordnung von 1–2 mm zu liegen. Größere Spalten können im Bereich von Bruchflächen überbrückt werden. Die biologische Umgebung ist hierbei jedoch etwas anders zu beurteilen. Wenn die maximale Wachstumskapazität in der Praxis nur für einen Bereich von 1 mm anzusetzen ist, dann wäre es sinnlos, größere Poren in einer Prothesenoberfläche zu haben. Dadurch würde man nur die Gefahr vergrößern, daß sich die Vertiefungen nicht nur mit Knochen, sondern auch zum Teil mit faserigem Bindegewebe auffüllen.

Daraus folgt, daß, wenn man sich die Stimulation des Knochenwachstums in Implantatoberflächen erhofft, erstens die ganze Oberfläche, die mit dem Knochen in Kontakt tritt, gezackt oder porös sein sollte, und zweitens, daß die Vertiefungen oder Poren in der Prothese zwischen 0,1 und 1 mm Durchmesser und Tiefe aufweisen sollten, bei einem möglichen Optimum von 0,5 mm.

Zur Zeit versucht man an zahlreichen Zentren, Totalendoprothesen beim Menschen ohne Zement zu fixieren, indem man eine sorgfältige chirurgische Technik, eine postoperative Entlastung und geeignete poröse und gezackte Prothesenoberflächen zur Anwendung bringt. Obwohl über ermutigende klinische Ergebnisse berichtet wurde, scheint eine Stellungnahme zum jetzigen Zeitpunkt verfrüht, da die Nachuntersuchungszeiträume noch zu kurz sind und ergänzende histologische Befunde noch nicht in ausreichender Zahl vorliegen.

Die maximale Distanz, über die ein zuverlässiges Knochenwachstum erwartet werden kann (1 – 2 mm), entspricht in etwa der Tiefe von Oberflächeneinsenkungen, die man nach 1 Jahr mit Gewichtsbelastung beim Hund durch eine fibröse Bindegewebsschicht aufgefunden hat. (Biehl, Harms u. Mäusle, 1975). Dadurch wird wahrscheinlicher, daß die An- oder Abwesenheit einer wiederholten Belastung der kritische Faktor ist und daß ein Implantat mit Oberflächenporen von etwa 1 mm Durchmesser dieselben Reaktionen hervorruft wie ein solches mit Rillen von etwa 1 mm Tiefe. Wenn das so ist, dann wird eine längere klinische Erfahrung zeigen, daß sowohl mit poröser als auch mit gerippter Oberfläche eine wiederholte Belastungseinwirkung einen faserigen Knochenersatz hervorrufen wird, der sich während einer Initialphase unter eingeschränkter Belastung ausgebildet hat.

4.2.3.2 Der Einfluß der Implantatmaterialien auf den Dauerkontakt zum lebenden Knochen

Obwohl einige Implantatmaterialien in diesem Zusammenhang für die Anwendung als besonders geeignet gelten, weil sie sich biologisch mehr inert verhalten (z. B. ist die Korrosion bei keramischen Werkstoffen geringer als bei Kobalt-Chrom-Legierungen), scheint es, daß jedes der im klinischen Gebrauch befindlichen Materialien und einige andere experimentelle Materialien lebendem Knochen erlauben, in unmittelbarem Kontakt mit ihnen zu existieren.

Das Einwachsen des Knochens wurde in gesintertem Calciumaluminat beobachtet (Klawitter u. Hulbert, 1971; Nilles, Coletti u. Wilson, 1973), in gesintertem Aluminium (Hulbert u. Mitarb., 1974), in aus Aluminium hergestellten keramischen Werkstoffen, in Silicium-, Calcium- und Magnesiumcarbonat (Welsh, Pilliar u. Mac Nab, 1971), in keramischen Werkstoffen, die 96% Aluminium mit Silicium, Magnesiumoxid und Spuren anderer Metalloxide enthalten (Lyng u. Mitarb., 1973). Weiterhin wurde es beobachtet bei gesintertem Titan-Draht (Galante u. Mitarb., 1971; Lembert, Galante u. Rostoker, 1972), gesinterten Kobalt-Chrom-Molybdän-Legierungen (Cameron, Pilliar u. MacNab, 1973), bei gesintertem rostfreiem Stahl (Nilles, Coletti u. Wilson, 1973), bei Teflon und pyrolytischem Graphit (Homsy u. Mitarb., 1972), bei Teflon (Howe, Svare und Tock, 1975), bei pyrolytischem Graphit (Nilles, Coletti u. Wilson, 1973) und bei Polyäthylen (Klawitter u. Mitarb., 1976; Sauer u. Mitarb., 1976).

Rostfreier Stahl und Kobalt-Chrom-Molybdän-Legierungen werden bei orthopädischen Inplantaten seit vielen Jahren gebraucht. Sie rufen bekanntlich kaum oder gar keine wesentlichen Abwehrreaktionen hervor. Sie sind also in dem besprochenen Zusammenhang von Interesse. Andererseits, darauf haben einige der oben zitierten Autoren hingewiesen, weist ein Metallimplantat mit poröser Oberfläche eine wesentlich größere Gesamtoberfläche auf als ein vergleichbares Implantat mit glatter Oberfläche. Hierdurch ist die Möglichkeit einer verstärkten Intoleranzreaktion gegeben. Trotzdem werden heute, besonders in Nordamerika, die porösen Metallimplantate als klinisch brauchbar angesehen. Eine mögliche Lösung des potentiellen Problems einer verstärkten Oberflächenreaktivität wurde von Nilles, Coletti und Wilson (1973) mitgeteilt, die feststellten, daß die Sinterung von rostfreiem Stahl oder Titan einen Oxidfilm auf der gesamten Oberfläche des porösen Metalls hervorrief und daß dadurch eine größere Reaktionsarmut des Implantats erwartet werden konnte. Dies würde genauso für das von Galante u. Mitarb. untersuchte Titan zutreffen. Weil jedoch diese beiden Materialien ihre Korrosionsresistenz den natürlich gebildeten Oxidfilmen verdanken, wird der Sinterungseffekt keinen quantitativen, sondern höchstens einen qualitativen Unterschied hervorrufen. Der Sinterungseffekt wird möglicherweise einen dickeren und vielleicht stärkeren Oxidfilm produzieren. (Es sei denn, die Sinterung spielt sich in einer inerten Atmosphäre ab.)

Keramische Werkstoffe werden als Metalloxid chemisch und daher auch biologisch reaktionsärmer als reine Metalle und Legierungen angesehen. Besonders stark ist das Interesse an keramischen Werkstoffen als Implantat-Material im kontinentalen Europa, wo eine Reihe von Keramik-Prothesen bereits im klinischen Gebrauch sind (Boutin, 1974; Mittelmeier, 1975). Zur teilweisen Stützung der Meinung, daß direkter Kontakt zwischen lebendem Knochen und keramischen Werkstoffen relativ leicht zu erzielen sei, fanden Hulbert u. Mitarb. (1974) die Präsenz eines Osteoidsaumes von 10–50 μm Dicke zwischen Knochen und Calciumaluminat (keramischer Werkstoff), aber nicht zwischen Knochen und Aluminiumoxid (anderer keramischer Werkstoff). Ein direkter Knochenkontakt wurde auch von Lyng u. Mitarb. (1973) bei ihrer 96%igen Aluminiumkeramik beobachtet. Im Gegensatz dazu wurde von anderen Untersuchern berichtet, daß Implantate aus keramischen Werkstoffen vom Knochen durch eine Zone faserigen Bindegewebes getrennt sind, und zwar auf genau die gleiche Art wie Metalle (Geduldig u. Mitarb., 1975). Es ist noch zu früh, zu sagen, ob keramische Werkstoffe in dieser Beziehung besondere Vorteile haben oder nicht. Es besteht jedoch eher der Eindruck, daß diese Vorteile nicht bestehen (Willert, persönliche Mitteilung, 1976).

4.2.3.3 Zusammenfassung

Wenn der lebende Knochen mit einem Implantat in dauerhaftem Kontakt bleiben soll, dann sind 3 Faktoren von besonderer Bedeutung.
1. Die Präparation der Knochenoberfläche muß so atraumatisch wie möglich erfolgen und den Knochen für einen exakten Prothensitz vorbereiten.
2. Die Prothese muß für die ersten 3–6 Monate nach der Implantation immobilisiert im Knochen verbleiben, eine Forderung, bei der eine Gewichtsbelastung des Beines nicht wünschenswert ist.
3. Das Implantat muß biologisch inert sein. Diese Forderung wird auf Grund jüngster Erkenntnisse von verschiedenen Metallen, Metalloxiden (keramische Werkstoffe) und von Poymeren gleichermaßen gut erfüllt. Wenn der Knochen in ein Implantat einwachsen soll, muß die Oberfläche der Prothese gezackt oder porös sein. Die Poren oder Zacken (Rillen) sollten einen Durchmesser zwischen 0,1 und 1,0 mm haben.

Obwohl die Bedeutung und Relevanz dieser Faktoren gezeigt werden konnte, sind in der Literatur nur wenige Untersuchungen bekannt, in denen sie einzeln untersucht worden sind. Es läßt sich zum jetzigen Zeitpunkt ihre relative Bedeutung noch nicht endgültig festlegen.

4.3 Die „normale" Gewebereaktion auf Abrieb-Partikel und Korrosion

In gewissem Umfang ist der Abrieb tragender Oberflächen bei totalem endoprothetischem Gelenkersatz unvermeidbar. Abriebteilchen entstehen sowohl von den tragenden Oberflächen von Metall als auch von Kunststoffkomponenten. Die Häufigkeit und der Mechanismus des Abriebs bei den verschiedenen Prothesentypen wurden bereits in Kapitel 3 besprochen.

Die Korrosion metallischer Komponenten und metallischer Abrieb-Partikel führt zur Bildung löslicher und unlöslicher Gemische. Ein Abrieb ist keineswegs notwendig für das Freisetzen von Metallen in die umgebenden Gewebe. Metallische Substanzen werden 4–6 Monate nach einer Implantation in den umliegenden Geweben festgestellt, wie man bei Untersuchungen von Gewebespiegeln in der Umgebung von implantierten Kobalt-Chrom- und rostfreien Stahlzylindern gefunden hat (Ferguson, Laing u. Hodge, 1960). Jedoch läßt die enorme Oberflächenvergrößerung durch Abrieb-Partikel eine weit höhere Metallkorrosion erwarten, als allein durch die ursprünglich tragende Oberfläche. Diese theoretische Erwartung wurde im Fall von Kobalt-Chrom-Abrieb-Partikeln demonstriert, aus denen Metall in Pferdeserum sehr schnell in Lösung geht (Swanson, Freeman u. Heath, 1973). Ein Hinweis für das in Lösunggehen von Metallen aus Endoprothesen beim Menschen fand sich bei den Untersuchungen von Coleman, Herrington und Scales (1973), die herausfanden, daß bei 9 Patienten mit Metall-Metallprothesen (Kobalt-Chrom-artikulierend mit Kobalt-Chrom) sowohl der Kobalt- wie der Chrom-Spiegel im Blut als auch im Urin dauerhaft erhöht waren. Dagegen konnte bei 3 Patienten mit Metall-Kunststoffprothesen (Kobalt-Chrom-artikulierend mit hochmolekularem Polyäthylen) eine signifikante Erhöhung der Blut- und Urinspiegel nicht gefunden werden. Owen, Meachim und Williams (1976) fanden keinen signifikanten Anstieg des Chromgehaltes im Haar von 62 Patienten mit Hüftprothesen (rostfreier Stahl, Polyäthylen) im Vergleich mit 51 Kontrollfällen. Diese klinischen Beobachtungen stimmen mit den Befunden von Swanson, Freeman und Heath (1973) überein, die Simulatoren im Labor gebrauchten und damit zeigen konnten, daß Prothesen, in denen beide Komponenten aus Kobalt-Chrom zusammengesetzt waren, sowohl Kobalt als auch Chrom in Lösung gaben. Sie zeigten dies, indem sie die tragenden Oberflächen während des Testes auswuschen. Dagegen wiesen Prothesen, bei denen Kobalt-Chrom oder rostfreier Stahl mit hochverdichtetem Polyäthylen artiklierten, keinen nachweisbaren Anstieg unter gleichen Laboratoriumsbedingungen auf.

Somit werden bei allen Patienten, denen Prothesen mit tragenden Oberflächen implantiert werden, Bestandteile der Implantatmaterialien konstant durch Abrieb und Korrosion in die die Prothese umgebenden Gewebe freigesetzt, von wo sie in andere Körperteile gelangen können. Es ist deshalb von grundlegender Wichtigkeit, die Natur der Gewebereaktionen auf Metall- und Kunststoff-Partikelchen von Prothesen zu verstehen.

4.3.1 Die Morphologie der Weichteilreaktion auf metallische, Polyäthylen- und weitere nichtmetallische Partikel

Die histologische Antwort des Bindegewebes der Gelenkhöhle auf die Abrieb- und Korrosionsprodukte von Prothesen waren in jüngster Zeit Gegenstand zahlreicher Untersuchungen, die im wesentlichen übereinstimmten (Semlitsch, Vogel u. Willert,

1972; Willert, 1973; Evans u. Mitarb., 1974; Willert u. Semlitsch, 1974; Winter, 1974; Vernon-Roberts u. Freeman, 1976). Die hier zusammengestellten Befunde basieren auf der von Willert u. Mitarb. veröffentlichten Arbeit und auf den Untersuchungen von Vernon-Roberts und Freeman, die detaillierte kombinierte morphologische und analytische Studien an Geweben durchführten, die sie bei einer Operation oder Post-mortem-Untersuchung von nahezu 100 Prothesen erhalten konnten.

Nach der Implantation einer Kobalt-Chrom-Metallprothese oder einer Metall-Polyäthylenprothese bildet sich eine neue Kapsel aus faserigem Bindegewebe um das künstliche Gelenk herum, wenn die ursprüngliche Gelenkkapsel exzidiert wurde. Ob die Gelenkverbindung durch die Originalkapsel oder durch ein neues Kapselgewebe umhüllt wird, die generelle Gewebsstruktur erinnert bald an eine Synovialmembran, wobei dieser Zustand lange bestehen bleiben kann. In den meisten Fällen jedoch spielen sich an den auskleidenden Geweben charakteristische morphologische Veränderungen ab, die mit der Anwesenheit von Fremdmaterial verknüpft sind. Wenn diese Veränderungen genügend fortgeschritten sind, läßt sich als hervorstechendstes Merkmal die Anwesenheit von zahlreichen Makrophagen und mehrkernigen Riesenzellen feststellen (Abb. 4.14). Diese können in ausgedehnten, konfluierenden Flächen und Knötchen, die durch dicke oder dünne Faserschichten getrennt sind, oder als kleine Zellhaufen angeordnet sein, die in dichtes Fasergewebe eingebettet sind. Häufig findet man Lymphozyten und Plasmazellen zwischen den Makrophagen, besonders in der Umgebung von kleinen Blutgefäßen. Gelegentlich kann man auch neutrophile und eosinophile polymorphe Zellen beobachten, aber diese sind kein konstantes oder typisches Merkmal der zellulären Antwort.

Wenn die lichtmikroskopische Untersuchung mit der mikroskopischen Untersuchung im polarisierten Licht kombiniert wird, läßt sich erkennen, daß Makrophagen und Riesenzellen unterschiedliche Mengen intrazellulären körperfremden Materials enthalten. Das erkennbare Fremdmaterial läßt sich in drei Gruppen aufteilen (Vernon-Roberts u. Freeman, 1976) (Tabelle 4.1):

1. Metallenthaltende Partikel sind feine und schwach schwarz oder braunschwarz gefärbte Granula, Stäbchen oder Nadeln bis zu 3 μm maximaler Länge (Abb. 4.15a), die im polarisierten Licht stark doppelbrechend sind (Abb. 4.15b).

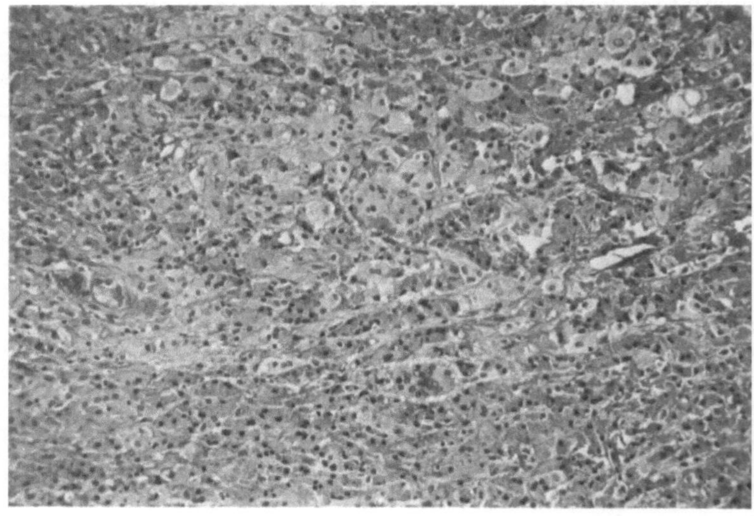

Abb. 4.14. Flächenartig angeordnete Makrophagen und Riesenzellen im Gelenkkapselgewebe, 15 Monate nach Implantation einer Metallkunststoff-Knieprothese (Kobalt-Chrom und hochverdichtetes Polyäthylen), die Schmerzen verursachte. Hämatoxylin-Eosin. · 120

Tabelle 4.1. Lichtmikroskopische Befunde bei interzellulären, körperfremden Substanzen in gelenkangrenzenden Geweben

Prothesen-material	Form der Gewebereaktion				Morphologie des intrazellulären Materials	Maximales Ausmaß der Partikel	Doppelbrechung
	Makrophagen	Riesenzellen	Nekrose	Fibrose			
Metall (Kobalt-Chrom oder rostfreier Stahl)	++++	++	++++	++	Schwarze Granula, Stäbchen und Nadeln	$0,1-3,0\ \mu m$	Stark: Granula, Stäbchen und Nadeln
Polyäthylen	+++	++++	+	++++	Farblos	$0,5-50\ \mu m$	Stark: Diffuse intrazelluläre Fleckung, Aufblätterung, Splitter- und Spießbildung
Polymethylmethacrylat	++	++++	−	+	Leere kreisförmige ovale und langgestreckte Räume[a]	$0,5-80\ \mu m$	Sehr schwach

[a] Leicht löslich in üblicher Weise gebrauchten Lösungen

2. Polyäthylen-Partikel im polarisierten Licht sind im normalen Transmissionslicht nicht sichtbar, dagegen stark doppelbrechend. Die Präsenz kleinerer Partikel kann durch eine diffuse fleckige intrazytoplasmatische Doppelbrechung aufgedeckt werden (Abb. 4.16). Größere Fragmente stellen sich dagegen in Form von Granula, Speeren, Splittern, Ovalen und Rechtecken bis zu einer Größe von 15 μm dar (Abb. 4.17).

3. Acrylzementbruchstücke treten häufig auf, manchmal in großer Zahl. Die Größe dieser Fragmente kann bis zu einem Maximum von mehreren Millimetern variieren. Man findet sie ebenfalls häufig in Form von Acrylperlen, die in Haufen zusammenliegen und nicht selten in faseriges Gewebe eingebettet sind (Abb. 4.18). Jede Perle kann dabei einen Durchmesser bis zu 80 μm aufweisen. Die Zementfragmente und Acrylperlen rufen eine augenfällige Riesenzellreaktion hervor, bei der jedes Zementstückchen von Riesenzellen umgeben ist. Die Riesenzellen bilden ein Synzytium mit schlecht abgrenzbaren Zellgrenzen. Zementpartikel können auch in Form von Granula, Splittern und unregelmäßigen Fragmentstückchen vorkommen, die von Riesenzellen umgeben sind. Polymethylmethacrylat unterscheidet sich von metallhaltigen Partikeln und von Polyäthylen dadurch, daß es in den normalerweise zur Gewebeaufbereitung gebräuchlichen Lösungsmitteln in Lösung geht, und seine Lokalisation in den Geweben aus diesem Grunde gewöhnlich nur aus den leeren Räumen in Gewebe und Zellen abgeleitet werden kann. Im polarisierten Licht ist die Anwesenheit von Zement nur durch eine schwache Doppelbrechung erkennbar.

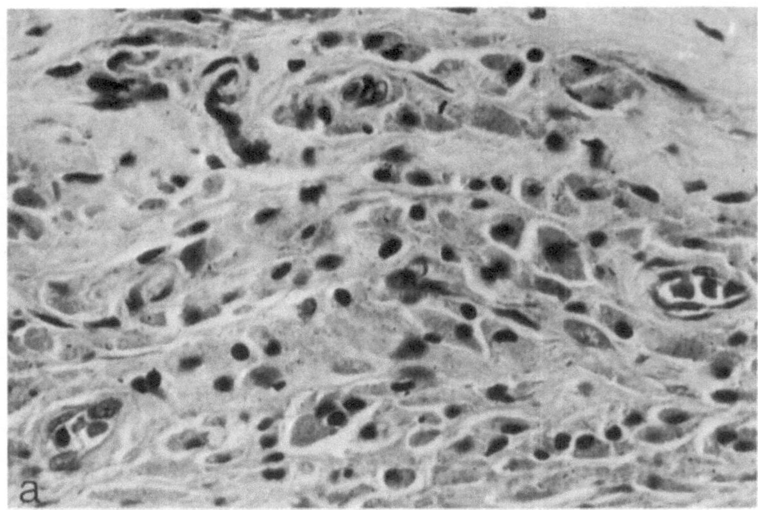
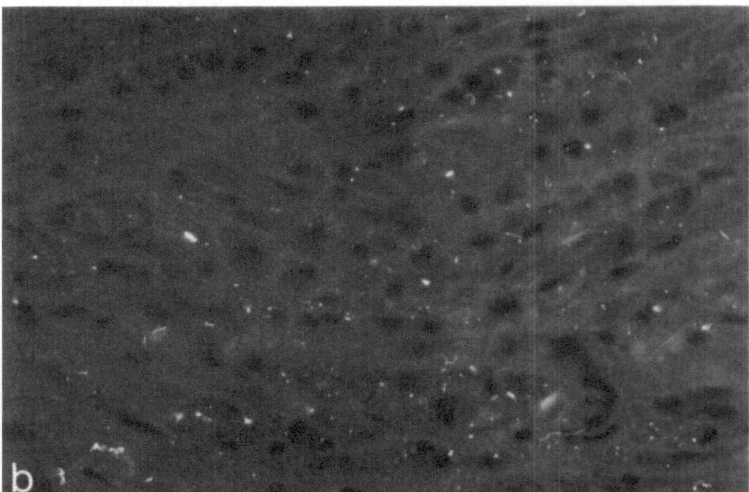

Abb. 4.15. a) zahlreiche kleine schwarze metallische Partikel in Makrophagen und Riesenzellen im Gelenkkapselgewebe ein Jahr nach der Implantation einer Metall-Metall-Knieprothese (Kobalt-Chrom), die dauerschmerzhaft wurde. Hämatoxylin-Eosin. · 400, b) Gleiches Gesichtsfeld wie a), polarisiertes Licht. Erkennbar ist die starke Doppelbrechung der intrazellulären Kristallpartikel. (Die Staubpartikel stammen aus dem Rahmenmaterial des Präparates)

Makrophagen und Riesenzellen beinhalten häufig große Mengen Eisen, die sichtbar werden, wenn die Schnitte nach der Perls-Technik gefärbt werden. Winter (1974) führte ein Verfahren zur visuellen Bestimmung des Eisengehaltes im Gewebe aus der Umgebung von 44 Kobalt-Chrom und 44 rostfreien Stahlimplantaten durch. Er kam zu dem Schluß, daß etwa 50% der Kobalt-Chrom-Fälle Eisen nur zu einem geringen Grad enthielten, während 75% der rostfreien Stahl-Fälle Eisen enthielten, das häufig in großen Mengen vorhanden war. Er schloß daraus, daß Hämosiderin-ähnliche Granula ein spezifisches Kennzeichen der Gewebereaktion auf rostfreie Stahlimplantate in der großen Mehrzahl der Fälle darstellte, während er Hämosiderin-artige Granula in den auf Kobalt-Chrom reagierenden Geweben nicht finden konnte. Im Gegensatz dazu fanden Vernon-Roberts und Freeman (1976) häufig große Eisenmengen in den Makrophagen des reagierenden Gewebes sowohl bei Kobalt-Chrom- als auch bei Stahlimplantaten. Darüber hinaus stellten sie Hämosiderin-ähnliche Granula auch in der Umgebung der Kobalt-Chrom-Implantate fest. Die Untersucher fanden auch große Eisenmengen in den Makrophagen, die auf Polyäthylen-Partikel reagierten, welche wiederum aus Metall-Kunststoffprothesen stammten. Dies fanden

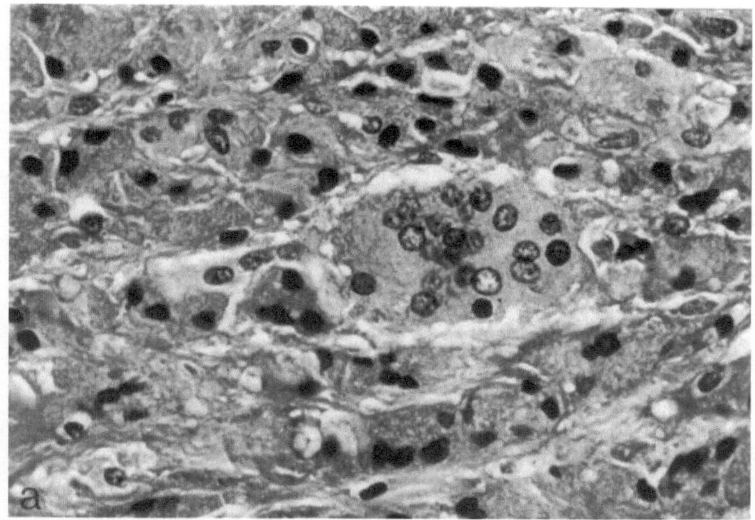
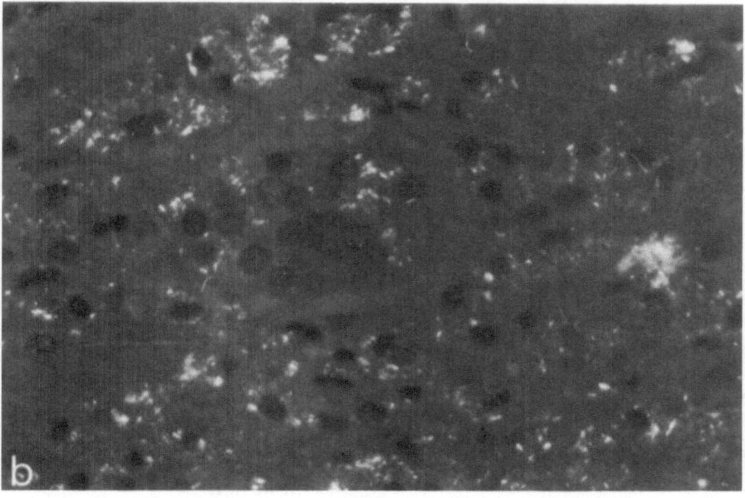

Abb. 4.16.a) Markrophagen und Riesenzellen-Reaktion im Gelenkkapselgewebe 15 Monate nach Implantation einer Metall-Kunststoff-Knieprothese (Kobalt–Chrom, hochverdichtetes Polyäthylen), die schmerzhaft wurde. Intrazelluläres Material ist nicht zu erkennen. Hämatoxylin-Eosin. · 400, b) Dasselbe Gesichtsfeld wie bei a), polarisiertes Licht. Zu erkennen ist eine diffuse fleckige Doppelbrechung von kleinen intrazellulär gelegenen Polyäthylenpartikelchen. (Die Staubpartikel stammen vom Rahmenmaterial des Präparates)

sie trotz der Tatsache, daß analytische Untersuchungen desselben Gewebes ergaben, daß nur sehr geringe Spiegel von Kobalt, Chrom und Nickel aus den metallischen Komponenten freigesetzt worden waren. Die Bedeutung der häufig festgestellten großen Eisenmengen in der zellulären Reaktion um das prothetische Implantat ist nicht klar. Die Eisenablagerung könnte das Ergebnis der Hämoglobinfreisetzung sein, die der Blutung des Operationstraumas folgt, oder, was wahrscheinlicher ist, der Blutung nach wiederholten Mikrotraumen auf das Gelenkgewebe nach der Implantation. Ein ähnlich konstantes Einsickern von Blut in die Gelenkhöhle wird als Grund dafür angesehen, daß große Eisenmengen sehr häufig bei rheumatoiden synovialen Geweben gefunden werden, wobei es manchmal sogar zu einer Hämosiderose der Gewebe kommen kann (Mowat u. Hothersall, 1968; Muirden u. Senator, 1968).

Soweit man das mit mikroskopischen und analytischen Methoden festlegen kann, hängt der Grad der Makrophagen- und Riesenzell-Reaktionen in den Gelenkkapselgeweben um die Prothese herum von der Menge des in den Geweben vorhandenen Fremdmaterials ab. Die Faktoren, die den Grad und die Ausdehnung der Makrophagen- und Riesenzell-Proliferation bestimmen, stehen in Beziehung zum Gesamtvo-

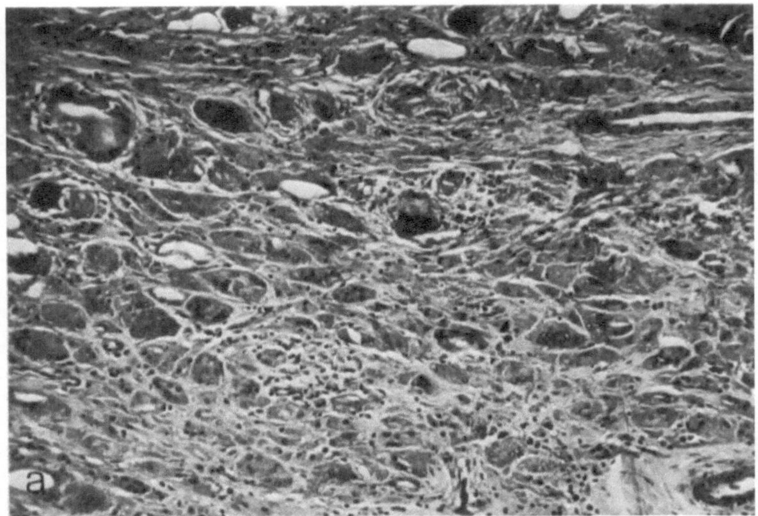

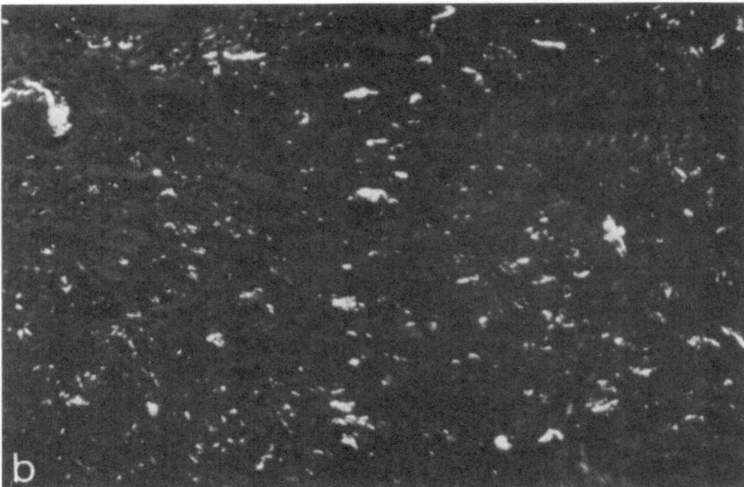

Abb. 4.17.a) Zahlreiche vielkernige Riesenzellen und streifenartig angeordnetes fibröses Bindegewebe aus Gelenkkapselgewebe 2 Jahre nach einer Implantation einer Metall-Kunststoff-Knieprothese (Kobalt-Chrom, hochverdichtetes Polyäthylen), die schmerzhaft wurde und auslockerte. Hämatoxylin-Eosin. · 120, b) Dasselbe Gesichtsfeld wie in a) im polarisierten Licht. Erkennbar sind zahlreiche doppelbrechende Polyäthylenfragmente innerhalb von Riesenzellen und eingebettet in Fasergewebe. (Die Staubpartikel stammen vom Rahmenmaterial)

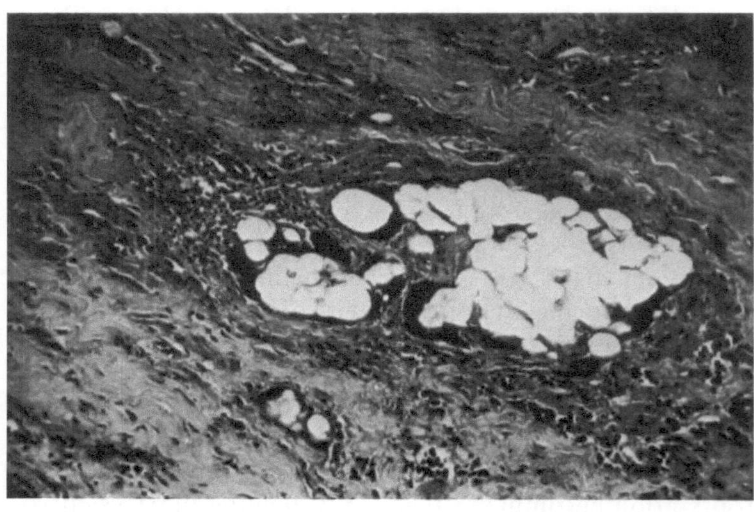

Abb. 4.18. Hohlräume, die die Lage von Acrylperlhaufen von Polymethylmethacrylat darstellen. Sie sind von synzytialen Riesenzellen umgeben und in fibröses Gewebe der Gelenkkapsel in der Umgebung der Knieprothese eingebettet. Hämatoxylin-Eosin. · 120

lumen, der Gesamtoberfläche, der durchschnittlichen Oberfläche oder der durchschnittlichen Partikelgröße der Fremdpartikel. Während die exakte Relation noch bestimmt werden muß, läßt sich an mikroskopisch untersuchten Gewebsschnitten eine klare direkte Korrelation zwischen der Zahl der metallischen und der Polyäthylen-Partikeln und der Zahl der Makrophagen und Riesenzellen aufstellen. Es kann als wahrscheinlich angesehen werden, daß ein Teil des Fremdmaterials normalerweise aus dem Gelenkkapselgewebe abtransportiert wird, weil Fremdmaterial, das die morphologischen Eigenschaften von Metall beinhaltenden Partikelchen und Polyäthylen-Partikelchen aufweist, in Lymphknoten gefunden werden kann, die die Endoprothesenregion drainieren (Abb. 4.19). Man kann damit rechnen, daß bei den meisten Patienten, die beschwerdefrei funktionierende Prothesen haben, ein Gleichgewichtsstadium erreicht wird. Die Gesamtmenge des Fremdmaterials, das durch die Endoprothese gebildet wird und das eine Makrophagen- und Riesenzellreaktion im Kapselgewebe nach sich zieht, wird im Gleichgewicht gehalten mittels eines Zellersatzes durch Fasergewebe und durch den Transport des Fremdmaterials zu den

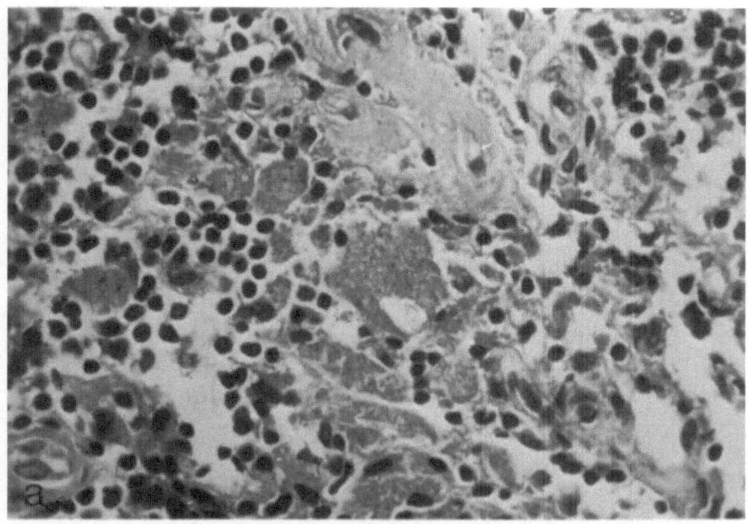

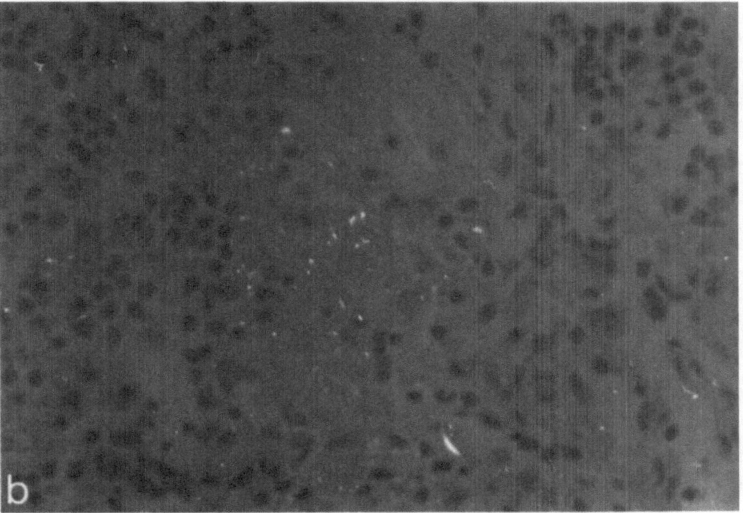

Abb. 4.19.a) Makrophagen des kortikomedullären Sinus eines iliakalen Lymphknotens von einem Patienten, der 18 Monate nach der Implantation einer Metall-Kunststoff-Knieprothese verstarb. Die Prothese war stabil und schmerzlos (Kobalt-Chrom, hochverdichtetes Polyäthylen). Die Makrophagen enthalten schwarze, metallische Partikel. Hämatoxylin-Eosinfärbung. · 400, b) Das gleiche Gesichtsfeld wie a), im polarisierten Licht. Zu erkennen sind sowohl metallische als auch Polyäthylen-Partikel in den Zellen (Die Staubpartikel stammen aus dem Rahmenmaterial des Präparates)

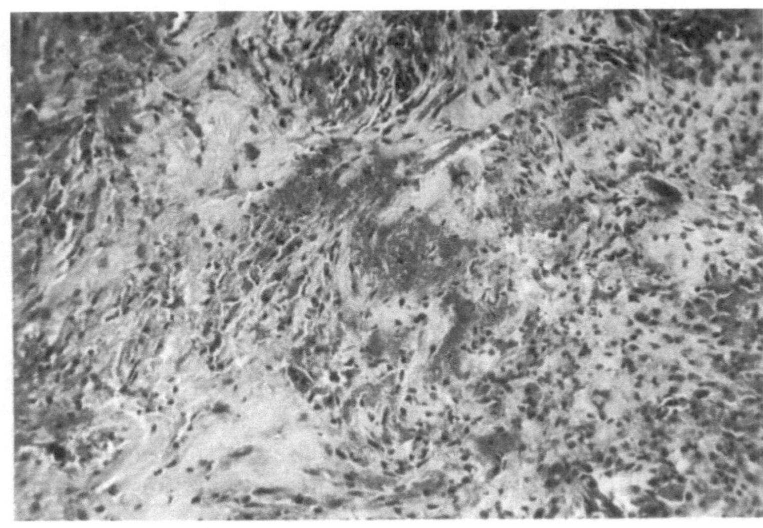

Abb. 4.20. Verstreute Nekrose-Herde im Granulationsgewebe der Gelenkkapsel, 4 Jahre nach Implantation einer Metall-Metall-Scharnier-Knieprothese (Kobalt-Chrom), die auslockerte. Hämatoxylin-Eosinfärbung. · 120

Lymphknoten. Wenn große Mengen von Fremdmaterial entstehen, dann intensiviert sich die Makrophagen- und Risenzellreaktion derart, daß das ganze oder fast das ganze Gelenkkapselgewebe in die Reaktion miteinbezogen wird, und dadurch der Gleichgewichtszustand verloren geht. Histologisch lassen die Befunde vermuten, daß das Gleichgewicht schneller verloren geht beim Freisetzen von Metall-Partikeln als angesichts der Freisetzung von Polyäthylen. Das würde heißen, daß letzteres weniger schädlich ist (Abschn. 4.4.1.1). In den Fällen, wo man reichlich Femdmaterial und eine ausgedehnte zelluläre Reaktion finden kann, sind Nekrosezonen im Reaktionsgewebe ein häufiger mikroskopischer Befund. Diese Nekrosezonen können klein und zerstreut sein, oder aber auch ausgedehnt und diffus (Abb. 4.20 und 4.21). Sie können auch Zonen von kollagenem Bindegewebe neben den Makrophagen und Riesenzellen einschließen. Der ausgedehnte Gewebsuntergang kann zur Bildung von bröckligem, weißem oder grauem nekrotischem Gewebe führen – ähnlich käsigen tuberkulösen Gewebstrümmern –, das die Gelenkhöhle ausfüllt.

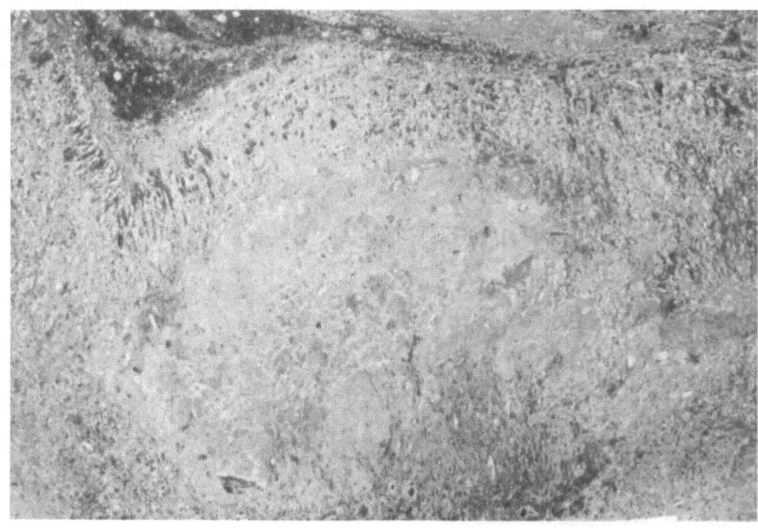

Abb. 4.21. Ausgeprägte Nekrose eines Gelenkkapsel-Granulationsgewebes, 9 Jahre nach Implantation einer Metall-Metall-Hüftenendprothese (Kobalt-Chrom), die innerhalb von 2 Jahren zunehmend Beschwerden machte. Hämatoxylin-Eosin. · 50

Der Stellenwert im Hinblick auf den Gebrauch der kürzlich eingeführten Prothesen mit tragenden Oberflächen aus keramischem Material kann noch nicht endgültig eingeschätzt werden, weil es noch keine Information bzgl. des Langzeiteffektes von Partikeln aus keramischem Material auf menschliches Gewebe bei einer Dauereinwirkung gibt. Erfahrungen mit anderen prothetischen Materialien haben gezeigt, daß man bei der Voraussage von Ergebnissen bei der klinischen Anwendung von Materialien Vorsicht walten lassen muß, auch wenn diese unter den Bedingungen der Laboratoriumssimulation gut funktionieren und in experimentellen Untersuchungen nicht toxisch zu sein scheinen. Allerdings lassen die vorhandenen experimentellen Ergebnisse vermuten, daß Keramik-Partikel biologisch inert sind (Grissu. Mitarb., 1973).

Die Themen Prothesenlockerung und Schmerz, sowie ihre Abhängigkeit von der histologischen Antwort auf Abrieb-Partikel werden in Abschn. 4.4.1 dieses Kapitels diskutiert.

4.3.2 Ultrastrukturelle und analytische Untersuchungen intrazellulärer kristalliner Substanzen in der Umgebung von Endoprothesen

Veröffentlichungen zum Thema elektronenoptischer Befunde an Geweben in der Umgebung von Endoprothesen sind selten. Winter (1974) beschrieb sehr schmale Fragmente von hochkristallinem Fremdmaterial in Phagosomen innerhalb von Makrophagen, die aus Gewebe stammten, das eine Metall-Metall-Hüftprothese (Kobalt-Chrom) umgab. Die Debye-Scherrer-Aufnahmen zeigten seiner Meinung nach an, daß das Material aus unveränderten Kobalt-Chrom-Legierungspartikeln zusammengesetzt war. In zwei anderen Gewebsproben aus der Umgebung von Kobalt-Chrom-Knie- und Ellbogenprothesen fand Winter (1974) sehr schmale intrazytoplasmatische Ansammlungen mit Beugungsbildern, die erkennen ließen, daß sie aus Carbiden von Chrom und Kobalt zusammengesetzt waren. Vernon-Roberts und Freeman (1976) beobachteten ähnliche, sehr kleine elektronenoptisch nachweisbare Partikelchen in den die Kobalt-Chrom-Prothesen umgebenden Geweben. (Später

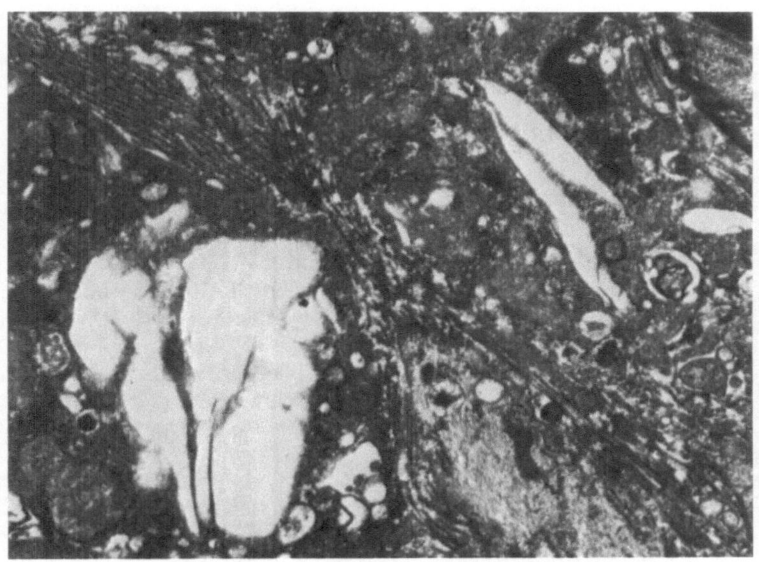

Abb. 4.22. Im Elektronenstrahl leuchtendes Fremdmaterial innerhalb von Makrophagen im Kapsel-Granulationsgewebe aus der Umgebung einer Metall-Metall-Knieprothese (Kobalt-Chrom), die ausgelockert war, mit ausgedehntem Knochenschwund 9 Jahre nach der Implantation. Lichtmikroskopisch zeigen sich zahlreiche schwarze intrazelluläre kristalline Partikel von „metallischem" Typ im Granulationsgewebe. Elektronenmikroskopisches Bild. · 15000

wurde durch eine elektronenoptische Mikroanalyse festgestellt, daß diese Kobalt und Chrom beinhalteten.) Aufgrund ihres Formates jedoch konnte man sie nicht für die (relativ viel größeren) metallbeinhalteten Kristall-Partikelchen halten, die im Lichtmikroskop sichtbar waren und bereits in diesem Kapitel beschrieben wurden. Sie konnten jedoch intrazytoplasmatische, im Elektronenstrahl leuchtende kristalline Strukturen beobachten (Abb. 4.22), die annähernd dieselben Ausmaße wie die metallbeinhaltenden Partikel aufwiesen, die im Lichtmikroskop zu sehen waren. Vernon-Roberts und Freeman (1976) führten ebenfalls elektronenoptische Untersuchungen von Geweben durch, die reichlich hochverdichtete Polyäthylen-Partikel enthielten. Sie fanden unregelmäßige Scheiben von kristallinem Material (Abb. 4.23), das in Form und Ausmaß mit den Polyäthylen-Partikeln übereinstimmte, die im polarisierten Licht mikroskopisch untersucht worden waren.

Vernon-Roberts und Freeman (1976) führten eine vorläufige elektronenmikroskopische Mikroanalyse (EMMA) der intrazytoplasmatischen Fremdpartikelchen durch, die im Lichtmikroskop sichtbar waren. Vier Patienten wiesen sehr hohe Konzentrationen von Kobalt, Chrom oder Nickel im Kapselgewebe auf, wie man durch die Neutronenaktivierungsanalyse (NAA) nachweisen konnte. Bei diesen Patienten enthielt das Kapselgewebe zahlreiche schwarze intrazelluläre Partikel bei einer lichtmikroskopischen Prüfung. Auch die elektronenoptische Mikroanalyse zeigte in allen 4 Fällen das Vorhandensein von Nickel, Eisen und Titan. Im Gegensatz dazu zeigte die elektronenmikroskopische Mikroanalyse (EMMA) bei 2 Patienten, die viel niedrigere Metallkonzentrationen im Kapselgewebe bei der Neutronenaktivierungsanalyse aufwiesen, und bei denen das gleiche Gewebe große Mengen von Polyäthylen-Partikel bei einer Prüfung im polarisierten Licht beinhaltete, daß Nickel und Eisen nicht nachgewiesen werden konnten. Der Nachweis von Titan in den meisten Geweben bei Prüfung mit der EMMA – trotz seines Fehlens in den Legierungen, die bei der Herstellung der meisten Gelenkprothesen verwendet werden – überrascht nicht im Hinblick auf die EMMA-Befunde von Spuren in den Geweben von Menschen, die niemals irgendein Metallimplantat bekommen hatten (Henderson, persönliche Mitteilung, 1975). Interessant ist, daß Vernon-Roberts und Freeman (1976) in keinem der mit der EMMA überprüften Kristalle bei ihren 6 Fällen Kobalt nachwei-

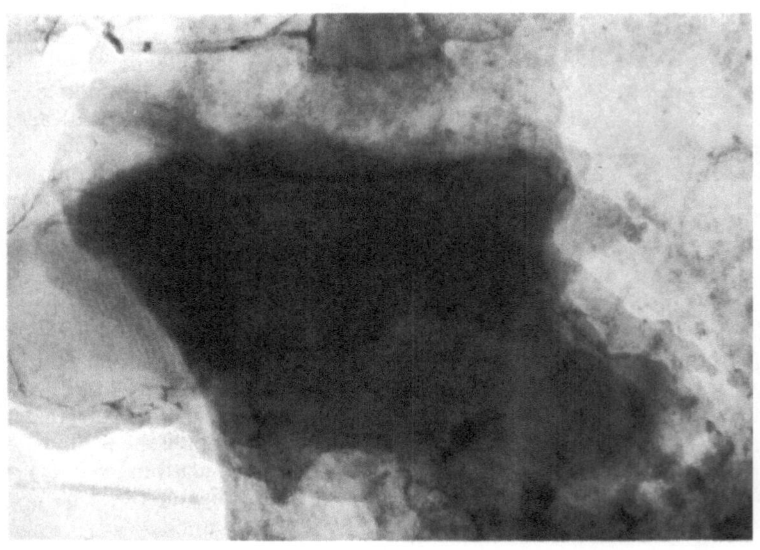

Abb. 4.23. Mäßig elektronendichtes kristallines Material innerhalb eines Makrophagen im Kapsel-Granulationsgewebe aus der Umgebung einer Metall-Kunststoff-Knieprothese (Kobalt-Chrom – hochverdichtetes Polyäthylen), die vor 15 Monaten implantiert wurde und schmerzhaft war. Im polarisierten Licht zeigten sich zahlreiche intrazelluläre Partikel des „Polyäthylen"-Typs. Elektronenmikroskopisches Bild. · 50000

sen konnten, und auch Semlitsch, Vogel und Willert (1972) im Grunde genommen kein Kobalt oder Chrom im Bindegewebe in der Umgebung der Ganzmetall-Hüftprothesen mittels der Elektronensonden-Mikroanalyse (EPMA) finden konnten. Dies galt aber nicht für Hüftgelenke, bei denen eine metallische Kugel mit einer glimmerverstärkten Teflon-Pfanne artikulierte.

Trotz der NAA-Befunde mit hohen Spiegeln von Chrom und Kobalt fanden sich bei der EMMA-Untersuchung nur schwankende Konzentrationen von Chrom und kein Kobalt — obwohl die Untersuchungen in den lichtmikroskopisch sichtbaren intrazellulären Partikelchen durchgeführt wurden (Vernon-Roberts u. Freeman, 1976). Wegen der hohen Löslichkeit der Kobalt- und Chromanteile kann dies bedingt sein entweder durch Ausschwemmung aus intrazellulären Kristallen während des Aufbereitungsprozesses des Gewebes für die Elektronenmikroskopie (obwohl analytische Untersuchungen diese Möglichkeit eher ausschließen) oder unter der Vorstellung, daß sie normalerweise als submikroskopische Partikel vorkommen (wie von Winter, 1974, und von Vernon-Roberts u. Freeman, 1976 beobachtet werden konnte) oder daß sie als lösliche Kobalt- und Chromsalze vorliegen. Solange es noch keine weiteren EMMA- und EPA-Untersuchungen gibt, kann eigentlich nur gesagt werden, daß, obwohl zahlreiche metallhaltige Partikel im Lichtmikroskop zu sehen sind, im Gewebe in der Umgebung von Metall-Metallprothesen (Kobalt-Chrom) Kobalt und Chrom nicht zur Bildung dieser kristallinen Partikelchen beizutragen scheinen (zumindest nicht in jedem Fall). Im Gegensatz dazu läßt sich anhand der vorliegenden EMMA-Ergebnisse dem Nickel eine wichtige Rolle bei der Bildung dieser Strukturen zuweisen. Nickel ist in einer Konzentration von 10—15% in rostfreiem Stahl vorhanden; deshalb überrascht seine Anwesenheit in den Geweben in der Umgebung von rostfreien Stahlprothesen nicht. Eine höhere Konzentration als 2,5% Nickel bei der Herstellung einer Kobalt-Chrom-Gußlegierung ist jedoch nicht erlaubt, und die wirklich vorhandene Menge liegt häufig noch niedriger. Die Anwesenheit von Nickel in Gewebsspiegeln von signifikanter Höhe und seine regelmäßige Präsenz in den Partikeln in der Umgebung sowohl von Kobalt-Chrom- als auch von rostfreien Stahlprothesen unterstützt die Ansicht, daß das Metall, welches man im Gelenkkapselgewebe und in intrazytoplasmatischen Partikelchen nachweisen kann, nicht einfach Abriebmaterial ist. Es ist eher als Endergebnis von Abrieb, Korrosion, chemischen Reaktionen mit anderen Substanzen (z. B. Protein) und Phagozytose anzusehen (Vernon-Roberts, Freeman u. Sculco, in Vorbereitung).

4.4 Die Bedeutung der Gewebereaktion auf Implantate und deren Abriebprodukte als Ursache von Komplikationen beim totalen Gelenkersatz

Bestimmte Komplikationen können das funktionelle Resultat nach einem künstlichen Gelenkersatz beeinflussen. Dazu gehören eine Prothesenlockerung, eine Infektion, Schmerzen ohne Lockerung oder (wenigstens theoretisch) eine Neoplasie. Offenbar können alle diese Komplikationen durch Faktoren hervorgerufen werden, die nicht mit der geweblichen Reaktion auf das Implantat selbst oder auf seine Abriebprodukte zu tun haben. In einigen Fällen scheint es jedoch möglich zu sein, daß bestimmte Variationen der normalen Gewebereaktion teilweise oder ganz dafür verantwortlich sind. In den folgenden Abschnitten sollen die möglichen Verbindungen zwischen der Gewebsreaktion und diesen Komplikationen erläutert werden.

4.4.1 Lockerung

Es scheint möglich, daß zwei verschiedene biologische Vorgänge bei der Entstehung der Prothesenlockerung eine Rolle spielen: Die Knochennekrose und die Gewebsreaktion auf den Abrieb.

4.4.1.1 Lockerung bei fehlender Gewebeüberempfindlichkeit auf Implantatmaterialien

Knochennekrose

Nach unserer Erfahrung (Vernon-Roberts u. Freeman, 1976) tritt die frühe Lockerung, d. h. die, die innerhalb von 2 Jahren nach der Implantation auftritt, gewöhnlich mit ausgeprägteren Knochennekrosen auf, als dies bei nicht ausgelockerten Prothesen der Fall zu sein scheint, die zur gleichen Zeit eingesetzt worden sind. Das gemeinsame Auftreten von Knochennekrosen und einer Lockerung läßt einen kausalen Zusammenhang vermuten.

Erstens scheint es möglich, daß der Ablauf der Ereignisse, die im Abschn. 4.2.2 dieses Kapitels diskutiert wurden, wie die Frakturierung von nekrotischem Knochen an der Grenzzone, eher zu einem Bindungsverlust zwischen lebendem Knochen und Zement führen, als bloß zum faserigen Ersatz einer Zone abgestorbenen Knochens.

Zweitens kann die Nekrose einer an das Implantat angrenzenden substantiellen Knochenschicht über einen Zeitraum von Jahren die Entwicklung einer ungewöhnlich dicken faserigen Schicht (Abb. 4.12) zwischen Knochen und Zement nach sich ziehen, und zwar aus Gründen, die bereits in Abschn. 4.2.2 dieses Kapitels diskutiert wurden. Man kann annehmen, daß diese dicke Schicht Zug- und Scherkräften ausgesetzt wird, vor denen eine schmalere Zone geschützt wäre, weil um so mehr Unregelmäßigkeiten des Knochens eine Verbindung eingehen, je schmaler die Zone des faserigen Gewebes ist. Da weiches Bindegewebe durch Zug- und Scherkräfte nur relativ schwach belastet werden kann und in der Tat auch auf wiederholte Scherkräfte durch eine Hohlraumbildung wie bei einem Schleimbeutel reagiert, mag dieses wiederum zur Lockerung prädisponieren, wobei es eher zu einer Ruptur des faserigen Bindegewebes als zu einer Fraktur des Knochens kommt. Diese Ansicht wird durch die Tatsache gestützt, daß Willert, Ludwig und Semlitsch (1974) Risse, Blutungen und fibrinöse Exsudate im Fasergewebe des Implantatbettes gesehen haben, und zwar bei Auslockerungsfällen, die später als 2 Jahre nach der Implantation aufgetreten waren.

So können ausgedehnte Knochennekrosen zu frühzeitiger oder späterer Lockerung prädisponieren, besonders bei hochbelasteten Knochen-Prothesen-Grenzzonen. Hier bricht entweder der nekrotische Knochen, was zu einer relativ frühen Auslockerung führt, oder eine dicke Fasergewebszone reißt ein, was wiederum zur Prothesenlockerung zu einem späteren Zeitpunkt führt. Es muß betont werden, daß eine Spaltbildung im faserigen Bett eines Implantates nicht unbedingt zu einer ausgeprägten, klinisch feststellbaren Beweglichkeit führen muß. Eine Spaltbildung bedeutet nämlich nicht notwendigerweise einen Verlust des knöchernen Kontaktes. In der Tat zeigen arthrographische Untersuchungen von symptomlosen Prothesen häufig das Vorhandensein solcher Spalten (Murray u. Rodrigo, 1975). Vernon-Roberts und Freeman (in Vorbereitung) haben eine herdförmige hohe Konzentration von Polyäthylen-Partikeln im fasergeweblichen Implantatbett der Prothesen gefunden, die die Existenz solcher Spalten anzeigen, was Murray auch arthrographisch demonstrieren konnte. Diese Spalten gehen von der synovialen Höhle aus. Es scheint möglich zu sein, daß die Ansammlung von Polyäthylen-Abrieb-Partikeln in solchen Spalten Fasergewebsnekrosen im Implantatbett nach sich zieht, genauso wie diese Partikel zu Gewebsnekrosen an anderen Stellen führen können (Abschn. 4.3.1 dieses Kapitels). Dadurch kann eine symptomlose Prothese, die eine Spaltbildung in ihrem faserigen Bett auch ohne Beweglichkeit zwischen Knochen und Implantat aufweist, nach und nach in eine Beschwerden verursachende Prothese mit substantieller Beweglichkeit umgewandelt werden. Diese Ereignisfolge kann auch bei der Entwicklung des Schmerzes ohne Lockerung von Bedeutung sein (Abschn. 4.4.3).

Ist eine einzementierte Prothese erst einmal locker geworden, dann kommt es durch die Bewegung des Zementes gegenüber dem Knochen zum Zementabrieb und zur Knochenresorption. Das Ergebnis ist eine ausgedehnte Höhlenbildung innerhalb des Knochens, die sich mit bröckligem Material auffüllt, das sich aus Zementbruchstücken und nekrotischem Gewebematerial zusammensetzt. Die Schmerzentstehung in dieser Situation ist relativ leicht erklärlich. Der Knochen weist eine ausgedehnte Nervenversorgung auf und die Fragmentation sowohl des lebenden als auch des toten Knochens kann sehr wohl zur Schmerzentstehung allein aus knöcherner Ursache führen. Hohe lokalisierte Belastung des Knochens, die durch einen Kontaktverlust eines großen Teils der Knochenimplantatverbindungszone hervorgerufen wird, kann ebenfalls eine Rolle in der Schmerzentstehung spielen.

Die gewebliche Reaktion auf den Abrieb

Ein zweiter pathologischer Prozeß, der zur Lockerung führt, kann angenommen werden, wenn man den gegenwärtigen Informationsstand im Hinblick auf die Histopathologie und den Gewebsmetallspiegel (Tabelle 4.3) bei Patienten, deren Prothesen später als 2 Jahre nach Implantation auslockerten, sich in seiner Gesamtheit vor Augen hält. Diese, wenn auch hypothetische Kette von Gegebenheiten ist in Abb. 4.24, 4.25 und 4.30 als Diagramm wiedergegeben und wird im Folgenden weiter erläutert.

Alle Prothesen mit tragenden Oberflächen geben Abriebprodukte in die Gelenkhöhle um die gelenkbildenden Komponenten herum ab (Abb. 4.24). Metall-Metallprothesen geben häufig reichlich Metall ab, Hemi-Metallprothesen geben geringere Metallmengen ab, und Metall-Kunststoffprothesen geben normalerweise sehr geringe

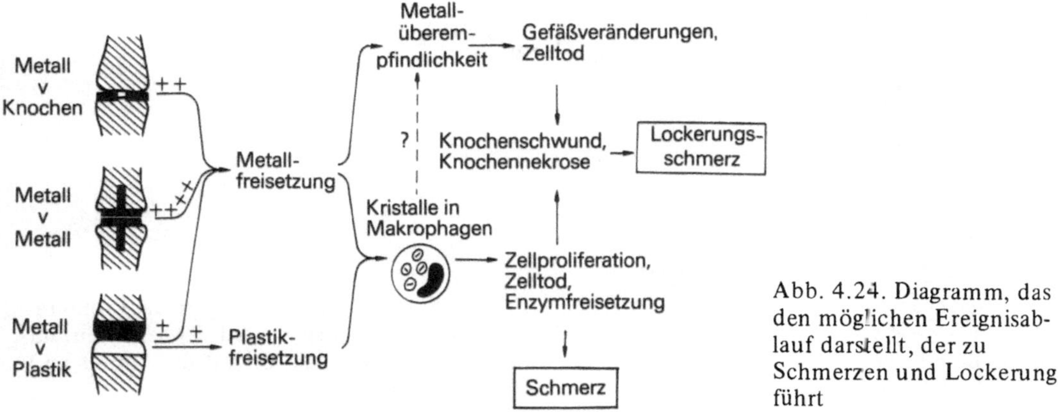

Abb. 4.24. Diagramm, das den möglichen Ereignisablauf darstellt, der zu Schmerzen und Lockerung führt

Metallmengen ab. Tragende Oberflächen aus hochverdichtetem Polyäthylen geben normalerweise nur sehr kleine Plastikmengen ab. Gelegentlich aber bilden sich auch große Mengen von Plastik-Abrieb-Partikeln. Metall wird aus den Prothesen auch durch Korrosion herausgelöst, und darüberhinaus gibt es fast immer eine schnelle Korrosion des metallischen Abriebs. Unter normalen Bedingungen gibt es also unterschiedliche Metallmengen und/oder Plastik-Abrieb-Partikel und Metallsalze in der die Prothese umgebenden Gelenkhöhle.

Kristalline Strukturen, die Metall enthalten oder aus Plastik-Abrieb-Partikeln zusammengesetzt sind, kommen in Makrophagen und Riesenzellen des Kapselgewebes vor (Abb. 4.24). Je größer die gebildete Menge eines der beiden kristallinen Materialien ist, umso größer ist auch die Ausdehnung der Proliferation von Makrophagen und Risenzellen. Während die Plastik-Partikel durch die phagozytierenden Zellen inkorporiert werden und dort in unveränderter Form verbleiben, scheinen die metallhaltigen Kristalle innerhalb der phagozytierenden Zelle aus Metallsalzen zu bestehen, die aus der Korrosion der tragenden Oberflächen und der metallischen Abrieb-Partikel stammen, d. h. sie sind nicht selbst Abrieb-Partikel in unveränderter Form.

Sind kristalline Metall- oder Plastik-Partikel in großer Menge vorhanden, dann finden sich häufig Zell- und Gewebsnekrosen. Gewebsnekrosen werden besonders dann festgestellt, wenn große Metallmangen in den Geweben vorhanden sind. Das kann auf die Anwesenheit von Kobalt-Salzen zurückgeführt werden, die bei der Kristallbildung nicht beteiligt zu sein scheinen, jedoch als Lösungen von Salzen vorhanden sind. Es ist bereits bekannt, daß es gewisse Ausnahmen im Hinblick auf die allgemein unschädlichen Auswirkungen der Phagozytose von anorganischen Mineralien

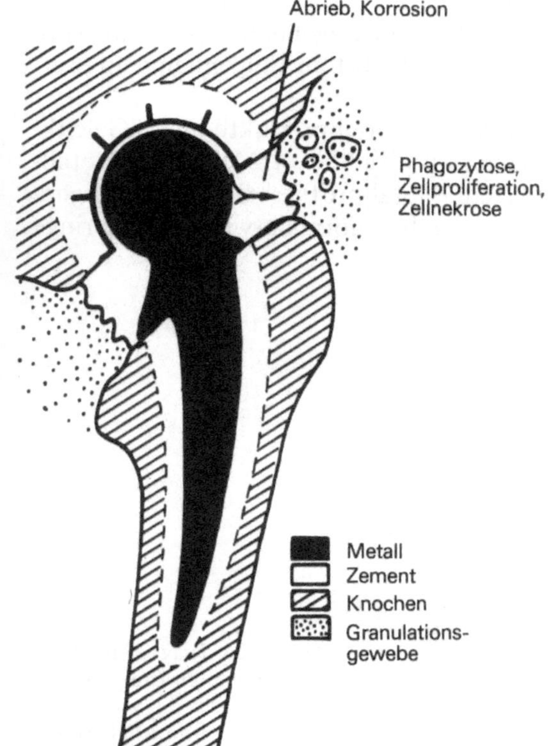

Abb. 4.25. Das Schema illustriert die Proliferation von Makrophagen und Riesenzellen im Kapselgewebe als Reaktion auf die Abrieb- und Korrosionspartikel

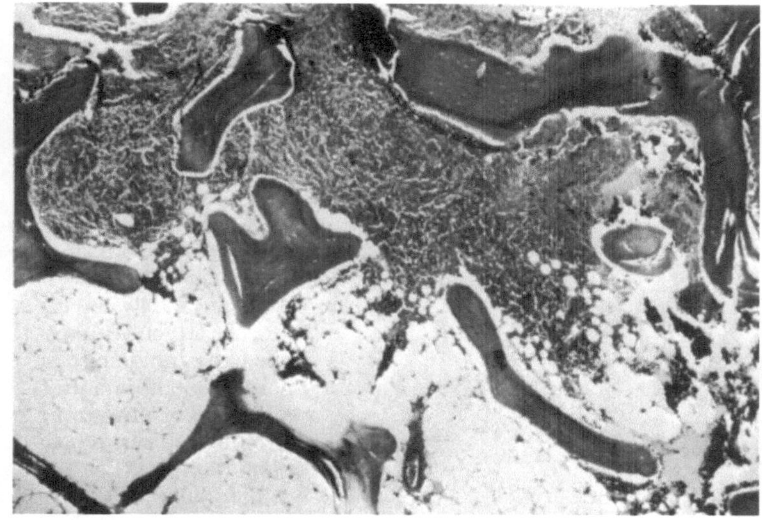

Abb. 4.26. Granulations-
gewebe erstreckt sich vom
Kapselgewebe bis in den
periartikulären Knochen,
4 Jahre nach Implantation
einer Metall-Metallschar-
nierknieprothese (Kobalt-
Chrom), die auslockerte.
· 50

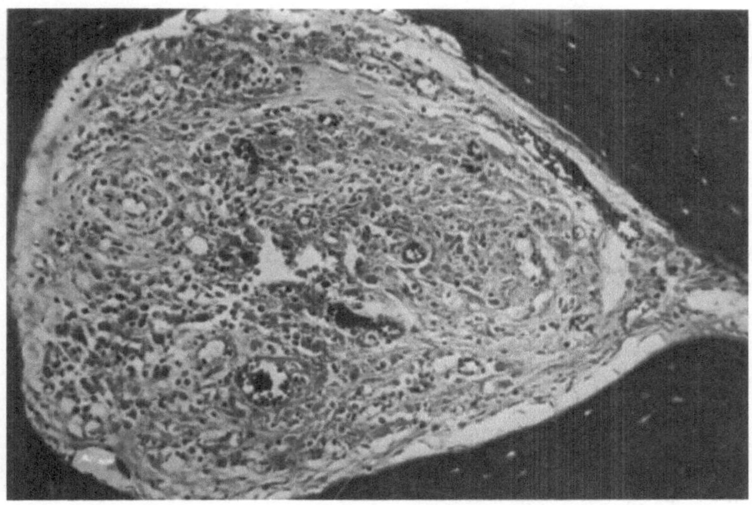

Abb. 4.27. Granulations-
gewebe mit zahlreichen,
metallpartikelhaltigen Makrophagen, das einen Ge-
fäßkanal im kortikalen
Knochen des Femurs aus-
füllt; in unmittelbarer Umgebung einer gelockerten
Metall-Hemi-Hüftendopro-
these (Kobalt-Chrom) 14
Tage nach der Implanta-
tion. Der Knochen ist ne-
krotisch. Hämatoxylin-
Eosinfärbung. · 120

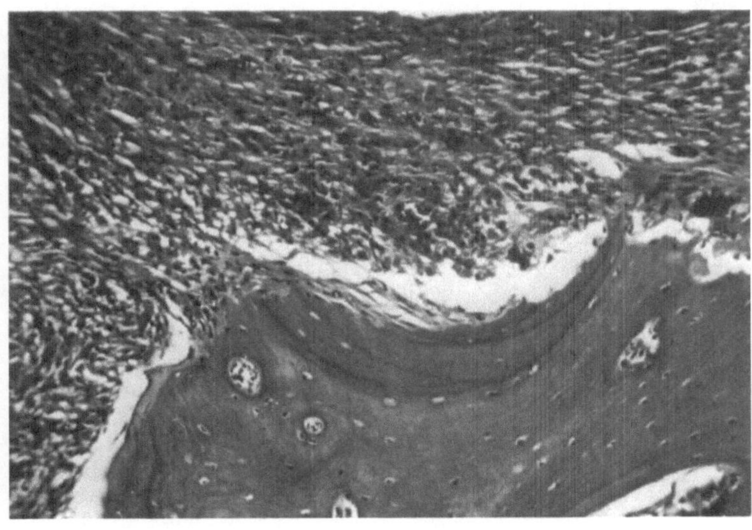

Abb. 4.28. Lebender und
nekrotischer periartikulä-
rer Knochen wird durch
einwachsendes Granula-
tionsgewebe abgeräumt.
Gelockerte Metall-Metall-
scharnierprothese des
Knies (Kobalt-Chrom) 4
Jahre nach der Implanta-
tion. Hämatoxylin-Eosin-
färbung. · 120

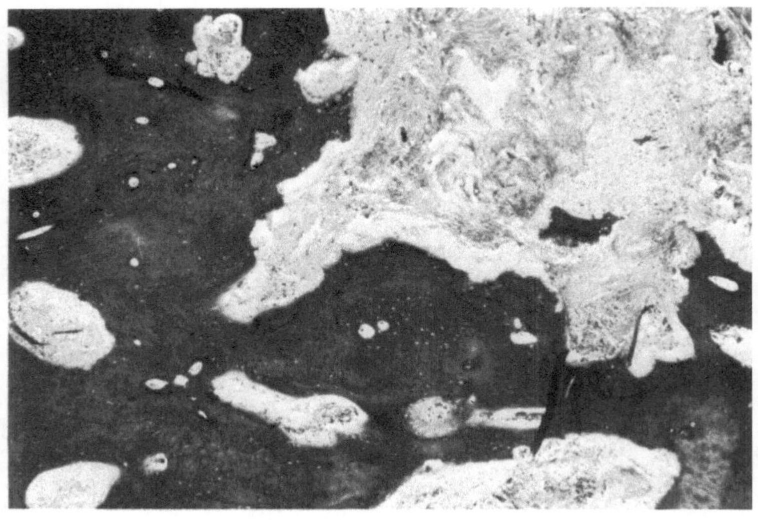

Abb. 4.29. Knochennekrosen und Knochenschwund von Kortikalis und Spongiosa und deren Ersatz durch teilweise nekrotische Granulationsgewebe in einem Femur. Lockere Metall-Hemi-Hüftprothese (Kobalt-Chrom) 14 Jahre nach der Implantation. Hämatoxylin-Eosinfärbung. · 50

durch Makrophagen gibt. So steht ganz außer Frage, daß Silicat-Partikelchen für Makrophagen intensiv toxisch sind und sie töten. Es kommt zu einem Prozeß, in dem die Silicat-Partikel enthaltenden Phagolysosomen platzen und lysosomale Enzyme in das Zellzytoplasma freigeben (Allison, Harington u. Birbeck, 1966). Nach dem Absterben fallen die Silicat-enthaltenden Makrophagen auseinander und das Material wird rephagozytiert. Der Kreislauf wiederholt sich dann, und es wird ein starker Anreiz zur Faserbildung in Gang gesetzt. Wenn intrazelluläre metallhaltige Partikel und zu einem geringeren Grad auch Plastik-Abrieb-Partikel einen ähnlichen Effekt haben, besonders wenn sie in großer Zahl vorhanden sind, dann kann das zum Zellgewebsuntergang in der Umgebung einer Prothese führen (Abb. 4.25). Ein Beweis für den

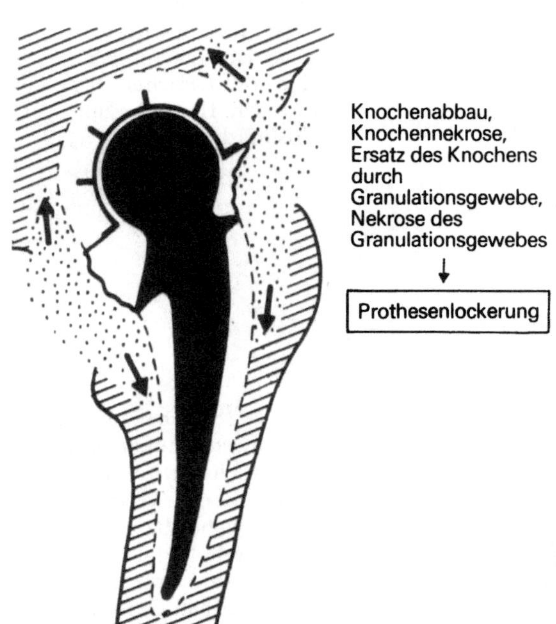

Abb. 4.30. Die Schemazeichnung veranschaulicht die Entstehung der Prothesenlockerung. Das von der Gelenkkapsel ausgehende Granulationsgewebe dringt in den Knochen hinein. Gleichzeitig wird der Knochen im Bereich des Zementknochenverbundes abgebaut.

toxischen Effekt bestimmter Metalle auf Makrophagen wurde kürzlich von Rae (1975) geführt, der herausfand, daß bestimmte Kobalt-, Nickel- und Kobalt-Chrom-Legierungen, die im Laboratorium beim totalen Gelenkersatz im Gelenksimulator anfallen, auf Mäusemakrophagen in vitro toxisch wirken, während Titan-, Chrom- und Molybdän-Partikel von diesen Zellen gut toleriert wurden. In der Mehrzahl der Fälle, bei denen eine Lockerung auftrat, hatten sich Makrophagen und Riesenzellen, die große Mengen an Fremdmaterial beinhalteten, bis in den Knochen ausgebreitet, der das Implantatbett bildete (Abb. 4.26 und 4.27). Obwohl die Möglichkeit in Erwägung gezogen werden muß, daß dieser zellulären Ausdehnung die Lockerung folgt, lassen die Befunde doch vermuten, daß die proliferierenden Zellen zunächst in die Markräume des spongiösen Knochens wachsen, der dem Gelenk am nächsten liegt, ohne initialen Knochenverlust (Abb. 4.26). Der aktive Abräumungsprozeß des lebenden, als auch des toten trabekulären Knochens durch infiltrierendes Gewebe erfolgt erst später (Abb. 4.28). Das heißt, daß eher die Infiltration der Lockerung vorausgeht als umgekehrt. Die einwachsenden Gewebe infiltrieren möglicherweise die Haverschen Kanäle des kompakten Knochen und ziehen durch Beeinträchtigung der Blutversorgung eine Knochennekrose nach sich und räumen dann sowohl den toten als auch den lebenden kompakten Knochen durch aktive Resorption ab (Abb. 4.29). Der Abbau des Knochens aus dem Implantatbett und seinen Ersatz durch nicht-knöchernes weiches Bindegewebe muß zum Verlust der ossären Verankerung führen, die für eine sichere Fixation des die Prothese im Knochen fixierenden Zementes notwendig ist. Es scheint so, daß dies wiederum zur Lockerung prädisponiert (Abb. 4.30). Weil Makrophagen und Riesenzellen, die in den Knochen einwandern, eine Ausdehnung der Reaktion darstellen, die sich im Kapselgewebe abspielt, folgt daraus, daß der Knochen, in den die Zellen zunächst einwandern und der abgeräumt wird, der Knochen ist, der der Artikulation am nächsten liegt.

So verlieren Prothesen, die durch intramedulläre Stiele fixiert sind, in der Nähe der Artikulation ihren Halt, während der Rest des Stiels an Ort und Stelle noch fest verankert bleiben kann. Diese Situation kann zum Bruch des Prothesenstiels führen, weil nun hohe Belastungen auf ihn einwirken können (Kap. 2).

Zusammengefaßt zeigt sich also:

1. Es besteht eine direkte Korrelation zwischen der Menge bestehender Fremdmaterialien und dem Grad der Makrophagen- und Riesenzellreaktion im Kapselgewebe in der Umgebung eines Implantates.
2. Je größer der Grad der Makrophagen- und Riesenzellproliferation im Kapselgewebe ist, umso größer ist die Tendenz in Richtung auf ein invasives Wachstum und Ersatz des Knochens durch proliferierende Zellen.
3. Dieses invasive Wachstum und die Abräumung des Knochens durch die zelluläre Infiltration scheint zur fortschreitenden Lockerung der Prothese zu führen.

Die histologischen Anzeichen lassen somit vermuten, daß die Menge der im Kapselgewebe anwesenden Fremdmaterialien ein determinierender Faktor dafür sein kann, ob eine Prothese fest fixiert bleibt oder auslockert.

4.4.1.2 Lockerung bei bestehender Gewebeüberempfindlichkeit auf Implantatmaterialien

Es wird allgemein anerkannt, daß die Haut auf verschiedene Metalle, denen die Hautoberfläche ausgesetzt ist, sensibilisiert werden kann und daß diese Überempfindlichkeit durch epikutane Läppchentests aufgedeckt werden kann. Eine positive

Reaktion wird durch ekzematöse Veränderungen angezeigt. Diese treten auf, wenn eine Lösung des betroffenen Metalls aufgebracht wird. Weil bei dieser Art von epikutanen Läppchentests falsch-negative Resultate auftreten können, werden zuverlässige Resultate durch Beobachtung der Reaktion auf intrakutan injizierte Metallsalzlösungen gewonnen, besonders im Falle des dreiwertigen Chroms (Fregert u. Rorsman, 1966a u. b). Kobalt-Chrom und Nickel sind ebenfalls in der Lage, eine Hautsensibilisierung hervorzurufen. Die Schnelligkeit, mit der eine Sensibilisierung mit jedem dieser 3 Elemente induziert und demonstriert werden kann, hängt von der Löslichkeit des Elements in der Form, wie es sich im Gewebe präsentiert ab, und somit von der Natur des Anions, wenn das Element als Salzlösung vorliegt, bzw. von der Natur der Legierung, wenn diese als Metall vorliegt (Fregert u. Rorsman, 1966 a u. b). Obwohl die Häufigkeit einer Hautsensibilisierung durch Kobalt, Chrom und Nickel in der Allgemeinbevölkerung unbekannt ist, fanden Fregert und Rorsman (1966 a u. b) bei einer Gruppe von 5416 Personen, bei denen der Verdacht auf eine Kontaktdermatitis bestand, bei Frauen ene epikutane Sensibilisierungsrate auf Nickel von 2,5%, auf Kobalt von 1,7% und auf Chrom von 0,8%. Im Gegensatz dazu zeigten Männer eine Sensibilisierungsrate auf Chrom von 3,8%, auf Kobalt von 1,6% und auf Nickel von 0,9%.

Das Auftreten einer Hautsensibilität nach Einsetzen von nicht-artikulierenden Metallimplantaten im Gewebe wurde in 4 Fällen einer Dermatitis beschrieben, die sich bei Patienten entwickelte, die Metallstifte oder Platten implantiert erhalten hatten (Laugier u. Foussereau, 1966). Ein Dermatitisfall entwickelte sich nach einer Sensibilisierung durch einen Kobalt-Chrom-Zahnersatz (Brendlinger u. Tarsitano, 1970), ein anderer Fall mit einer Urtikaria trat nach Einbringen eines Kobalt-Chrom-Nagels zur Versorgung einer Oberschenkelfraktur auf (McKenzie, Aitken u. Risdill-Smith, 1967).

Ein Zusammenhang zwischen der Spätlockerung einer Gelenk-Totalendoprothese und einer nachweisbaren epikutanen Hautsensibilisierung durch Metall wurde erstmals von Evans u. Mitarb. (1974) beschrieben. Deren Ergebnisse und die von anderen Untersuchern sind in Tabelle 4.2 zusammengefaßt. Sie fanden heraus (Tabelle 4.2), daß bei einer Gruppe von 14 Patienten mit gelockerten Prothesen 9 positive Sensibilisierungstests auf Metalle zeigten. Hier fanden sich 7 Sensibilisierungen auf Kobalt, eine auf Chrom und eine sowohl auf Nickel als auch auf Kobalt. Im Gegensatz dazu waren 24 Patienten mit normal funktionierenden und sicher fixierten Prothesen auf Metalle nicht sensibel. Die Befunde lassen vermuten, daß es einen augenfälligen Zusammenhang zwischen einer Metallsensibilisierung und einer Prothesenlockerung gibt, wobei die Prothesen jeweils vollständig aus Kobalt-Chrom-Legierung hergestellt worden waren. Diese Ergebnisse wurden durch die Untersuchung von Jones u. Mitarb. (1975) gestützt, die einen positiven Hautsensibilisierungstest auf Kobalt bei 6 Patienten fanden, die ein Spätfehlergebnis bei McKee-Hüftprothesen (Kobalt-Chrom-Metall-Metallprothese) aufwiesen. Auf der anderen Seite fanden sie negative Testergebnisse bei 30 Patienten, bei denen die McKee-Prothesen zufriedenstellend funktionierten. Benson, Goodwin und Brostoff (1975) konnten ebenfalls bestätigen, daß es eine unerwartet hohe Rate einer Hautsensibilisierung auf Kobalt und Chrom bei Patienten mit Metall-Metallprothesen gibt. Sie fanden, daß 9 (28%) Patienten aus einer Gruppe von 32 mit McKee-Hüftprothesen metallsensibilisiert waren. Hierbei war ein Patient allein auf Nickel, 2 sowohl auf Nickel und Kobalt, 3 auf Kobalt allein und weitere 3 auf Chrom allein sensibilisiert. Nur 1 Patient (2,6%) aus einer Gruppe von 39 Patienten mit Charnley-Hüftprothesen (metallhochverdichtetes Polyäthylen) war auf Nickel empfindlich. 3 (9,1%) einer Kontrollgruppe von 33 Patienten, die auf einen totalen Hüftgelenkersatz warteten, waren empfindlich, wobei 2 auf Nickel allein und einer auf Nickel und Kobalt in Kombination empfindlich war. 2 der McKee-Prothesen waren wegen Auslockerung nicht erfolgreich, beide Patienten hatten positive Reaktionen auf Chrom. In einer anderen Studie, bei der Elves u. Mitarb. (1975) eine Gruppe von 50 Patienten untersuchten, die verschiedene Typen eines totalen Gelenkersatzes erhalten hatten, fand man eine Metallempfindlichkeit der Haut bei 19 Fällen (38%). Hier waren zwei Patienten auf Nickel allein, 8 auf Kobalt allein, 6 sowohl auf Kobalt als auch auf Nickel, 1 sowohl auf Nickel als auch auf Vanadium und 2 Patienten auf Chrom empfindlich. Bei 23 der Patienten kam es zu einem nicht traumatisch bedingten Fehlergebnis. 15 von diesen Patienten waren sensibilisiert gegen Metall. Von den verbleibenden 27 Patienten ohne Lockerungszeichen waren 4 auf Nickel und Kobalt oder auf Kobalt allein empfindlich.

Die klinischen Untersuchungen der epikutanen Hautsensibilität auf Metall bei Patienten mit Gelenkprothesen zeigt somit klar, daß nach der Implantation einer Prothese, bei der Kobalt-Chrom mit Kobalt-Chrom artikuliert, eine bestimmte Anzahl von Patienten auf Kobalt und weniger häufiger auf Chrom und Nickel empfindlich sind. Eine Sensibilisierung kann auch bei Patienten mit Kobalt-Chrom-Hemiprothesen vorliegen (Evans u. Mitarb., 1974). Die Häufigkeit einer Sensibilisierung bei Patienten mit Metall-Kunststoffprothesen aber scheint nach dem derzeitigen Wissenstand nicht höher zu liegen als bei Kontrollgruppen ohne Prothesen (Benson, Goodwin u. Brostoff, 1975). Die Befunde erlauben keine definitive Unterscheidung zwischen den Möglichkeiten, daß

1. die Patienten bereits vor der Prothesenimplantation metallsensibilisiert waren,
2. die Patienten nach der Prothesenimplantation sensibilisiert wurden oder
3. die eine oder andere Konsequenz für alle Fälle gilt.

Die auffälligere Metallsensibilisierungsrate der Patienten mit Metall-Metall-Prothesen zeigt jedoch, verglichen mit der viel niedrigeren Rate bei Patienten mit Metall-Kunststoffprothesen und bei Kontrollgruppen, daß die Metallsensibilisierung das Ergebnis der viel höheren Konzentration von metallischen Abriebprodukten ist, die bei Metall-Metallprothesen entstehen, verglichen mit den beträchtlich nied-

Tabelle 4.2. Das Vorkommen einer Hautsensibilisierung gegenüber Metall bei Patienten mit Gelenk-Endoprothesen — Ergebnisse aus verschiedenen Quellen

Zitat	Zahl der getesteten Patienten	Stabile Prothesen			Lockere Prothesen		
		Zahl	Zahl sensibilisiert	% sensibilisiert	Zahl	Zahl sensibilisiert	% sensibilisiert
Evans u. Mitarb. (1974)	38	24	0	0	14	9	64
Jones u. Mitarb. (1975)	37	30	0	0	7	6	86
Benson u. Mitarb. (1975)	72	70	10	14	2	2	100
Elves u. Mitarb. (1975)	50	27	4	15	23	15	65
Summe	197	151	14	9	46	32	70

rigeren Mengen, die bei Metall-Kunststoffprothesen anfallen (Coleman, Herington u. Scales, 1973; Swanson, Freeman u. Heath, 1973; Evans u. Mitarb., 1974; Vernon-Roberts u. Freeman, 1976). Darüberhinaus scheint das wichtigste Ergebnis dieser Studien über die Hautsensibilisierung bei Patienten mit Gelenkprothesen zu sein, daß eine sehr hohe Hautsensibilisierungsrate auf Kobalt gefunden wurde. Eine Empfindlichkeit auf Kobalt allein in der dermatologischen Praxis ist selten, d. h. bei Patienten ohne Prothesen. Vergleichsweise häufig findet man jedoch positive Reaktionen auf Nickel allein oder auf Nickel und Kobalt in Kombination bei Nicht-Prothesenträgern (Fregert u. Rorsman, 1966 b). Es ist recht unwahrscheinlich, daß die Empfindlichkeit auf Kobalt allein oder eine Prädisposition für die Entwicklung einer Kobalt-Sensibilisierung mit einer Empfänglichkeit für schwere Formen von Gelenkerkrankungen, die zum Gelenkersatz führen, vergesellschaftet ist. So zeigt die Häufigkeit einer alleinigen Kobalt-Sensibilisierung bei Patienten mit Prothesen deutlich, daß sich die Kobalt-Sensibilisierung nach der Mehrzahl der Fälle nach der Prothesenimplantation entwickelt.

Das andere höchst bedeutsame Ergebnis dieser Untersuchung ist die sehr hohe Metall-Sensibilisierungsrate bei Patienten mit unerklärlicher Prothesenlockerung. Dies läßt vermuten, daß es einen besonderen Zusammenhang zwischen Metallsensibilisierung und Lockerung gibt. Eine Reihe von kontrollierten prospektiven Studien, bei denen epikutane Hautteste durchgeführt werden, sind im Entstehen, und zwar sowohl bei Patienten mit zufriedenstellend funktionierenden Prothesen als auch bei Patienten, bei denen eine Prothese noch nicht eingesetzt worden ist. Da es einsehbar ist, daß der Läppchentest selbst zu einer Sensibilisierung führen kann, ist es nicht ratsam, diese Untersuchung bei einem Patienten häufiger durchzuführen, z. B. als routinemäßiges Vorgehen vor und nach der Implantation einer Prothese. Lymphozyten von Patienten mit einer Nickel- und Chromempfindlichkeit erleiden, wie gezeigt werden konnte, in Gegenwart von Salzen der angegebenen Metalle unter bestimmten Bedingungen in vitro eine „plastische Transformation". Es bleibt zu hoffen, daß unter den laufenden Versuchen ähnliche in-vitro-Tests perfektioniert werden können, so daß Lymphozyten von Patienten mit Gelenkprothesen in vitro untersucht werden können, und es so zu einer sicheren Methode zur Aufdeckung einer prä- und postoperativen Metall-Sensibilisierung kommt, besonders bezüglich der Kobalt-Sensibilisierung.

Histopathologische Untersuchungen von Gelenkkapselgeweben von Patienten mit Lockerungen und Metall-Sensibilisierung (Evans u. Mitarb., 1974; Jones u. Mitarb., 1975; Vernon-Roberts u. Freeman, 1976) haben ausgedehnte Gewebsnekrosen ergeben, sowie eine besonders betonte Proliferation von Makrophagen und Riesenzellen, die große Mengen intrazellulärer metallhaltiger Partikel beinhalten. Diese Patientengruppe scheint ebenfalls besonders ausgeprägte obliterative Gefäßveränderungen in Form der lymphozytären Vaskulitis, fibrinoiden Nekrose und fibröser Intimaproliferation aufzuweisen (Abb. 4.31).

Während einige dieser Veränderungen Reaktionen auf eine Gewebsdegeneration und Gewebsnekrosen sein können, zeigt deren Anwesenheit in lebenden oder beginnenden degenerativen Veränderungen unterworfenen Geweben an, daß die Nekrose dieser Gewebe zum Teil oder größtenteils auf die Unterbrechung der Blutversorgung zurückzuführen ist. Bei dieser Patientengruppe ist das Einwandern von Makrophagen und Riesenzellen in den Knochen generell mit ausgedehnten Nekrosen der einwandernden Gewebe und des Knochens, mit Fragmentation des Zements und mit reichlichen nekrotischen Gewebstrümmern in der Gelenkhöhle weit verbreitet.

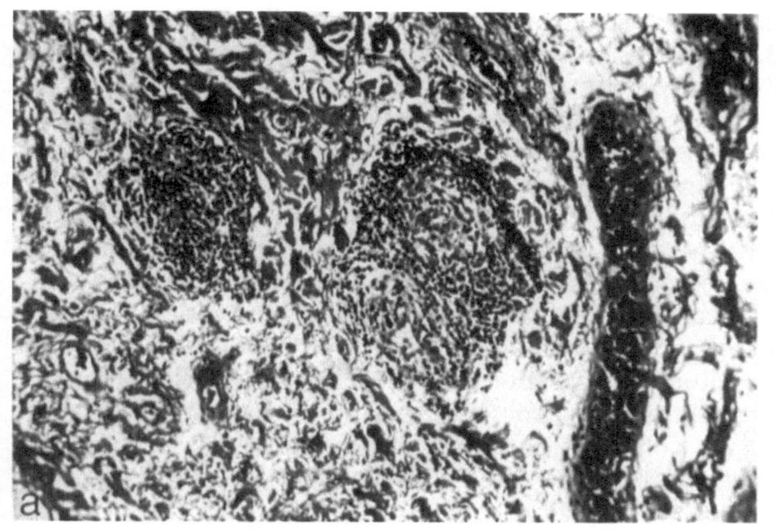

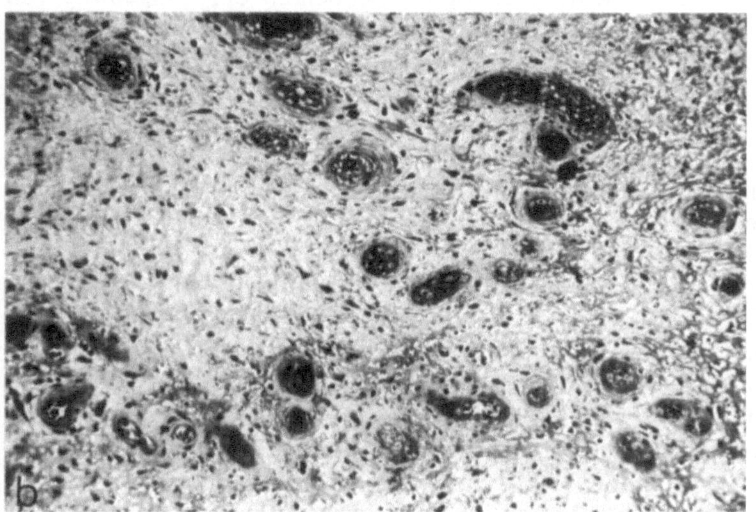

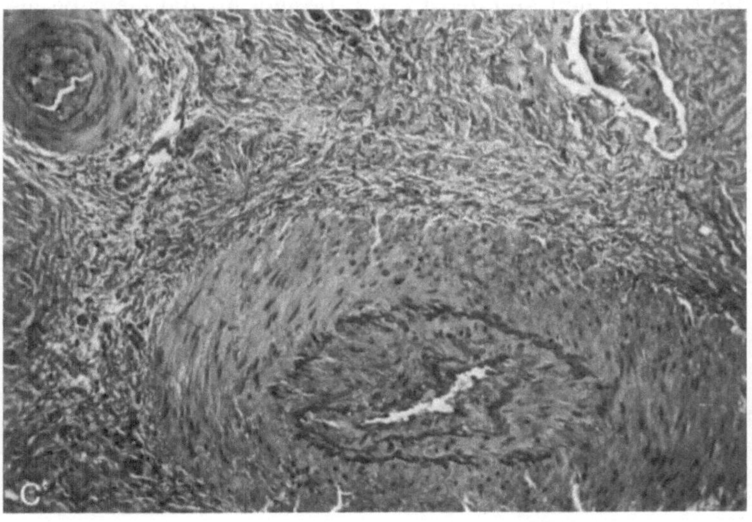

Abb. 4.31.a) Lymphozytäre Vaskulitis und degeneriertes Bindegewebe im Gelenkkapselgewebe eines Patienten mit Kobaltüberempfindlichkeit. Hämatoxylin-Eosin. · 120, b) Fibrinoide Nekrose von Arteriolen im Kapselbindegewebe eines Patienten mit Kobalt-Überempfindlichkeit. Hämatoxylin-Eosin. · 120, c) Kapselbindegewebe mit Obliteration der Lichtungen größerer und kleinerer Arterien durch fibröse Intimaprofileration bei einem Patienten mit Kobalt-Überempfindlichkeit. Hämatoxylin-Eosin. · 120

Es ist deshalb klar, daß bei Patienten mit Metallüberempfindlichkeit die Gewebereaktion auf Abrieb und auf Korrosionsprodukte verstärkt abläuft, und die Gewebsnekrosen mit großen Mengen an intrazellulären Fremdmaterial und obliterativen
Blutgefäßveränderungen einhergehen. Knochennekrosen und Knochenersatz durch
proliferierende Makrophagen und Riesenzellen laufen schnell und weitverbreitet ab.
Diese Situation ist fortschreitend, solange die Prothese implantiert bleibt.

Da über das Verhältnis zwischen einer Metallüberempfindlichkeit und Metall-
Metallimplantaten Klarheit besteht, ist es notwendig, die Metallkonzentrationen
im Gewebe in Relation zu den verschiedenen Prothesentypen zu prüfen, um festzustellen, ob der Grad der Metallabgabe bei sensiblen und nichtsensibilisierten Patienten differiert. Untersuchungen der Metallkonzentrationen in dem Gewebe, das um
eine gelockerte Prothese lag, durch Evans u. Mitarb. (1974) zeigte, daß die Gewebe in der
Umgebung von 5 Ganzmetallprothesen (Kobalt-Chrom) bei 4 Patienten sehr hohe
Konzentrationen sowohl von Kobalt als auch von Chrom enthielten. Auch in den
Geweben in der Umgebung von 3 Kobalt-Chrom-Hemiendoprothesen war die Konzentration von Kobalt und Chrom erhöht, obwohl das Niveau der Metall-Metall-
Totalendoprothese nicht erreicht wurde. In den Geweben in der Umgebung von
3 Metall-Kunststoffprothesen (Kobalt-Chrom-hochverdichtetes Polyäthylen) wurden viel niedrigere Konzentrationen von Kobalt und Chrom gefunden. Die Werte
näherten sich denen der Kontrollgruppe. Spätere Untersuchungen (Vernon-Roberts,
Freeman und Sculco, in Vorbereitung) bestätigen und ergänzen die obigen Befunde.
Sie zeigen (Tabelle 4.3), daß die Kobalt-, Chrom- und Nickelspiegel besonders hoch
sind in den Geweben aus der Umgebung von Kobalt-Chrom-Hemiendoprothesen, jedoch viel niedriger waren als bei Metall-Metallprothesen (Kobalt-Chrom). Generell
niedrige Werte aller 3 Metalle wurden bei den Geweben aus der Umgebung von Metall-
Kunststoffprothesen (Kobalt-Chrom oder rostfreier Stahl − hochverdichtetes Polyäthylen) gefunden. Die Ergebnisse zeigen, daß höhere Metallspiegel bei den Patienten
vorliegen, die auch eine Hautüberempfindlichkeit aufweisen. Da es aber nicht ge-
klärt ist, ob die Hautsensibilisierung der Akkumulation von hohen Metallkonzentrationen vorausgeht oder folgt, läßt sich bei dem vorhandenen Wissensstand vermuten,
daß die Anwesenheit von Metall in hohen Konzentrationen eher zur Sensibilisierung
führt als umgekehrt. Die Tatsache, daß sich die Lockerung nicht nur auf Patienten
beschränkt, die hohe Metallkonzentrationen im Kapselgewebe aufweisen, zeigt, daß
ein direkter toxischer Effekt von hohen Metallkonzentrationen auf die Gewebe als

Tabelle 4.3. Konzentration von Kobalt, Chrom und Nickel, gemessen durch Neutronen-Aktivie-
rungs-Analyse (NAA) von Geweben, die an schmerzhafte oder gelockerte Prothesen angrenzen

Artikulierende Prothesen-oberflächen	Zahl der Patienten	PPM im Gewebe, Durchschnittswerte und Schwankungsbreite		
		Kobalt	Chrom	Nickel
Kobalt-Chrom mit Kobalt-Chrom	8	43,1 (11−230)	57,2 (18−103)	2,3 (0,1−6,0)
Kobalt-Chrom mit Knochen	9	0,7 (0,02−2,5)	3,4 (0,12−9,3)	4,0 (0,3−20)
Kobalt-Chrom mit Polyäthylen	9	0,56 (0,02−2,2)	0,86 (0,15−2,0)	0,31 (0,2−0,6)
Rostfreier Stahl mit Polyäthylen	12	0,06 (0,01−0,5)	0,56 (0,06−1,3)	0,76 (0,1−2,0)

alleiniger Faktor, Gewebsnekrosen hervorzurufen, eher unwahrscheinlich ist − falls dies überhaupt ein Faktor ist.

Die folgenden praktischen Konsequenzen im Hinblick auf die Behandlung von Patienten lassen sich aus diesen Ergebnissen ziehen:

1. Da die Freisetzungsrate von Kobalt, Chrom und Nickel bei Prothesen mit einer Kobalt-Chrom-Kobalt-Chrom-Artikulation viel höher ist, scheint es ratsam, Metall-Polyäthylen-Prothesen zu gebrauchen, wann immer das möglich ist. Dabei sind rostfreier Stahl und Kobalt-Chrom in der Artikulation mit Polyäthylen gleichermaßen akzeptabel.

2. Alle Patienten, bei denen Prothesen auslockern, sollten auf Metall-Überempfindlichkeit untersucht werden. Wenn man bei ihnen eine Sensibilisierung feststellt, kann man ein Fortschreiten des Lockerungsprozesses erwarten, und eine Entfernung der Prothese ist angezeigt.

3. Eine sichere, nichtsensibilisierende Methode − möglicherweise eine in-vitro-Methode − wäre wünschenswert, um eine Überempfindlichkeit auf Kobalt, Chrom und Nickel festzustellen. Es wäre erstrebenswert, diese Untersuchungen vor der Implantation einer Legierung durchzuführen, die eines dieser Metalle enthält, um die Implantation eines Metalles, für das eine Überempfindlichkeit bei einem Patienten besteht, zu verhindern. Hier ist zu bedenken, daß sowohl Kobalt-Chrom als auch rostfreier Stahl Chrom und Nickel enthält. In der Praxis hat dieser Punkt jedoch keine große Bedeutung, wenn eine Metall-Polyäthylen-Prothese benutzt wird.

4. Gewebsnekrosen lassen sich bei vielen Patienten mit gelockerten Prothesen und gleichzeitig bestehender Metallüberempfindlichkeit feststellen. Hierdurch entstehen große Mengen nekrotischer Gewebstrümmer in der Gelenkhöhle und um die gelockerte Prothese herum. Bislang wurde dieses nekrotische Gewebe häufig als Beweis für das Vorliegen einer Infektion angesehen, obwohl keine pathogenen Keime gezüchtet werden konnten. Die zur Zeit in der Literatur angegebenen Zahlen von Infektionen sollten deshalb überprüft werden. Darüberhinaus sind einige Fälle von echten Infektionen als Sekundärinfektionen zu betrachten, die auf dem Boden der nekrotischen Gewebszone entstanden sind, die sich aus der Metallsensibilisierung entwickelt hat.

4.4.2 Infektion

Es ist klar, daß eine Infektion in der Umgebung eines Implantates in erster Linie davon abhängt, ob Bakterien die Operationswunde erreichen. Jedoch erfolgt eine Wundinfektion nicht unausweichlich, auch wenn die Wunde kontaminiert wurde. Die einwandernden Bakterien werden durch die körpereigene Abwehr zerstört, vorausgesetzt, daß die Gewebe gesund sind. So gibt es, wie Freeman (1975) herausgearbeitet hat, eine Reihe von Möglichkeiten, durch die man beim Prothesenbau die Folge einer bakteriellen Kontamination beeinflussen kann. Erstens hat die körpereigene Abwehr nur beschränkt Zugang zur Übergangszone zwischen dem Implantat und dem Implantatbett. Die äußere Oberfläche einer Prothese sollte deshalb so klein wie möglich sein, wobei man die Notwendigkeit für eine sichere Verbindung zum Knochen damit vereinbaren muß. Zweitens, da die körpereigene Abwehr nur in lebenden vaskularisierten Geweben wirksam werden kann, sollte darauf geachtet werden, Knochennekrosen zum Zeitpunkt der Implantation auf ein Minimum zu beschränken. Hämatome sollten dadurch vermieden werden, daß gewährleistet ist, daß sich keine Toträume um das Implantat herum ausbilden. Drittens sollten Schritte unternommen werden, die eine operative Freilegung der Gewebe auf ein Minimum reduzieren. Falls trotz dieser Vorsichtsnahmen eine Infektion eintritt, und die Prothese entfernt werden muß, dann sollte die Prothese so beschaffen sein, daß sie leicht zu entfernen ist und das Ausweichen auf eine akzeptable Alternative, z. B. eine Arthrodese, möglich ist. Während diese Überlegungen im Hinblick auf die Operationstechnik und die Prothesenkonstruktion unbestritten von großer Wichtigkeit bei den Infektionen sind, die innerhalb weniger Monate nach der Operation auftreten, spielen sie doch eine weniger wichtigere und indirekte Rolle bei Infektionen, die erst einige Monate oder Jahre nach der Implantation der Prothese entstehen.

Bei vielen Fällen wurde der Spätschmerz oder die Spätlockerung einer Infektion zugeschrieben, weil die Untersuchung der Prothese das Vorhandensein von purulentem, käsigem oder bröckeligem Material innerhalb des Gelenkes oder um den Prothesenstiel herum ergab. Bei der mikrobiologischen Untersuchung von Gewebsproben können Bakterien jedoch nicht regelmäßig gefunden werden. Bei der histologischen Untersuchung des bröckligen Materials findet sich gewöhnlich nekrotisches Bindegewebe, das Fragmente abgestorbenen Knochens enthält und abhängig vom Prothesentyp auch metallhaltige Kristalle oder Polyäthylenpartikel enthalten kann (Evans u. Mitarb.,1974; Vernon-Roberts u. Freeman,1976). Die Gründe für die Gewebsnekrosen bei Anwesenheit von Fremdkörperpartikelchen wurden bereits früher in diesem Kapitel abgehandelt, ebenso wurde bereits dafür eine Begründung gegeben, daß die Gewebenekrose bei einer vorliegenden Metallsensibilisierung ausgedehnter ist. Alle diese Aussagen unterstreichen die Tatsache, daß die Anwesenheit zahlreicher Fremdkörperpartikel, die von bestimmten Prothesen bei bestimmten Patienten stammen, zu einem ausgedehnten Gewebetod und zu Ansammlungen von nekrotischem Gewebe von der Art führt, die man bei der Untersuchung einer „infizierten" Prothese findet. Es gibt auch zahlreiche Hinweise dafür, daß sich solche Gewebenekrosen in ausgedehnterer Form entwickeln, wenn eine Metallüberempfindlichkeit vorliegt und Metall aus einer Metall-Metallprothese freigesetzt wird. Das nekrotische Gewebe ist weder Eiter noch das Produkt einer käsigen Nekrose — ein Nekrosetyp, der auf tuberkulöse Veränderungen beschränkt ist. Wie jedes nekrotische Gewebe bildet es aber für eine sekundäre Infektion ein ideales Medium. Obwohl diese Sekundärinfektion in der Theorie wahrscheinlich ist, ist sie in der Praxis eher ungewöhnlich, nachdem die Gewebeuntersuchungen von über 100 Fällen von Spätschmerz und Lockerungen nicht einen einzigen Fall einer Infektion erbrachten (Vernon-Roberts u. Freeman, im Druck). Dadurch wird nahegelegt, daß der Nachweis von bröckeligem Material in der Umgebung einer Prothese nicht nur eine mikrobiologische Untersuchung des Materials erfordert, sondern auch eine sorgfältige Prüfung des Gewebes zum Nachweis von metallischen Kristallen oder Polyäthylenpartikeln. Auch sollte ein Test zum Nachweis einer Metallüberempfindlichkeit dann durchgeführt werden. Vorausgesetzt, daß keine pathogenen Keime gezüchtet und keine Eiterzellen gesehen werden können, ist es ungerechtfertigt, diese Vorgänge eines langsamen Gewebeuntergangs einer Infektion zuzuschreiben.

4.4.3 Schmerzen bei fehlender Lockerung und Infektion

Während der Schmerz in der Prothesengegend nach den Erfahrungen des Autors gewöhnlich an die Lockerung, eine bestehende Infektion oder gelegentlich an prothesenunabhängige Faktoren gebunden ist, wie z. B. bei der Pagetschen Erkrankung, bei

140

metastatischen Tumoren oder bei der Ablagerung von Kalk oder Pyrophosphat-Dihydrat-Kristallen im synovialen Gewebe, fehlt doch manchmal der endgültige Nachweis dieser pathologischen Prozesse, die ursächlich für den Schmerz verantwortlich sind. Oft besteht der Verdacht einer Infektion, kaum jemals aber kann dieser durch einen mikrobiologischen Beweis bestätigt werden. Abgesehen von der Lockerung findet man die anderen Ursachen in der Praxis so selten, daß man sie für praktische Belange ignorieren kann.

Untersuchungen von Gewebeproben, die aus der Umgebung von stabilen, aber schmerzhaften Prothesen entnommen wurden (Vernon-Roberts u. Freeman, 1976; Vernon-Roberts, Freeman u. Sculco, im Druck) haben ergeben, daß die Mehrzahl dieser Patienten unterschiedliche Mengen von metallhaltigen Kristallen oder Polyäthylenpartikelchen sowie mittlere bis niedrigere Metallkonzentrationen und nachweisliche Zell- und Gewebsuntergänge innerhalb eines begrenzten oder eines breiteren Raumes im artikulären Gewebe aufwiesen. Der Zelltod betrifft in diesen Fällen in erster Linie die Makrophagen, die Fremdkörperpartikelchen aufgenommen haben. Die Makrophagen enthalten reichlich Abbauenzyme innerhalb der Lysosomen. Ihr Untergang geht, wie von anderen Vorgängen bekannt ist, mit der Freisetzung dieser Enzyme in die umgebenden Gewebe einher, wobei nicht nur der Untergang anderer Makrophagen, sondern auch anderer Gewebe, wie z. B. Fasergewebe, Knochen usw. in Gang gesetzt wird. Solche Gelenke können wegen der Freisetzung der lysosomalen Enzyme, die dem Makrophagenuntergang folgen, schmerzhaft sein. Man spricht diesen Enzymen ja die Fähigkeit zu, auch unter anderen Umständen Schmerzen hervorzurufen. Der Schmerz kann auch durch die Entzündung entstehen, die eine unausweichliche Folge eines Gewebeunterganges im allgemeinen ist.

4.4.4 Neoplasie

Exogene Ursachen, die zur Tumorbildung führen, können chemischer, physikalischer oder biologischer Natur sein. Es ist darum leicht einzusehen, daß Implantatmaterialien, wie sie zum Gelenkersatz verwendet werden, grundsätzlich auch in Zusammenhang mit der Entstehung von Tumoren gebracht werden können. Außerdem könnte man sowohl die chemischen als auch die physikalischen Eigenschaften der verwandten Materialien theoretisch verantwortlich machen. In dieser Beziehung konnte man bereits nachweisen, daß metallische Puder, Metallsalze und metallische Abrieb-Partikel, die von Gelenkprothesen in Laboratoriums-Simulatoren stammten, jeweils in der Lage sind, bösartige Tumoren hervorzurufen, wenn sie Nagetieren injiziert wurden (Oppenheimer u. Mitarb., 1956, Heath u. Daniel, 1962, Heath, Freeman u. Swanson, 1971). Es konnte ebenfalls gezeigt werden, daß verschiedene Kunststoffe, dabei auch Polyäthylen und Polymethylmethacrylat die Tumorbildung bei Nagetieren anregen können. Inwieweit diese experimentellen Ergebnisse bei Nagetieren auf die Tumorbildung der Umgebung von Implantaten beim Menschen zutreffen, ist schwierig zu beurteilen. Obwohl sich ein breites Spektrum unterschiedlicher Materialien als karzinogen erwies, scheint diese Eigenschaft eher von der Form des Implantates abzuhängen als von seiner Chemie. Glücklicherweise reduzieren sich die karzinogenen Eigenschaften von Kunststoffen erheblich oder gehen ganz verloren, wenn sie in Puderform implantiert werden (Nothdurft, 1955; Oppenheimer u. Mitarb., 1955, 1959, 1961). Man glaubt heute im allgemeinen, daß der Unterschied in der Karzinogenität zwischen verschiedenen Formen desselben Kunststoffes davon abhängt, ob das Implantat eingekapselt wird oder nicht, weil die Tumoren von den Kapselwänden ausgehen (Oppenheimer u. Mitarb., 1959; und als Literaturübersicht Bischoff u. Bryson, 1964). Beruhigenderweise wird in bestimmter Art implantiertes Polyäthylen im Experiment nicht eingekapselt, was auch für Abrieb-Partikel von hochverdichtetem Polyäthylen gilt, das aus Prothesen beim Hund (Walker u. Mitarb., 1974) und beim Menschen (Charosky, Bullough u. Wilson, 1973; Vernon-Roberts u. Freeman, im Druck) in die Gewebe freigesetzt wird. Mit dem Unvermögen, verkapselt zu werden, deckt sich die Tatsache, daß Polyäthylen-Partikel bisher keine Tumoren erzeugen konnten, abgesehen von einer Untersuchung durch Carter und Roe (1969), die Tumoren mit zerfasertem Polyäthylen bei der Ratte induzieren konnten. Generell ist also die Karzinogenität von Kunststoffen wiederholt nur bei Ratten, und nur selten beim Menschen nachgewiesen worden. Hier steht die offensichtliche Immunität des Menschen möglicherweise mit der langen Latenzzeit für die Tumorinduktion in Zusammenhang (Bischoff u. Bryson, 1964). Die Untersuchungen von Carter und Roe waren von der Clelandschen Erfahrung angeregt, daß Tumoren bei 2 Patienten entstanden waren, die wegen einer Lungentuberkulose mit einer extrapulmonalen Plombe von Teflon einmal und von hohlen Polyäthylenkugeln ein anderes Mal behandelt worden waren (Cleland, persönliche Mitteilung 1974). Die Art, in der Polyäthylen von Carter und Roe implantiert wurde, gab Anlaß zu einer beträchtlichen und langanhaltenden lokalen Reaktion. Hierin lag möglicherweise die Ursache für die Tumorbildung, da es nicht zu einer Einkapselung kam. Carter und Roe selbst gaben an, daß ihr Material aus zahlreichen 8–9 mm langen Streifen bestand, das sich eher wie ein Schwamm als wie eine Ansammlung von kleinen Teilchen verhielt. Die Polyäthylen-Partikel, die in den Geweben der Prothesenumgebung beim Menschen zu sehen sind, sind weit voneinander getrennt und messen nur 1–2 μm im Durchmesser (Vernon-Roberts u. Freeman, im Druck), so daß sie physikalisch keine Ähnlichkeit mit dem von Carter und Roe implantierten Material aufweisen.

Alles in allem deuten die zur Zeit zugänglichen experimentellen Beobachtungen somit sehr stark darauf hin, daß die Polyäthylen-Partikel, die den Polyäthylen-Prothesen im klinischen Gebrauch entstammen, weder beim Tier noch beim Menschen karzinogen sind.

Heute weiß man sowohl von Metall-Metall- (Kobalt-Chrom) als auch von Metall-Plastik-Gelenkprothesen, daß es bei beiden in vivo zu Abrieb und damit zu Bildung von Abrieb-Partikeln kommt. Die vorliegenden Nachweise zeigen, daß die von Kobalt-Chrom-Metall-Metall-Prothesen stammenden Partikelchen karzinogen sind, wenn sie in massiven Dosen Ratten injiziert werden, und sie deuten damit indirekt darauf hin, daß Polyäthylen-Abriebpartikel im Tierversuch nicht karzinogen sind. Eine genaue Bedeutung für den Gelenkersatz in der Praxis aber ist heute noch nicht klar.

In Übereinstimmung mit Williams (1973) gibt es eine minimale Latenzzeit für die Tumorbildung, die von der Lebensspanne der einzelnen Spezies abhängt, und die deshalb beim Menschen als beträchtlich größer angesehen werden kann als bei der Maus: Vielleicht 20 Jahre oder länger. Bei Patienten mit Gelenkersatzprothesen ist der Freisetzungsgrad von Abrieb-Partikeln viele Größenordnungen niedriger als die Dosisrate im Tierexperiment. Der Effekt dieses Unterschiedes ist bekannt. Es ist gar nicht sicher, daß Tumoren beim Menschen durch diese Substanzen induziert werden können. Auf der Basis der gegenwärtigen Erfahrung scheint es aber sicher, daß, wenn die Materialien dazu in der Lage sind, die Induktionsperiode so lange ist, daß eine große Zahl der in Frage kommenden Patienten gar nicht mehr betroffen sein kann. Werden aber Implantat-induzierte Tumoren beim Menschen manifest, dann würde das notwendigerweise zu einer radikalen Umorientierung unseres gesamten Denkens führen im Hinblick auf die Eignung von Implantatmaterialien und die Art von Gewebereaktionen, die sie hervorrufen.

Literatur

Allison, A. C., Harington, J. S., Birbeck, M.: An examination of the cytotoxic effects of silica on macrophages. J. Exp. Med. *124*, 141 (1966)

Benson, M. K. D., Goodwin, P. G., Brostoff, J.: Metal sensitivity in patients with joint replacement arthroplasties. Br. Med. J. *IV*, 374 (1975)

Biehl, G., Harms, J., Hanser, U.: Experimentelle Untersuchungen über die Wärmeentwicklung im Knochen bei der Polymerisation von Knochenzement. Intraoperative Temperaturmessungen bei normaler Blutzirkulation und in Blutleere. Arch. Orthop. Unfallchir. *78*, 62 (1974)

Biehl, G., Harms, J., Mäusle, E.: Tierexperimentelle und histopathologische Untersuchungen über die Anpassungsvorgänge des Knochens nach der Implantation von „Tragrippen-Endoprothesen". Arch. Orthop. Unfallchir. *81*, 105 (1975)

Bischoff, F., Bryson, G.: Carcinogenesis through solid state surfaces. Prog. Exp. Tumor Res. *5*, 85 (1964)

Boutin, P.: Les prothèses totales de la hanche en alumine. L'ancrage direct sans ciment dans 50 cas. Rev. Chir. Orthop. *60*, 233 (1974)

Brånemark, P.-I., Lindström, J., Hallén, O., Breine, U., Jeppson, P. H., Öhmann, A.: Reconstruction of the defective mandible. Scand. J. Plastic Reconstructive Surg. *9*, 116 (1975)

Brendlinger, D. L., Tarsitano, J. J.: Generalized dermatitis due to sensitivity to a chrome cobalt removable partial denture. J. Am. Dent. Assoc. *81*, 392 (1970)

Cameron, H., MacNab, I., Pilliar, R.: Porous surfaced vitallium staples. South Afr. J. Surg. *10*, 63 (1972)

Cameron, H. U., Pillar, R. M., MacNab, I.: The effect of movement on the bonding of porous metal to bone. J. Biomed. Mater. Res. *7*, 301 (1973)

Carter, R. L., Roe, F. J. C.: Induction of sarcomas in rats by solid and fragmented polythene: experimental observations and clinical implications. Br. J. Cancer *23*, 401 (1969)

Charnley, J.: Acrylic Cement in Orthopaedic Surgery. Edinburgh, London: Churchill Livingstone 1970

Charosky, C. B., Bullough, P. G., Wilson, P. D. jr.: Total hip replacement failures. A histological evaluation. J. Bone Joint Surg. *55A*, 49 (1973)

Coleman, R. F., Herrington, J., Scales, J. T.: Concentration of wear products in hair, blood and urine after total hip replacement. Br. Med. J. *I*, 527 (1973)

Elves, M. W., Wilson, J. N., Scales, J. T., Kemp, H. B. S.: Incidence of metal sensitivity in patients with total joint replacements. Br. Med. J. *IV*, 376 (1975)

Evans, E. M., Freeman, M. A. R., Miller, A. J., Vernon-Roberts, B.: Metal sensitivity as a cause of bone necrosis and loosening of the prothesis in total joint replacement. J. Bone Joint Surg. *56B*, 626 (1974)

Feith, R., Sloof, T. J. J. H., Kazem, I., Rens, T. J. G. van: Strontium [87m]Sr bone scanning for the evaluation of total hip replacement. J. Bone Joint Surg. *58B*, 79 (1976)

Ferguson, A. B. jr., Laing, P. G., Hodge, E. S.: The ionization of metal implants in living tissues. J. Bone Joint Surg. *42A*, 77 (1960)

Freeman, M. A. R.: General considerations in the design of prostheses for the „total" replacement of joints. In: Recent advances in orthopeadics, No. 2, McKibbin, B. (ed.), p. 93. Edinburgh, London, Churchill Livingstone 1975

Fregert, S., Rorsman, H.: Allergic reactions to trivalent chromium compounds. Arch. Dermatol. *93*, 711 (1966a)

Fregert, S., Rorsmann, H.: Allergy to chromium, nickel and cobalt. Acta Derm. Venereol. *46*, 144 (1966b)

Galante, J., Rostoker, W., Lueck, R., Ray, D.: Sintered fiber metal composites as a basis for attachment of implants to bone. J. Bone Joint Surg. *53A*, 101 (1971)

Geduldig, D., Dörre, E., Happel, M., Lade, R., Prüssner, P., Willert, H.-G., Zichner, L.: Welche Aussicht hat die Biokeramik als Implantatmaterial in der Orthopädie? Med.-Orthop. Technik *6*, 138 (1975)

Griss, P., Krempien, B., Andrian-Werburg, H. von, Heimke, G., Fleiner, R.: Experimentelle Untersuchung zur Gewebsverträglichkeit oxidkeramischer (AL_2O_3) Abriebteilchen. Arch. Orthop. Unfallchir. *76*, 270 (1973)

Heath, J. C., Daniel, M. R.: The production of malignant tumours by cobalt in the rat: intrathoracic tumours. Br. J. Cancer *16*, 473 (1962)

Heath, J. C., Freeman, M. A. R., Swanson, S. A. V.: Carcinogenic properties of wear particles from prostheses made in cobalt chromium alloy. Lancet *I*, 564 (1971)

Homsy, C. A., Cain, T. E., Kessler, F. B., Anderson, S., King, J. W.: Porous implant systems for prosthesis stabilization. Clin. Orthop. *89*, 220 (1972)

Howe, D. F., Svare, C. W., Tock, R. W.: Some effects of pore diameter on single pore bony ingression patterns in Teflon. J. Biomed. Mater. Res. *8*, 399 (1975)

Hulbert, S. F., Matthews, J. R., Klawitter, J. J., Sauer, B. W., Leonard, R. B.: Effect of stress on tissue ingrowth into porous aluminium oxide. J. Biomed. Mater. Res., Symp. No. *5*, part I, p. 85 (1974)

Jefferiss, C. D., Lee, A. J. C., Ling, R. S. M.: Thermal aspects of self-curing polymethylmethacrylate. J. Bone Joint Surg. *57B*, 511 (1975)

Jones, D. A., Lucas, H. K., O'Driscoll, M., Price, C. H. G., Wibberley, B.: Cobalt toxicity after McKee hip arthroplasty. J. Bone Joint Surg. *57B*, 289 (1975)

Klawitter, J. J., Hulbert, S. F.: Application of porous ceramics for the attachment of load bearing internal orthopaedic applications. J. Biomed. Mater. Symp. No. 2, p. 161 (1971)

Klawitter, J. J., Bagwell, J. G., Weinstein, A. M., Sauer, B. W.: An evaluation of bone growth into porous high density polyethylene. J. Biomed. Mater. Res. *10*, 311 (1976)

Labitzke, R., Paulus, M.: Intraoperative Temperaturmessungen in der Hüftchirurgie während der Polymerisation des Knochenzementes Palacos. Arch. Orthop. Unfallchir. *79*, 341 (1974)

Laugier, P., Foussereau, J.: Les dermites allergiques à distance provoquées par le matériel d'osteosynthèse. Gaz. Méd. Fr. *73*, 3409 (1966)

Lembert, E., Galante, J., Rostoker, W.: Fixation of skeletal replacement by fiber metal composites. Clin, Orthop. *87*, 303 (1972)

Linder, L., Lundskog, L.: Incorporation of stainless steel, titanium and Vitallium in bone. Injury *6*, 277 (1975)

Lundskog, L.: Heat and bone tissue. An experimental investigation of the thermal properties of bone and the threshold levels for thermal injury. Scand. J. Plast. Reconstr. Surg. 9, 1 (1972)

Lyng, S., Sudmann, E., Hulbert, S. F., Sauer, B. W.: Fixation of permanent orthopaedic prostheses. Use of ceramics in the tibial plateau. Acta Orthop. Scand. 44, *694* (1973)

McKenzie, A. W., Aitken, C. V. E., Risdill-Smith, R.: Urticaria after insertion of Smith-Petersen Vitallium nail. Br. Med. J. *IV*, 36 (1967)

Mittelmeier, H.: Selbsthaftende Keramik-Metall-Verbund-Endoprothesen. Med. Orthop. Technik *95*, 152 (1975)

Mowat, A. G., Hothersall, T. E.: Nature of anaemia in rheumatoid arthritis – VIII. Iron content of synovial tissue in patients with rheumatoid arthritis and other joint diseases. Ann. Rheum. Dis. *27*, 345 (1968)

Muirden, K. D., Senator, G. B.: Iron in the synovial membrane in rheumatoid arthritis and other joint diseases. Ann. Rheum. Dis. *27*, 38 (1968)

Murray, W. R., Rodrigo, J. J.: Arthrography for the assessment of pain after total hip replacement. A comparison of arthrographic findings in patients with and without pain. J. Bone Joint Surg. *57A*, 1060 (1975)

Nilles, J. L., Coletti, J. M. jr., Wilson, C.: Biomechanical evaluation of bone-porous material interfaces. J. Biomed. Mater. Res. *7*, 231 (1973)

Nothdurft, H.: Über die Sarkomauslösung durch Fremdkörperimplantation bei Ratten in Abhängigkeit von der Form der Implantate. Naturwissenschaften *42*, 106 (1955)

Ohnsorge, J., Goebel, G.: Die Verwendung unterkühlter Metallendoprothesen in der Hüftchirurgie. Z. Orthop. *107*, 683 (1970)

Oppenheimer, B. S., Oppenheimer, E. T., Danishefsky, I., Stout, A. P., Eirich, F. R.: Further studies of polymers as carcinogenic agents in animals. Cancer Res. *15*, 333 (1955)

Oppenheimer, B. S., Oppenheimer, E. T., Danishefsky, I., Stout, A. P.: Carcinogenic effect of metals in rodents. Cancer Res. *16*, 439 (1956)

Oppenheimer, B. S., Oppenheimer, E. T., Stout, A. P., Danishefsky, I., Willhite, A.: Studies of the mechanism of carcinogenesis by plastic films. Acta Un. Int. Cancr. *15*, 659 (1959)

Oppenheimer, E. T., Willhite, M., Danishefsky, I., Stout, A. P.: Observations on the effect of powdered polymer in the carcinogenic process. Cancer Res. *21*, 132 (1961)

Owen, R., Meachim, G., Williams, D. F.: Hair sampling for chromium content following Charnley hip arthroplasty. J. Biomed. Mater. Res. *10*, 91 (1976)

Rae, T.: A study on the effects of particulate metals of orthopaedic interest on murine macrophages in vitro. J. Bone Joint Surg. *57B*, 444 (1975)

Sauer, B. W., Klawitter, J. J., Weinstein, A. M., Spector, M.: The use of polymers in high load bearing joints in the locomotor system. In: Engineering in medicine, Vol. 2. Berlin, Heidelberg, New York: Springer 1976

Semlitsch, M., Vogel, A., Willert, H.-G.: Investigation of joint endoprostheses abrasion products in the connective tissue of the joint cavity. Sulzer Technical Rev. *2*, 137 (1972)

Swanson, S. A. V., Freeman, M. A. R., Day, W. H.: The fatigue properties of human cortical bone. Med. Biol. Eng. *9*, 23 (1971)

Swanson, S. A. V., Freeman, M. A. R., Heath, J. C.: Laboratory tests on total joint replacement protheses. J. Bone Joint Surg. *55B*, 759 (1973)

Szepesi, K., Kapitany, S.: Druckprobe zur Beurteilung der Tragfähigkeit des Femurkopfes in Tierversuchen. Arch. Orthopäd. Unfallchir. *79*, 21 (1974)

Szepesi, K., Kapitany, S., Csorba, E.: Tragfähigkeit des Femurkopfes nach experimenteller ischämischer Nekrose der Epiphyse. II. Mechanische, röntgenologische Untersuchung und Untersuchung des Balkensystems. Arch. Orthopäd. Unfallchir. *80*, 283 (1974)

Uhtoff, H. K.: Mechanical factors influencing the holding power of screws in compact bone. J. Bone Joint Surg. *55B*, 633 (1973)

Vernon-Roberts, B., Freeman, M. A. R.: Morphological and analytical studies of the tissue adjacent to joint prostheses: investigations into the causes of loosening of prostheses. In: Engineering in medicine, Vol. 2, Berlin, Heidelberg, New York: Springer 1976

Walker, P. S., Mendes, D. G., Figarola, F., Bullough, P. G.: Total surface replacement of the hip joint. In: Prostheses and tissue: the interface problem. Hulbert, S. F., Levine, S. N., Moyle, D. D. (eds.), p. 245. New York, Chichester: Wiley (1974)

Welsh, R. P., Pilliar, R. M., MacNab, I.: Surgical implants: the role of surface porosity in fixation to bone and acrylic. J. Bone Joint Surg. *53A*, 963 (1971)

Willert, H.-G.: Tissue reactions around joint implants and bone cement. In: Arthroplasty of the hip. Chapchal, G. (ed.), p. 11. Stuttgart: Thieme 1973

Willert, H.-G., Puls, P.: Die Reaktion des Knochens auf Knochenzement bei der Allo-Arthroplastik der Hüfte. Arch. Orthop. Unfallchir. *72*, 33 (1972)

Willert, H.-G., Semlitsch, M.: Articular capsule reactions associated with joint endoprostheses. Congress of Dutch-Swiss Orthopaedic Societies, (abstract). Winterthur: Sulzer Bros. 1974

Willert, H.-G., Ludwig, J., Semlitsch, M.: Reaction of bone to methacrylate after hip arthroplasty. A long-term gross, light microscopic and scanning electron microscopic study. J. Bone Joint Surg. *56A*, 1368 (1974)

Williams, D. F.: The response of the body environment to implants. In: Implants in surgery. Williams, D. F., Roaf, R. (eds.), p. 203. Philadelphia, London: Saunders 1973

Winter, G. D.: Tissue reactions to metallic wear and corrosion products in human patients. J. Biomed. Mater. Res. 8, 11 (1974)

Kapitel 5

Mechanische Aspekte der Prothesenverankerung

5.1 Einführung

5.1.1 Anforderungen an die Prothesenverankerung

Von den Prothesenteilen wird gefordert, daß sie sich nicht lockern und Anlaß zu Schmerzen und Behinderung geben, auch wenn sie jahrzehntelang wiederholt belastet werden, daß die Patienten das betreffende Gelenk sobald wie möglich nach der Operation bewegen können und daß das Fremdmaterial notfalls vollkommen wieder entfernt werden kann.

Diese Aufstellung von Forderungen berücksichtigt zunächst, daß es so etwas wie eine absolut starre Verbindung nicht gibt. Der Knochen, in dem die Prothesenteile befestigt werden, ist selbst elastisch, er verformt sich bei jeder Belastung und kehrt nach Entlastung wieder in seine ursprüngliche Gestalt zurück. Da die Deformation innerhalb des Knochens stattfindet, und da sich auch die Prothesenteile elastisch verformen, jedoch in einem unterschiedlichen Ausmaß, weil sie aus einem anderen Material bestehen als der Knochen, sind Verformungen in der Grenzfläche zwischen Knochen und Prothese unvermeidbar, aber nicht notwendigerweise schädlich. Die Frage ist nur, wie groß diese Verformung sein darf. Eine pragmatische Antwort hierauf wäre, daß in makroskopischem Maßstab gesehen eine zyklische Verschiebung des Prothesenteiles relativ zum Knochen solange geduldet werden kann, wie sie nicht mit wiederholten Belastungen zunimmt, keine Schmerzen hervorruft und keine unannehmbaren Mengen von Abrieb erzeugt. Was makroskopisch abläuft, hat häufig seine Ursache in mikroskopischen Prozessen und diese werden später behandelt. Die Aufstellung der Forderungen berücksichtigt ferner, daß die Ermüdungsfestigkeit der Verbindung und nicht nur ihre statische Festigkeit von Bedeutung ist und daß weiterhin im Laufe der Zeit Änderungen der Eigenschaften des Knochens und der anderen Materialien eintreten können.

5.1.2 Möglichkeiten für die Prothesenverankerung

Vom rein mechanischen Standpunkt aus können die Prothesenteile nach verschiedenen Methoden befestigt werden. Dazu bieten sich die folgenden Verfahren an: Die direkte Verbindung der Prothesenteile mit dem Knochen, wobei man sich auf den Formschluß zwischen dem Prothesenteil und dem Knochen verläßt; Schraubverbindungen, bei denen entweder das Prothesenteil die Form einer Schraube besitzt oder mit Knochenschrauben befestigt wird, die durch entsprechende Löcher hindurchgehen; Nut- und Federverbindungen; die direkte Verbindung der Prothesenteile mit dem Knochen, wobei man sich nicht nur auf den Formschluß verläßt, sondern ihn durch geeignete Oberflächengestaltung zu verbessern sucht; Klebverbindungen; die Verwendung eines Füllmaterials (Zement), durch das die Prothesenteile an die geometrische Gestalt des Knochens angepaßt werden; das Einwachsen, indem man sich darauf verläßt, daß der Knochen in passende Löcher oder Vertiefungen in der Oberfläche des Prothesenteiles einwächst. Diese Verfahren sind ungefähr in der chronologischen Reihenfolge aufgelistet, in der versucht wurde, sie in die Praxis umzusetzen; manchmal können auch zwei oder mehr Verfahren zusammen verwendet werden.

Es wäre nun möglich, die einzelnen Methoden der Reihe nach zu besprechen und die Gründe für ihren Erfolg oder ihr Versagen zu erörtern. Da jedoch klinische Erfahrungen und Laborbeobachtungen bereits gewisse Verallgemeinerungen über die biologische Reaktion des Gewebes auf Endoprothesen zulassen und damit auch auf biologische Einschränkungen des Problems der mechanischen Verankerung, ist es zweckmäßig, diese biologischen Einschränkungen zuerst zu behandeln und danach die mechanischen Möglichkeiten im Licht dieser Erkenntnisse zu prüfen.

5.1.3 Biologische Einschränkungen

Kortikaler und spongiöser Knochen verhält sich statischer Zugbeanspruchung gegenüber wesentlich schwächer als gegenüber statischer Druckbeanspruchung (Swanson, 1971). Obwohl bisher keine experimentellen Ergebnisse veröffentlicht wurden[1], ist es gewiß, daß die entsprechenden Unterschiede in der Ermüdungsfestigkeit genau so groß, wenn nicht größer sind. Wenn also Prothesenteile direkt mit dem Knochen verbunden würden, so wäre es ratsam, dafür zu sorgen, daß die Zugspannungen in der Grenzfläche zwischen Knochen und Prothese so weit wie möglich kleiner sind als die Druckspannungen.

In der Tat werden wenige Prothesenteile nach der anfänglichen Phase der Reaktion des Gastgewebes direkt mit dem Knochen verbunden. Histologische Beobachtungen an Proben, bei denen Acrylzement zur Befestigung der Prothesen verwendet wurde (Kap. 4: Charnley, 1970; Amstutz, Lurie u. Bullough, 1972; Willert u. Puls, 1972; Willert, Ludwig u. Semlitsch, 1974) und bei denen der metallische Teil einer Prothese anfänglich in unmittelbarem Kontakt mit dem Knochen gestanden hat (Biehl, Harms u. Mäusle, 1975), zeigten alle ungefähr ein Jahr nach der Implantation eine Schicht von fibrösem Gewebe. Die Entstehung, die Natur und die Dicke dieser Schicht wird in Kap. 4 besprochen; hier soll nur festgestellt werden, daß eine solche Schicht einer Zug- und Schubbeanspruchung gegenüber wahrscheinlich schwach ist, einer Druckbeanspruchung gegenüber jedoch einigermaßen dauerhaft. Aus diesen Gründen ist es ratsam, die Prothese und ihre Verankerung so zu entwerfen, daß Zug- und Schubspannungen in der Grenzfläche zwischen Knochen und Prothese möglichst vermieden werden.

Es gibt einige Hinweise dafür, daß Knochen an gewisse keramische Werkstoffe ohne eine Zwischenschicht von fibrösem Gewebe direkt anwächst (Lyng u. Mitarb., 1973; Hulbert u. Mitarb., 1974). Wenn dieser Zustand allgemein in der klinischen Praxis erreicht würde, dann würde die Dauerhaftigkeit des Knochens in Betracht stehen, und nicht die der fibrösen Gewebeschicht. Die sich ergebenden Einschränkun-

---

1 Anmerkung des Übersetzers: Ausführliche Daten über die Ermüdungsfestigkeit von Knochen finden sich z. B. in dem Buch von Evans, F. G.; Mechanical properties of bone. Springfield/ Ill.: Thomas, Ch. C. 1973.

gen würden von den Einzelheiten der Verbindung zwischen Knochen und Prothese abhängen, würden aber trotzdem eine geringere untere Grenze für Zugspannungen beinhalten als für Druckspannungen. Auf diese Weise wäre eine Prothese, die so konstruiert ist, daß sie bei vorhandener fibröser Schicht genügend Sicherheit bietet, auch dann noch — vielleicht unnötigerweise — zuverlässig, wenn diese Schicht nicht vorhanden ist.

Zusammengefaßt, Prothesen sollten daher stets so entworfen werden, daß die Zug- und Schubspannungen in der Grenzfläche zwischen Knochen und Prothese entweder verschwinden oder wenigstens so klein wie möglich sind, und die Druckspannungen einen Betrag nicht überschreiten, der zu einem Ermüdungsbruch im Knochen führen kann.

5.1.4 Auswirkungen der biologischen Einschränkungen auf die mechanische Konstruktion

Nimmt man die oben beschriebenen Einschränkungen an, so muß als erstes die Frage betrachtet werden, wie die Spannungen in der Grenzfläche zwischen Prothese und Knochen so gesteuert werden können, daß die Zug- und Schubspannungen ihren kleinsten Betrag annehmen und die Druckspannungen einen Grenzwert nicht überschreiten. Die Art der Kräfte, die auf die Grenzfläche übertragen werden können, hängt von der Gestalt der Gelenkflächen ab, und daher müssen diese zunächst untersucht werden. Wenn die Art der Kräfte, die übertragen werden können, bekannt ist, dann muß durch die Konstruktion der Grenzfläche, sofern dies möglich ist, sichergestellt werden, daß sie als Spannungen annehmbarer Art und Größe durch die Grenzfläche übertragen werden.

Unter der Annahme, daß es im allgemeinen nicht möglich ist, dafür zu sorgen, daß die Kraft in jedem Gelenk ständig in dieselbe Richtung weist, wie es in Kap. 2 gezeigt und später noch einmal erwähnt wird, bedarf es offensichtlich notwendigerweise einer geometrischen Verriegelung zwischen dem Prothesenteil und dem Knochen. Einige der oben angeführten Methoden können nun daraufhin untersucht werden, ob sie für eine derartige Verriegelung zum Zeitpunkt der Implantation und noch für Jahre danach tauglich sind.

5.2 Die Beeinflussung der Spannungen in der Grenzfläche durch die Prothesenkonstruktion

5.2.1 Die Konstruktion von Gelenkflächen

Theoretisch können sowohl natürliche als auch prothetische Gelenke die folgenden Belastungen übertragen: Druck, Zug, Schub, Biegung und Torsion. Diese Belastungsarten sind in Abb. 5.1 dargestellt. Jedes Gelenk im Körper ist einer Kompressionsbelastung unterworfen, die als charakteristische Belastung im Normalfall anzusehen ist, und an die der Gelenkknorpel und der subchondrale Knochen besonders gut angepaßt ist. Zwar können auch Zugbelastungen auf die Gelenke einwirken (durch solche gewöhnlichen Tätigkeiten wie das Tragen eines Koffers und auch beim Turnen, das für Patienten mit Gelenkprothesen sicher nicht mehr in Frage kommt), doch werden diese fast immer von den Muskeln und Bändern und nicht von den Gelenkflächen aufgenommen. Selbst wenn ganze Gliedmaßen unter einer Zugbelastung stehen, befinden sich die Gelenkflächen noch unter einer Druckbeanspruchung, die eine Folge der Muskeltätigkeit ist.

Die drei anderen Belastungsarten — Scherung, Biegung und Torsion — können alle bei den Tätigkeiten des täglichen Lebens und bei kleineren Unfällen auftreten. Sie wirken sich bei natürlichen Gelenken teilweise als Druckspannungen zwischen den Gelenkflächen aus und teilweise als Zugspannungen in den Bändern, weil natürliche Gelenke so ausgebildet sind, daß über die Gelenkflächen nur Druckspannungen (und manchmal auch Torsionsspannungen) übertragen werden. Hier entsteht ein wichtiger Unterschied zwischen natürlichen Gelenken und Gelenkprothesen: Wenn die Gelenkprothese nur die Funktion der Gelenkflächen ersetzt, dann werden auch nur Druckbelastungen übertragen. Ersetzt die Gelenkprothese aber auch die Funktion der Bänder, dann überträgt sie sowohl Zug- und Torsionsbelastungen als auch Druckbelastungen mit allen möglichen unerwünschten Folgen für die Verbindung zwischen Knochen und Prothese. Wenn jedoch alle oder einige Bänder zerstört wurden, so kann eine Prothese, die deren Funktion nicht ersetzt, zu Instabilitäten führen oder aber einem erhöhten Subluxations- oder Dislokationsrisiko ausgesetzt sein.

Für die Konstruktion von Gelenkflächen entsteht hierdurch ein Konflikt: Eine Gelenkprothese, welche die Bänder ersetzt und deswegen nicht subluxieren (oder in Grenzen dislozieren) kann, besitzt eine große Wahrscheinlichkeit zur Lockerung, eine Gelenkprothese hingegen, die das Risiko einer Lockerung durch den Ersatz lediglich der Gelenkflächen vermindert und damit auch die Zugkräfte auf ihre Verankerung, besitzt eine größere Wahrscheinlichkeit zur Subluxation. Für ein derartiges Konstruktionsproblem gibt es keine eindeutige Lösung, es ist aber einleuchtend, daß eine Prothese, die sich unter dem wiederholten Einfluß einer normalen Belastung lockert, ebenso nutzlos ist wie eine Prothese, die unter dem Einfluß der Aktivitäten des täglichen Lebens disloziert. Beide Extreme müssen also vermieden werden. Denkt man daran, daß eine Lockerung einen Fehlschlag der operativen Behandlung bedeutet und möglicherweise eine weitere Operation nach sich zieht, daß aber eine Subluxation weniger ernst zu nehmen ist (besonders wenn sie sich spontan wieder einrichtet), so scheint es vernünftig, die Gefahr einer Subluxation eher in Kauf zu nehmen als die Folgen einer gelegentlichen Überbelastung; nicht weniger vernünftig erscheint es, wiederholte spontane Wiedereinrichtungen von Subluxationen in Kauf zu nehmen (die symptomlos verlaufen können), wenn dies der Preis dafür ist, daß eine Lockerung ausbleibt. Hierfür lassen sich zwei Beispiele anführen:

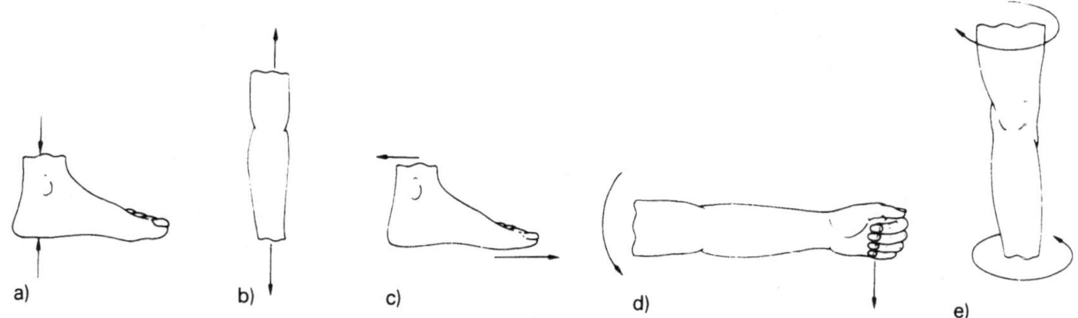

Abb. 5.1a–e. Übertragung von a) Druck-, b) Zug-, c) Scher-, d) Biege-, e) Torsionsbelastung durch Gelenke

Beim Hüftgelenk wird eine nur halbkugelförmige Pfanne eine Subluxation zulassen (etwa bei einer Hyperadduktion oder bei Hockstellungen). Es bestehen kaum Zweifel, daß dies bei vielen Patienten unbemerkt vorkommt und dem erhöhten Lockerungsrisiko bei weitem eher vorzuziehen ist, welches bei einem Hüftkopf vorliegt, der in einer mehr als halbkugelförmigen Pfanne befestigt ist, eine Eigenschaft, die manche Prothesen aufweisen, um die Möglichkeit einer Dislokation auszuschalten. Bei einem Kniegelenk mit einer einachsig geführten Scharnierbewegung kann keine Subluxation oder Dislokation eintreten, auf seine Verankerung werden aber Biegebelastungen ausgeübt, mit denen ein Lockerungsrisiko verbunden ist. Hingegen werden bei vielen Prothesentypen, die lediglich die Gelenkflächen ersetzen, sehr viel weniger wahrscheinlich Biegekräfte auf die Verankerung einwirken, es können aber wiederholt bei den Aktivitäten des täglichen Lebens Subluxationen auftreten, und das wird möglicherweise auch tatsächlich vorkommen. Vergleiche dieser Art sind in Abb. 5.2 dargestellt. Eine solche „Subluxation" darf als harmlos angesehen werden, wenn sie ähnlich verläuft wie beim natürlichen Kniegelenk (bei dem die Kondylen infolge einer Abduktion oder Adduktion der Tibia vom Tibiaplateau abgehoben werden), wobei man aber nicht übersehen darf, daß selbst unter einer mäßigen Belastung die lokal auftretenden hohen Spannungen den Verschleiß der Gelenkflächen beschleunigen können.

Selbst bei einer Prothese, die eine gewisse Freiheit zur Subluxation besitzt, können unter Umständen Scher- und Zugkräfte auf die Gelenkflächen übertragen werden. Wenn zum Beispiel, wie es in Abb. 5.3 dargestellt ist, auf ein Bein mit der Nei-

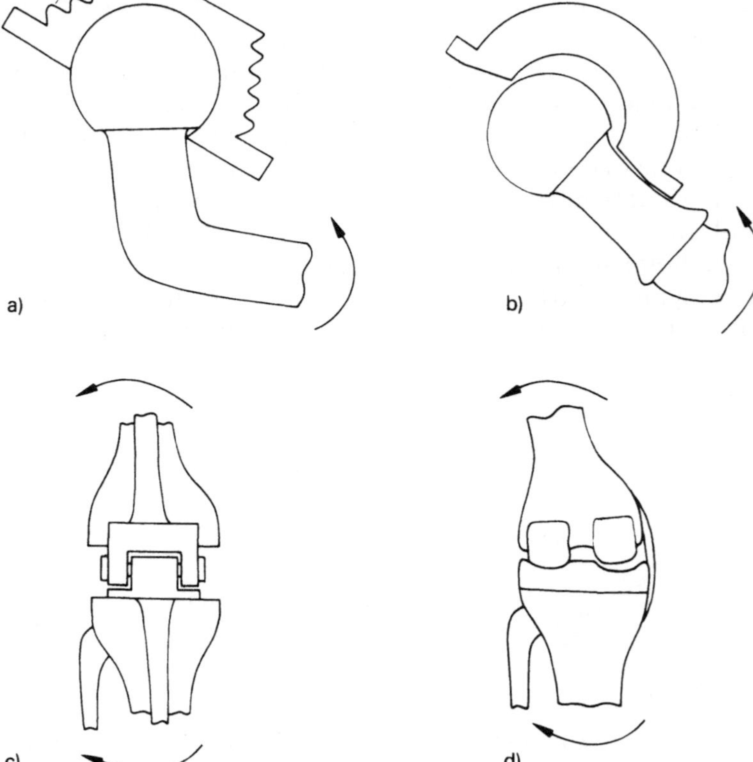

Abb. 5.2.a) Eine Hüftgelenkprothese mit mehr als halbkugelförmiger Pfanne kann nicht frei luxieren und überträgt Zugkräfte auf die Grenzfläche, b) Hüftgelenkprothese, die frei luxieren kann, c) Eine Kniegelenkprothese mit Scharnier überträgt Biegebelastungen auf die Grenzflächen bei Abduktion unter Last, d) Eine Kniegelenkprothese aus zwei unverbundenen Teilen zum Ersatz der Gelenkflächen kann frei subluxieren, aber keine Zugkräfte auf die Grenzfläche übertragen

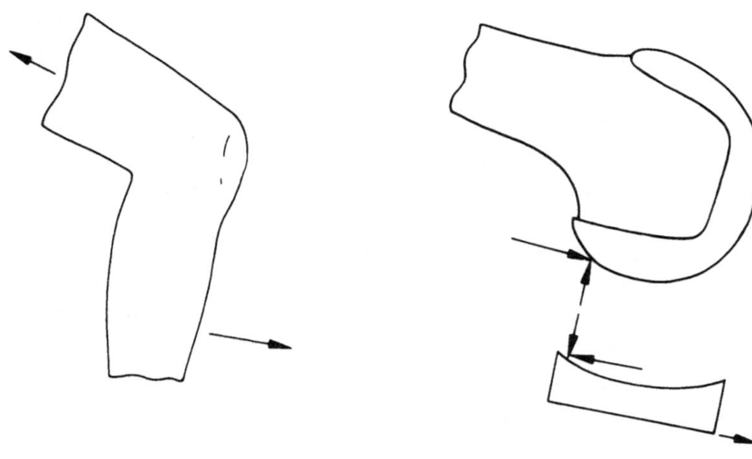

Abb. 5.3. Übertragung von Scherkräften bei einer Kniegelenkprothese, die mit zwei unverbundenen Teilen die Gelenkflächen ersetzt

gung zur Subluxation Kräfte so einwirken, daß die Tibia gegenüber dem Femur nach vorne verschoben wird, so werden auch dann Scherkräfte auf die Gelenkflächen übertragen, wenn es sich um einen Prothesentyp handelt, bei dem keine starre Verbindung vorliegt. Die Größe der übertragenen Scherkräfte hängt dann von der geometrischen Gestalt der Gelenkflächen, dem Reibungskoeffizienten zwischen ihnen und der Druckkraft ab, die sie aufeinanderpreßt, sie wird aber in der Praxis höchstwahrscheinlich nie verschwinden.

Wenn die Gelenkflächen so konstruiert sind, daß sie nur die Funktion der natürlichen Gelenkflächen ersetzen und nicht die Funktion des Bandapparates, können sie resultierende Zugkräfte nicht übertragen; eine Druck- oder Scherkraft kann aber so einwirken, daß in einem Teil der Gelenkfläche Zugkräfte entstehen. In Abb. 5.4 ist eine Kraft dargestellt, die vom Tibiateil auf den vorderen Femurteil einer Kniegelenkprothese ausgeübt wird, die nur die Gelenkflächen ersetzt. Wenn der Tibiateil der Prothese so implantiert wurde, daß er den vorderen Anteil der tibialen Kortikalis nicht überdeckt oder nur teilweise auf einem porotischen Knochen oder einer Zyste aufliegt, so besteht die Möglichkeit, daß er auf einem Auflager von verhältnismäßig festem Knochen hin- und herwackelt, wie es in Abb. 5.4 angedeutet ist. Der einzige Weg, die Lockerung des Prothesenteils zu verhindern, besteht darin, daß auf seinen hinteren Anteil eine Zugkraft in Abwärtsrichtung ausgeübt wird.

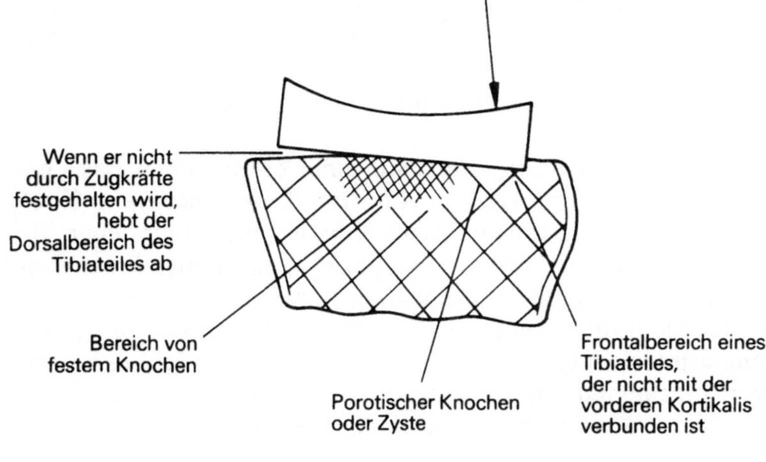

Abb. 5.4. Die ungleichförmige Unterstützung des Tibiateiles einer Kniegelenkprothese führt zu Wackelbewegungen und erfordert Zugkräfte zur Erhaltung des Gleichgewichtes

In der obigen Diskussion wurden Zugkräfte in der Grenzfläche zwischen Prothese und Knochen deswegen eingeführt, weil unter gewissen Umständen das Gleichgewicht eines Prothesenteiles die Existenz dieser Kräfte erforderlich macht. Wie sich aber in der gegenwärtigen Besprechung herausstellte, können nur wenige der tatsächlich vorkommenden Verbindungen zwischen Knochen und Prothese erhebliche Zugkräfte übertragen, und dies bedeutet, daß unter gewissen Umständen das Gleichgewicht nicht erhalten werden kann, und der betreffende Prothesenteil auslockert.

Wenn also, zusammengefaßt, die Gelenkflächen von Prothesen so gestaltet sind, daß sie die Funktion des Bandapparates nicht ersetzen und infolgedessen subluxieren können, wird die Übertragung von Zug- und Scherkräften auf die Grenzfläche zwischen Knochen und Prothese zwar auf ein Minimum herabgesetzt, aber nicht vollständig aufgehoben, und die Kräfte in diesen Grenzflächen werden deswegen vorwiegend, aber nicht ausschließlich, Druckkräfte sein.

5.2.2 Die Konstruktion von Grenzflächen zwischen Prothese und Knochen

Unter der Voraussetzung, daß Druckkräfte in der Grenzfläche unvermeidbar sind und daß bei sorgfältiger Konstruktion der Gelenkflächen Zug- und Scherkräfte in den Grenzflächen herabgesetzt, aber nicht zu Null gemacht werden können, entsteht die Frage, wie die Grenzfläche konstruiert sein muß, um die entsprechenden Spannungen auf einem annehmbaren Niveau zu halten.

5.2.2.1 Druckspannungen durch Druckbelastungen

Die Spannung, die von einer vorgegebenen Druckkraft verursacht wird, läßt sich dadurch verringern, daß man die Übertragungsfläche senkrecht zur Kraftrichtung vergrößert. Hierfür ist die Projektion einer geneigten Grenzfläche ebenso wirkungsvoll wie eine Grenzfläche unter einem rechten Winkel zur Kraftrichtung (Abb. 5.5), eine Fläche parallel zur Kraftrichtung jedoch ohne Bedeutung. Wären also nur Druckkräfte in einer einzigen Richtung zu übertragen, so wäre eine ebene Oberfläche des Femurteiles einer Knie- oder Hüftgelenkprothese genauso geeignet wie die projizierte Fläche eines spitz zulaufenden Prothesenstieles. Selbst wenn die Gelenkflächen so konstruiert sind, daß sie die Übertragung von Kräften einschränken, so wie es oben besprochen wurde, muß man bei fast jedem Gelenk mit dem Auftreten von Kräften in verschiedenen Richtungen rechnen. Aus diesem Grunde genügt es für reale Gelenke nicht, nur eine große Fläche zur Aufnahme von Kräften einer Richtung vorzusehen. Wie ausgefeilt die verschiedenen Vorkehrungen auch immer sein mögen, es muß stets dafür gesorgt werden, daß eine ausreichende Fläche für die in Frage kommenden Kraftrichtungen vorhanden ist.

Die zuträgliche Größe der Druckspannung muß auf einer empirischen Basis ermittelt werden. Ist sie zu hoch, besteht die Gefahr von Ermüdungsbrüchen im Knochen; aber über die Ermüdungseigenschaften der Kortikalis ist nur wenig, über die der Spongiosa gar nichts bekannt. Die Beobachtung hat gezeigt, daß einige Prothesen in den sie unterstützenden spongiösen Knochen einsinken, und dies läßt vermuten, daß bei einigen Patienten kein Sicherheitsspielraum vorhanden ist und daß er deswegen bei allen Patienten nicht sonderlich groß sein kann. Dies wiederum läßt es als allgemeines Ziel wünschenswert erscheinen, die Druckspannungen durch größtmögliche Flächen senkrecht zu den auftretenden Flächen klein zu halten. (Theoretisch besteht

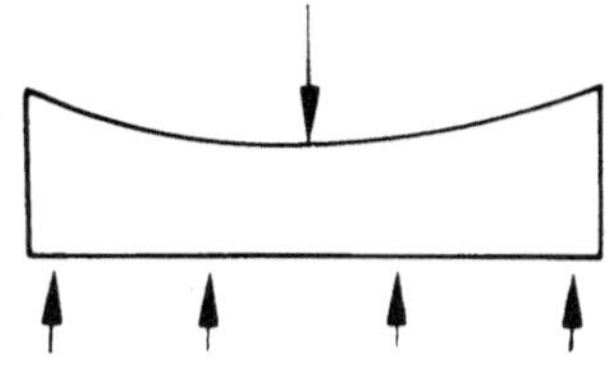
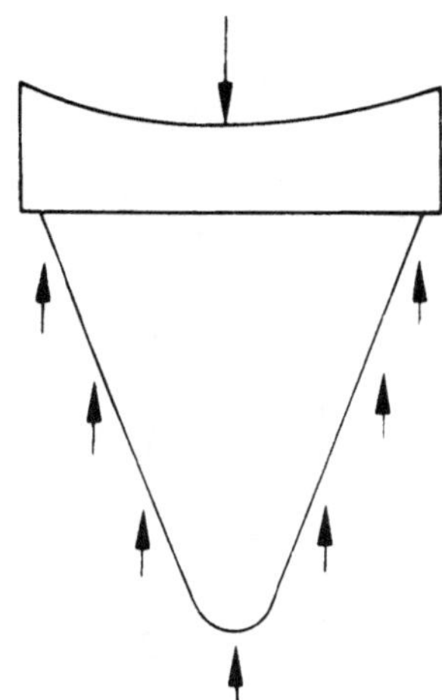

Abb. 5.5. Gleichwertigkeit von Grenzflächen, die unter einem Winkel und senkrecht zur Richtung der einwirkenden Kraft stehen

die Gefahr, daß eine Osteoporose infolge einer lokalen Fehlbeanspruchung eintritt. Bei Prothesen, welche die Gelenkflächen ersetzen, wird dies aber höchstwahrscheinlich nicht vorkommen, weil in einem kurzen Abstand von der Prothese der Knochen als Ganzes wieder Last aufnimmt wie bei einem natürlichen Gelenk. Konstruktionen, die vom natürlichen Vorbild abweichen (beispielsweise durch einen starren intermedullären Stiel, der einen großen Anteil der Last aufnimmt, der sonst vom Knochen aufgenommen worden wäre), können die Gefahr einer Osteoporose infolge einer lokalen Fehlbeanspruchung sowohl in theoretischer als auch in praktischer Hinsicht erhöhen. Im allgemeinen ist es zweckmäßig, den gesamten verfügbaren Querschnitt einzubeziehen, einschließlich der Kortikalis, die eine größere statische und Ermüdungsfestigkeit besitzt als ein spongiöser Knochen von gleichem Querschnitt. Unabhängig von der Größe der Spannungen ist, wie bei allen Berührungen zwischen zwei Festkörpern, die tatsächliche Kontaktfläche nur ein Bruchteil der verfügbaren Fläche, weil sich die beiden Körper nur an einigen herausragenden Punkten berühren. Deswegen wird auch jeder Füllstoff, der wie Zement die tatsächliche Berührungsfläche vergrößert, das allgemeine Niveau der Spannungen herabsetzen.

5.2.2.2 Zugspannungen

Wir betrachten weiterhin die Spannungen an kleinen Elementen einer Grenzfläche (die sich von den Kräften auf diese Fläche als Ganzes wohl unterscheiden). Über die meisten Grenzflächen können keine Zugspannungen übertragen werden, und selbst wenn es möglich wäre (wie beispielsweise bei einer rauhen Oberfläche, die mit Zement auf spongiösem Knochen befestigt ist, oder eine poröse Oberfläche mit angewachsenem Knochen) unterliegen sie immer noch der Einschränkung, daß Knochen gegen eine Zugbeanspruchung schwächer ist als gegen eine Druckbeanspruchung. Das Ziel aller Überlegungen muß deswegen sein, nicht nur herauszufinden, wie man die Zugspannungen etwa so groß machen kann wie die Druckspannungen, sondern wie man sie überhaupt vermeidet.

Zugspannungen können in Druckspannungen umgewandelt werden, wenn eine Verriegelungsverbindung vorliegt. Die Abb. 5.6 zeigt ein Beispiel, in dem Druckkräfte in Form von Druckspannungen auf die Unterseite von ringförmigen Etagen des

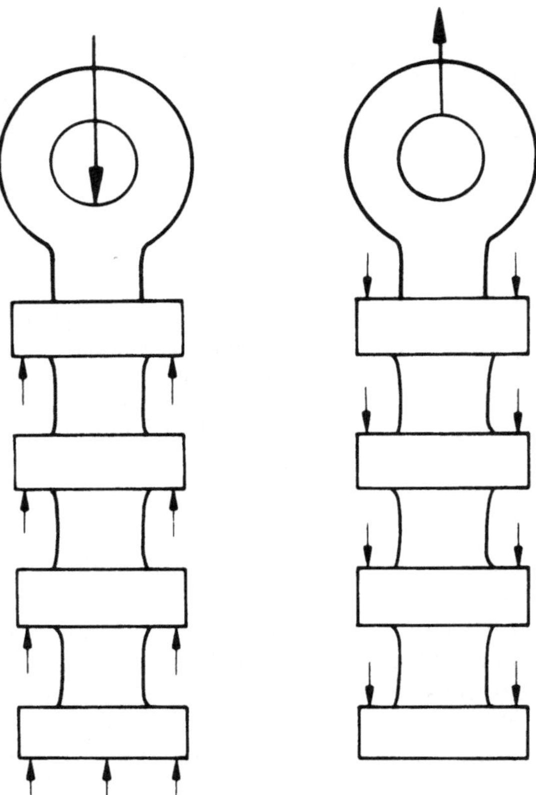

Abb. 5.6. Eine einfache Grenzfläche mit Formschluß, die sowohl Zug- als auch Druckbelastungen als Druckspannungen überträgt

Implantates übertragen werden, Zugkräfte als Druckspannungen auf die Oberseite dieser ringförmigen Etagen. Schubspannungen wirken auf die Flächen parallel zur Lastrichtung, sofern die Verbindung eine Scherfestigkeit besitzt. Solche Konstruktionen, wie die in Abb. 5.6 dargestellte, bleiben aber auch dann fest verankert, wenn die Zugfestigkeit in den Grenzflächen Null wird. Allein die Festigkeit des Materials gegen Druck- (und vielleicht auch Scher-)beanspruchung ist maßgebend.

Die Probleme, die mit einer derartigen Verriegelung verknüpft sind, werden später besprochen werden. Hier soll nur festgestellt werden, daß bei allen künstlichen Gelenken eine Art Verriegelung erreicht werden kann, die aber im allgemeinen nicht so wirkungsvoll ausfällt, daß man dem Zwang entgehen könnte, die Zugspannungen durch eine besondere Formgebung der Gelenkflächen herabzusetzen.

5.2.2.3 Schubspannungen

Schubspannungen treten auf, wenn Scher- oder Torsionsbelastungen vorliegen. Sie können aber auch durch die Aufnahme von Zug- oder Druckbelastungen entstehen. Die Abb. 5.7a zeigt ein Tibiaplateau, das einer Torsion unterworfen ist. Wenn die Verbindungsfläche mit dem Knochen vollkommen eben ist, wird die gesamte Torsion durch Schubspannungen in der Grenzfläche übertragen. Die Abb. 5.7b zeigt einen Tibiateil mit intermedullären Stiel, aber ohne einen horizontalen Flansch; bei dieser sehr unwahrscheinlichen Konstruktion werden Druckkräfte gänzlich in Schubspannungen verwandelt, die parallel zu den Begrenzungsflächen wirken. Wenn je-

154

doch, wie in Abb. 5.7c ein Flansch vorgesehen ist und der intermedulläre Stiel spitz zuläuft, so werden die Druckkräfte teilweise in Druckspannungen auf den Flansch umgewandelt, teilweise in Druckspannungen auf die intermedulläre Grenzfläche (weil durch die spitz zulaufende Form des Stieles die Grenzfläche eine Komponente senkrecht zur Kraftrichtung besitzt), und teilweise in Zugspannungen in der intermedullären Grenzfläche. (Die Bezeichnung „intermedulläre Grenzfläche" wurde hier gewählt, weil es für den gegenwärtigen Zweck belanglos ist, ob das Implantat einzementiert wurde oder nicht; im Falle einer Einzementierung trifft das für die Spannungen Gesagte auf die Grenzfläche zwischen Implantat und Zement und auf die Grenzfläche zwischen Zement und Knochen zu, sofern diese ausreichend glatt ist.) Gleichgültig ob der Stiel spitz zuläuft oder parallele Seiten besitzt, eine Torsionsbelastung auf die Prothese wird teilweise in Schubspannungen auf den Flansch — sofern er vorhanden ist — umgewandelt, teilweise in Schubspannungen, die tangential an der Stieloberfläche angreifen. (In der Praxis nehmen diese fast die gesamte Torsionsbelastung auf, wenn der Flansch eine glatte Oberfläche besitzt.)

Es ist einleuchtend, daß weder Knochen noch Knochenzement erhebliche Schubspannungen auf eine glatte Oberfläche übertragen können, und deswegen werden in der Praxis Prothesen mit Vorsprüngen ausgestattet, die sich entweder in dem in situ beigegebenen Zement oder in Knochenaussparungen verhaken. Die Wirkung solcher Vorsprünge besteht darin, daß sie Schubspannungen in Druckspannungen umwandeln, wie es in Abb. 5.8a dargestellt ist. In ähnlicher Weise gibt man den intermedullären Stielen Querschnittformen, mit denen Torsionsbelastungen in Druckspannungen umgewandelt werden (die auf den Knochen, noch häufiger auf den Zement einwirken), wie es in Abb. 5.8b angedeutet ist. Obwohl der Knochenzement erst später besprochen wird, kann hier schon angemerkt werden, daß die gleichen Überlegungen für die Verbindungen von Knochen und Zement zutreffen, die für die Verbindungen von Prothesen und Knochen gelten; in einem glatten medullären Kanal von kreisförmigem Querschnitt würde eine Torsionsbelastung vom Zement auf den Knochen als Schubspannung übertragen, während bei nicht kreisförmigem Querschnitt die Torsionsbelastung teilweise in Druckspannungen umgewandelt würde.

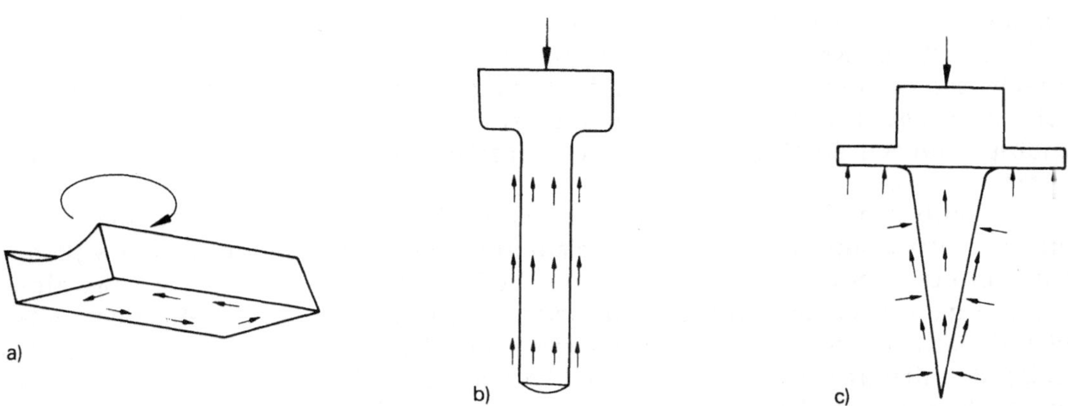

Abb. 5.7.a) Die Torsionsbelastung auf ein Tibiaplateau wird bei ebener Grenzfläche als Schubspannung übertragen, b) Die Druckbelastung auf ein Tibiateil ohne Flansch wird als Schubspannung auf den intermedullären Prothesenstiel übertragen, c) Die Druckbelastung auf ein Tibiateil mit Flansch wird zum Teil als Druckspannung auf den Flansch, zum Teil als Druckspannung auf den spitz zulaufenden Stiel und zum Teil als Schubspannung auf den Stiel übertragen

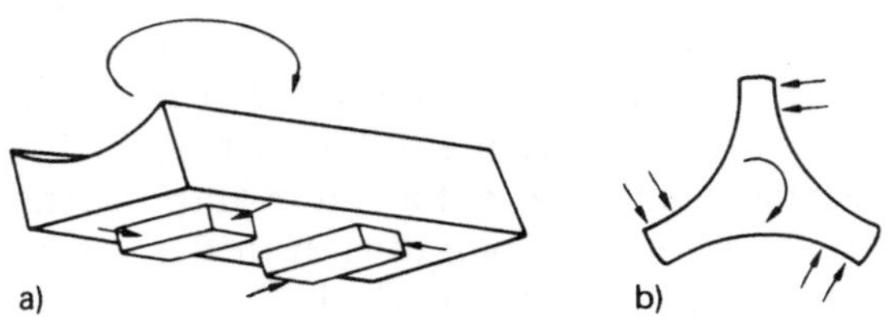

Abb. 5.8 a und b) Torsionsbelastung eines a) Tibiaplateaus und b) intermedullären Prothesenstieles, die von Vorsprüngen in der Grenzfläche als Druckspannung übertragen wird

Aus elastomechanischen Überlegungen (die in Kap. 2 besprochen wurden) geht hervor, daß bei der Übertragung eines vorgegebenen Drehmomentes die Schub- und Druckspannungen um so kleiner werden, je weiter von der Drehachse entfernt sie angreifen können. Deswegen verursachen große Vorsprünge oder viele weit verteilte kleine Vorsprünge geringe Spannungen, aber offensichtlich bestehen hier praktische Einschränkungen.

5.2.2.4 Zusammenfassung und Folgerungen

Druckspannungen, die von Druckbelastungen herrühren, können herabgesetzt werden, indem man sie auf die größtmögliche Fläche senkrecht zur Kraftrichtung verteilt. Schubspannungen oberhalb der Scherfestigkeit des Materials können nicht entstehen, sie lassen sich aber durch Grenzflächen mit Verriegelungseigenschaften ausschalten, die Zugbelastungen als Druckspannungen und nicht als Zugspannungen aufnehmen. Schubspannungen, die von Torsionsbelastungen herkommen, lassen sich in weiten Grenzen in Druckspannungen umwandeln, wenn man passende Grenzflächen mit Verriegelungseigenschaften einsetzt. Da alle Grenzflächen mit Ausnahme der einfachsten geometrischen Formen Oberflächenanteile enthalten, die in verschiedenen Richtungen angeordnet sind, werden alle Arten von Belastungen teilweise auch als Schubspannungen übertragen, wenn die Grenzfläche eine merkliche Scherfestigkeit besitzt.

Man muß sich also überlegen, wie man Grenzflächen herstellt, welche die erforderliche Verriegelung zur Zeit der Implantation und noch Jahre danach bewirken. Wenn ein bestimmtes Verfahren eine gute Verriegelung und Verankerung einige Monate und mehr nach der Implantation verspricht, jedoch nicht für die Monate unmittelbar danach, so ergibt sich die Frage, wie man für diese wenigen Monate eine zeitweilige Befestigung erreicht. Ein Beispiel für ein solches Verfahren ist das Einwachsen von Knochen in die aufgerauhte Oberfläche eines Implantates. Es ist deswegen bei der Untersuchung jedes einzelnen Verfahrens erforderlich, nicht nur zu überprüfen, ob eine Verriegelung in der oben beschriebenen Weise wünschenswert oder notwendig ist, sondern auch, ob eine kurze Zeit nach der Implantation bereits eine Verriegelung vorhanden ist, oder erst längere Zeit danach.

156

5.3 Die Verbindungen zwischen Knochen und Prothese

5.3.1 Klebverbindungen

Klebverbindungen werden nur erwähnt, um sogleich wieder als in vorhersehbarer Zukunft undurchführbar verworfen zu werden. Sollte je ein Klebstoff entdeckt werden, der unter chirurgischen Bedingungen sowohl auf Kunststoff als auch auf Knochen haftet, und sich zusätzlich auch dann nicht vom Knochen löst, wenn dieser umgebaut und wiederholten Belastungen ausgesetzt wird, ohne schädliche Auswirkungen auf das Gastgewebe auszuüben, dann könnten Klebverbindungen sehr attraktiv sein. Bisher hat sich jedoch kein Klebstoff mit einer derartigen Kombination von Eigenschaften gefunden, und es erscheint unwahrscheinlich, daß jemals einer bekannt wird.

5.3.2 Preßsitz

Hiermit ist eine Verbindung gemeint, die dem Sitz eines Nagels im Holz vergleichbar ist; ein Teil eines Implantates füllt einen Hohlraum im Knochen aus, der dafür zu klein ist, und elastische Kräfte sorgen deswegen für eine Reibungshaftung zwischen Knochen und Implantat. (Anders als beim Zimmern kann das Loch im Knochen nicht dadurch hergestellt werden, daß man das Implantat einfach einschlägt, weil dabei die Gefahr zu groß ist, daß der Knochen splittert.) Ein einfaches Beispiel hierfür ist der ungefensterte Stiel einer Hüftkopfprothese nach Thompson, die ohne Knochenzement in eine ausgebohrte Femurhöhlung eingeklemmt wird.

Ein Preßsitz kann in der Holz- und Metallverarbeitung erfolgreich angewendet werden, bei lebendem Knochengewebe unterliegt er aber offensichtlichen Einschränkungen, da die Umbildung des Knochens die Pressung aufhebt, auf der die Fixation beruht. Abgesehen davon erfordert der Preßsitz eine Genauigkeit in der Knochenbearbeitung, die in der praktischen Klinikroutine unerreichbar ist, und jede Bewegung der Prothese relativ zum Knochen führt mit großer Wahrscheinlichkeit zur Knochenresorption und damit zu einer beschleunigten Lockerung.

Aus diesen Gründen kann der Preßsitz nicht als eine brauchbare Dauerfixation in weit verbreiteter Anwendung angesehen werden, er kann aber für eine vorübergehende Befestigung des Implantates in Frage kommen, dessen Dauerverbindung vom Einwachsen des Knochens in Aussparungen abhängt, wie es weiter unten besprochen wird.

5.3.3 Schraubverbindungen

5.3.3.1 Schrauben mit Scherbelastungen

Theoretisch könnten viele Implantate im Knochen mit Schrauben befestigt werden, welche durch die Kortikalis des Knochenschaftes und durch Löcher im intermedullären Prothesenstiel hindurchreichen, wie es in Abb. 5.9a angedeutet ist. Hiermit wäre aber nicht die spielfreie Passung des Prothesenstieles in der medullären Aushöhlung sichergestellt, die entweder eine Präzision ähnlich der für den Preßsitz erfordern würde, oder eine Anzahl von Befestigungsschrauben durch Löcher in verschiedenen Richtungen. Das letztgenannte Verfahren würde eine ausgedehnte und wahrscheinlich unannehmbare Auswirkung auf das Periost haben und den operativen Aufwand vergrößern. Jedes Verfahren wird voraussichtlich einigen Anlaß zu Störungen geben, wie etwa eine Lockerung von Schrauben oder eine Spaltkorrosion unter den Köpfen der Schrauben, wie es auch beim Osteosynthesematerial vorkommen kann, wenn infolge verzögerter oder ausbleibender Heilung die unter einer Scherbelastung stehenden Schrauben längere Zeit implantiert bleiben müssen. Diese Art von Störungen sind allerdings erst Monate nach der Implantation zu erwarten, und hieraus läßt sich ableiten, daß die Verwendung von Schrauben unter Scherbelastung für eine nur vorübergehende Befestigung geeignet sind, wie es auch oben für den Preßsitz vorgeschlagen wurde.

5.3.3.2 Schrauben mit Zugbelastungen

Eine Zugbelastung von Schrauben kann verschiedene Ursachen haben. Welche geometrische Gestalt das Implantat auch immer besitzen mag und welchen Kräften es im Gebrauch ausgesetzt ist, wenn keine äußeren Kräfte angreifen, so steht jede Schraube, die in den Knochen hineinreicht, unter einer Zugbelastung, sofern sie fest angezogen ist. Die Wirkung von äußeren Kräften kann diese während der Implanta-

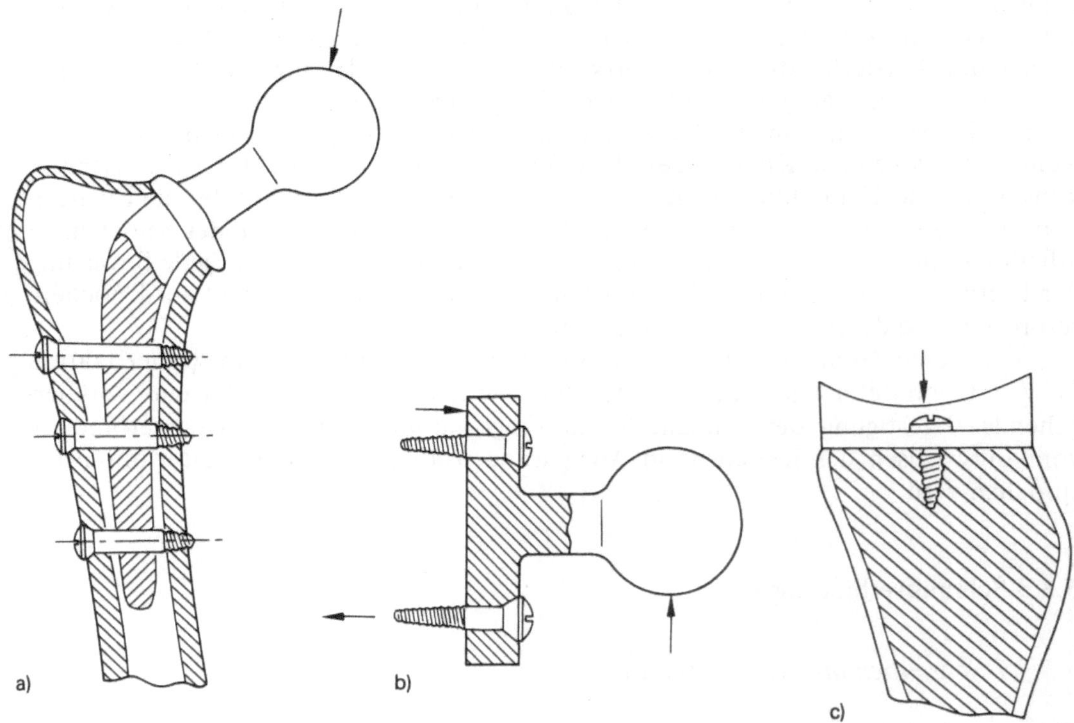

Abb. 5.9.a) Der Femurteil einer Hüftgelenkprothese, der mit Schrauben unter Scherbelastung befestigt ist, b) Der Glenoidalteil einer Schultergelenkprothese, der mit Schrauben befestigt ist, von denen wenigstens eine unter einer Zugbelastung steht, wenn eine vertikale Last auf das Gelenk wirkt, c) Mit Schrauben befestigter Teil einer Kniegelenkprothese. Die Zugbelastung der Schraube wird durch eine vertikale Druckbelastung der Gelenkfläche vermindert

tion eintretenden Belastungen entweder vergrößern oder verkleinern. Wenn z. B. der Glenoidalteil einer Schultergelenktotalprothese mit Schrauben befestigt wird, so bewirken vertikale oder anteroposterior gerichtete Kräfte auf das Gelenk eine erhöhte Spannung in wenigstens einer Schraube, wie es in Abb. 5.9b dargestellt ist. Wenn hingegen der Tibiateil eines Gelenkflächenersatzes am Knie mit einer vertikal verlaufenden Schraube an der Tibia angebracht ist (Abb. 5.9c), so wird eine vertikale Kompressionskraft das Implantat und den darunterliegenden Knochen zusammendrücken, wobei bereits eine elastische Druckverformung ausreicht, um die Zugbelastung der Schraube zu vermindern, möglicherweise auch aufzuheben. Ein ähnliches Verfahren wird bei der Befestigung im Acetabulum verwendet, bei dem die Schrauben durch Löcher in einem Flansch an der künstlichen Gelenkpfanne verlaufen und die Schraubenachsen nahezu parallel zur Wirkungslinie der größten Gelenkbelastung ausgerichtet sind.

Bei allen diesen Verfahren treffen bezüglich der Langzeitfestigkeit von Schrauben im Knochen die gleichen Vorbehalte zu, die bereits früher gemacht wurden, besonders jedoch in den Fällen, in denen der Sitz von Prothesenteilen ausschließlich von der Zugfestigkeit von einer oder zwei Schrauben abhängt, wie es am Beispiel des Glenoidalteiles einer Schultergelenkprothese gezeigt wurde. Bei den Tibiateilen von Kniegelenkprothesen und bei Hüftpfannen wird die gesamte Druckbelastung, oder jedenfalls der größte Teil von ihr, über die Flächen des Prothesenteiles auf den Knochen übertragen, die mit ihm in Berührung stehen, so daß die Schrauben für diesen Zweck weitgehend überflüssig sind. Die Störungen infolge hoher lokaler Druckbeanspruchung, Resorption und Lockerung müssen in Betracht gezogen werden, so als ob die Schrauben gar nicht vorhanden wären. Diese Störungen können durch andere Mittel gemildert werden, die Schrauben allein können sie nicht verhindern.

5.3.3.3 Schlußfolgerungen

Die hier angeführten theoretischen Überlegungen, die klinisch beobachteten Lockerungen und die Korrosion von mit Schrauben befestigtem Osteosynthesematerial geben keinen Anlaß, sich darauf zu verlassen, daß mit Schraubverbindungen eine langdauernde, zuverlässige Befestigung erreicht werden kann. Gleichgültig welchen Belastungen die Schrauben auch ausgesetzt sind, Schraubverbindungen können für eine vorübergehende Sicherung des Implantates von Nutzen sein, während durch das Knochenwachstum in eine geeignete Oberfläche eine dauerhafte Verbindung hergestellt wird.

5.3.4 Nut- und Federverbindungen

Die Grenzen dieses Verbindungsverfahrens ähneln denen der Schraubverbindungen. Bei vielen Gelenkprothesen ist es einfach nicht möglich, Nuten und Federn vorzusehen, bei anderen, bei denen es möglich wäre, erscheint es wenig wünschenswert, die weitere Freilegung und die Wechselwirkung mit dem Periost zu riskieren. Nut- und Federverbindungen können daher nicht als ernst zu nehmendes Verfahren für die allgemeine Verbindung von Prothesen mit Knochen angesehen werden.

5.3.5 Zementverbindungen

Unter Zement versteht man eine Substanz, die in situ eingebracht wird, um den Zwischenraum zwischen dem Prothesenteil und dem Knochen auszufüllen. Bei dieser Definition ist die Haftung des Zementes am Prothesenteil, am Knochen oder an beidem ein zusätzlicher Vorteil. Die Hauptsache ist jedoch, daß sich der Zement genau den beiden Oberflächen anpaßt. Der einzige Zement, der bisher eine weite Verbreitung fand, ist natürlich das in situ polymerisierende Polymethylmethacrylat, und alle Überlegungen zu diesem Aspekt der Prothesenbefestigung sind den Bedingungen unterworfen, die von den Eigenschaften dieses besonderen Zementes gesetzt werden. Andererseits ist es unwahrscheinlich, daß ein anderer Zement, der das Polymethylmethacrylat in vorhersehbarer Zukunft ersetzen könnte, wesentlich verschiedene mechanische Eigenschaften besitzen wird. Die gegenwärtige Diskussion beschäftigt sich mit dem Zement als einem Mittel zur Herstellung eines Formschlusses. Gewisse mechanische Eigenschaften von Polymethylmethacrylat und anderen möglichen Zementen werden später in diesem Kapitel behandelt, während die biologischen Aspekte der Verwendung von Polymethylmethacrylat in Kap. 4 betrachtet wurden.

Es wird allgemein angenommen, daß sich der Zement an die innere Oberfläche des Knochens und die äußere Oberfläche des Prothesenteiles so innig wie möglich anformt. Der Zement kann an der Oberfläche des Prothesenteiles haften, wenn dieser sauber und trocken ist, doch besitzt die Haftung eine begrenzte Festigkeit. Wenig oder gar keine Haftung besteht jedoch zwischen dem Zement und dem Knochen, der gewöhnlich naß und fettig ist. Infolgedessen liegt die mechanische Wirkung des Zementes in der Verteilung der Last auf die größtmögliche Kontaktfläche, um so eine möglichst geringe Flächenpressung zu erzielen. Wenn ein mechanischer Formschluß stattfindet (der durch eine geeignete Vorbereitung des Knochenbettes unterstützt werden kann), so ist unter gewöhnlichen Belastungen ein fester Sitz so lange gewährleistet, wie der Formschluß besteht. Abgesehen von einer Gewalteinwirkung könnte der Formschluß im Prinzip durch eine Infektion oder durch eine kurz- oder langfristige Anpassung des Gewebes nach dem Einbringen des Zementes wieder aufgehoben werden. Eine Anzahl von histologischen Beobachtungen wurden an nicht infizierten und klinisch zufriedenstellenden Proben gemacht, deren Implantationszeiten bis zu mehreren Jahren betrugen. Diese Beobachtungen, die in Kapitel 4 besprochen wurden, zeigten, daß der Acrylzement ungefähr zwei Jahre nach der Implantation vom Knochen oder Knochenmark durch eine Schicht von fibrösem Gewebe getrennt wird.

Sollten diese wenigen Beobachtungen repräsentativ sein, so scheint man eine kontinuierliche Umbildung der Knochenoberfläche mit zunehmender Glätte erwarten zu müssen, wobei sich der unregelmäßige Spalt zwischen der Knochen- und Zementoberfläche mit Bindegewebe füllt. Wenn dies tatsächlich so abläuft (und ob es in dieser Weise 10 oder 20 Jahre nach der Implantation so abläuft oder nicht, ist noch nicht bekannt), wäre die langfristige Sicherheit einer Fixation mit Zement einer direkten Fixation vergleichbar. Folglich müssen Vorkehrungen getroffen werden, die den Formschluß mehrere Millimeter in den Knochen hineinragen lassen. Dabei ist es von zweitrangiger Bedeutung, ob dieses Ziel durch Vorsprünge an den Prothesenteilen erreicht wird, die mit einer dünnen Schicht von Zement umgeben werden, oder durch passende Aussparungen im Knochen, die mit Zement ausgefüllt werden. In Abb. 5.10 sind diese beiden Möglichkeiten dargestellt. Welche

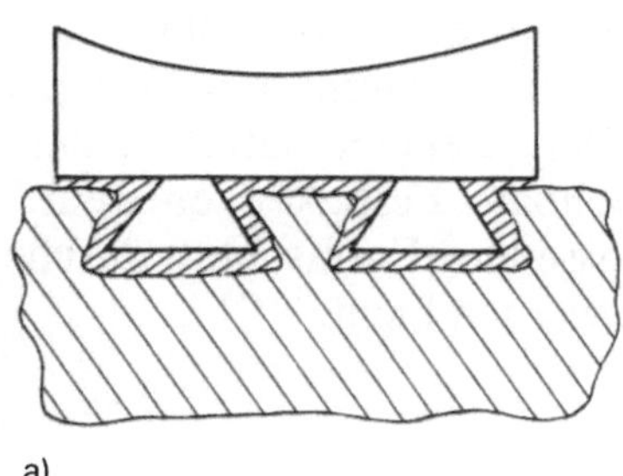 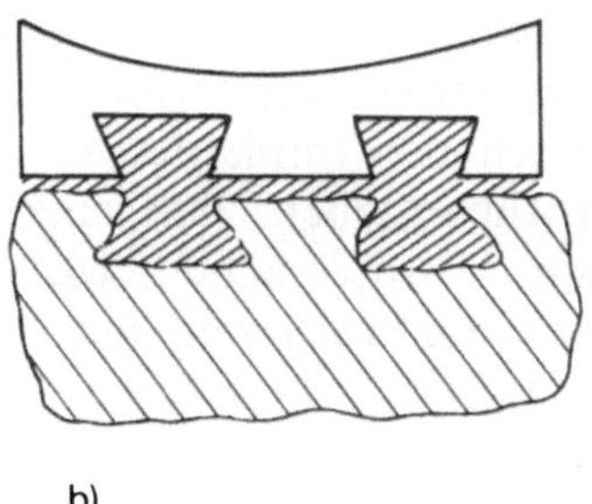

Abb. 5.10 a und b. Formschluß mit dem Knochen durch a) Vorsprünge am Prothesenteil, die mit einer dünnen Zementschicht umgeben sind, b) Aussparungen in Prothesenteil und Knochen, die mit Zement ausgefüllt sind

Methode auch immer angewendet wird, der Formschluß mit dem Knochen wird auch dann aufrecht erhalten, wenn dieser durch fibröses Gewebe in einem Ausmaß ersetzt wird, wie es bisher beobachtet wurde. Erst der Ersatz des Knochens durch fibröses Gewebe in einem Umfang, der bis heute noch nicht beobachtet wurde, könnte den Formschluß aufheben.

Ein einfaches Beispiel für die Abwesenheit eines derartigen Formschlusses ist dadurch gegeben, daß ein intermedullärer Prothesenstiel in einen Kanal einzementiert wird, der eine konische Form mit kreisförmigem Querschnitt besitzt. Die frühe postoperative Befestigung kann gut sein, wenn die endostale Oberfläche rauh, aber stark ist. Nach einigen Jahren jedoch besteht die Grenzfläche zwischen Zement und Knochen aus einem kegelförmigen Überzug aus fibrösem Gewebe, der wenig oder gar keine Verzahnung zwischen dem Knochen und dem Zement bewirkt. Der Widerstand dieser Grenzschicht gegen eine Druckbelastung würde dann teilweise von der Scherfestigkeit und teilweise von der Druckfestigkeit des fibrösen Gewebes abhängen, und wahrscheinlich ausreichen (was von dem vorliegenden Kegelwinkel bestimmt wird). Der Torsionswiderstand aber wird allein durch die Scherfestigkeit des fibrösen Gewebes festgelegt, und diese kann sehr wohl ungenügend sein. Dieses Beispiel mag extrem sein (obwohl es möglicherweise häufig vorkommt), aber es unterstützt die Behauptung, daß Knochenflächen so gestaltet werden müssen, daß sie einen ausreichenden Formschluß zur Lastübertragung bei verträglichen Spannungen gewährleisten.

Obwohl der Zement einen im Grunde genommen unzulänglichen Formschluß nicht sicher machen kann, so kann er doch bei vorhandenem Formschluß unter den Bedingungen der routinemäßig erreichbaren Genauigkeit bei der Knochenbearbeitung für eine annehmbare Fixation sorgen. Eine Befestigung ohne Zement erfordert, wie bereits oben erwähnt, eine beträchtliche und wahrscheinlich unrealistische Genauigkeit bei der Knochenbearbeitung. Diese Wiederholbarkeit ist wohl das wichtigste Ergebnis des gegenwärtig weitverbreiteten Gebrauches von Knochenzement.

5.3.6 Verbindungen durch Formschluß zwischen Knochen und Implantat

5.3.6.1 Die Notwendigkeit des Formschlusses

Im Abschn. 2.2 wurde nachgewiesen, daß ein gewisser Formschluß zwischen Prothese und Knochen erforderlich ist, um sicherzustellen, daß Kräfte auf die Prothese über die Grenzfläche in der Hauptsache als Druckspannungen übertragen werden und nur in einem annehmbaren Ausmaß als Schubspannungen. Die Schraubverbindungen und der Preßsitz wurden verworfen, weil sie keine dauerhaften Verbindungen für lange Zeiten nach der Implantation darstellen. Zement haftet in der Praxis nicht so gut an Prothesenteilen, daß eine brauchbare Festigkeit entsteht. Es ist deswegen erforderlich zu untersuchen, wie ein passender Formschluß durch die Gestaltung der Oberfläche von Prothesenteilen erzielt werden kann.

5.3.6.2 Die Übertragungen von Zug und Druck beim Formschluß

Die wesentliche Eigenschaft der Verriegelung durch Formschluß, durch die Zug- und Druckkräfte als Druckspannungen übertragen werden, ist die Anwesenheit von Vorsprüngen (oder Vertiefungen) mit einer Fläche senkrecht zur Richtung der übertragenen Kraft, wie es in Abb. 5.6 dargestellt ist. Im Prinzip ist dies einfach, in der Praxis jedoch besteht die Schwierigkeit, daß die meisten, wenn nicht alle, Prothesenteile aus chirurgischen Gründen grob gesehen in der Richtung eingesetzt werden müssen, in der später Kräfte auf sie ausgeübt werden. In diese Gruppe fallen alle intermedullären Prothesenstiele. Offenbar führt diese Art des Einsetzens von Prothesen dazu, daß Furchen und andere Aussparungen auf ihrer Oberfläche sich eher mit Knochen füllen, der von der endostalen Oberfläche abgeschabt wird, als mit lebendem Knochen aus dem angrenzenden Gastgewebe. Die Fähigkeit einer derartigen Verbindung, schon in den ersten Monaten nach der Implantation Lasten aufnehmen zu können, muß deswegen ernsthaft in Zweifel gezogen werden.

Könnte man ein Implantat von der Seite her in ein vorbereitetes Knochenbett einführen, so wäre dieser Hauptnachteil überwunden. Doch ist dies selten, wenn überhaupt, möglich. Wenn die Furchen auf der Oberfläche eines spitz zulaufenden Körpers angebracht sind, wie bei der Pfanne des Hüftgelenkes nach Sivash (Sivash, 1969) oder dem Stiel der Hüftgelenkprothese nach Mittelmaier (1974), können zur Zeit der Implantation die Furchen wenigstens teilweise mit festem Knochen ausgefüllt und deshalb Druckbelastungen in Druckspannungen überführt werden. Aber dieser Formschluß bietet keinen Widerstand gegen Zugkräfte (die bei Hüftgelenkprothesen wenig wahrscheinlich sind, mit Ausnahme des merkwürdigen Umstandes, daß das Hüftgelenk nach Sivash zu den wenigen gehört, bei denen der Kopf in der Pfanne festgehalten wird).

Der einzig gangbare Weg, querstehende Furchen einzubringen, die vom Zeitpunkt der Implantation an für die Aufnahme von Zug- und Druckbelastungen in der Richtung wirksam werden können, in der die Prothese in den Knochen eingesetzt worden ist, besteht darin, an der Außenseite eines Körpers mit kreisförmigem Querschnitt eine Art Schraubengewinde anzuformen. Ein Beispiel hierzu ist das Hüftgelenk nach Ring (Ring, 1968), bei dem die Pfanne und eine Schraube von 75 mm Länge und 9 mm Durchmesser aus einem Stück gefertigt sind. Einige andere Hüftgelenkpfannen (Griss, Heimke u. Andrian-Werburg, 1975) tragen auf ihrem äußeren zylindrischen Umfang Furchen. Bei einem Beispiel (das bisher nur im Schaf implantiert wurde), besitzen diese Furchen die Gestalt eines Gewindes, und der Prothesenteil wird auch in eine vorbereitete Höhlung eingeschraubt. Man muß aber die Möglichkeit beachten, daß die zyklische Änderung von Größe und Richtung der Kräfte auf das Hüftgelenk die Pfanne dann auf der einen Seite festziehen, auf der anderen jedoch herausschrauben kann. Sollte sich dies als ein wesentliches Problem erweisen, so könnten Prothesenteile mit Rechts- und Linksgewinde hergestellt werden.

162

5.3.6.3 Die Übertragung von Scherung und Torsion beim Formschluß

Die prinzipiellen Vorstellungen, soweit sie die Umwandlung von Torsionsbelastungen in Druckspannungen in der Grenzschicht betreffen, wurden in Abschn. 2.2 entwickelt und in Abb. 5.8 erläutert. Beim Entwurf jeder Grenzfläche, die eine Torsion übertragen soll, muß daran gedacht werden, daß die Spannungen an Vorsprüngen und Vertiefungen dann vermindert werden können, wenn diese weit entfernt von der Torsionsachse angebracht werden. Beim Femurteil einer Prothese, welche die Oberfläche des Kniegelenkes ersetzt, erreicht man dies leicht und auf natürliche Weise, indem man die Femurkondylen sehr sparsam bearbeitet und dem Prothesenteil eine U-förmige Gestalt gibt. Die Abb. 5.11 zeigt, wie eine Torsionsbelastung durch Druckspannungen übertragen wird, die sich über die Berührungsfläche verteilen, und es ist leicht einzusehen, daß geringere Spannungen erforderlich werden, wenn sie weiter entfernt von der Torsionsachse angreifen. Für andere Prothesenteile schließen anatomische und chirurgische Gegebenheiten eine so einfache Lösung aus, und anstatt daß die geometrische Gestalt des Teiles selbst genügt, müssen Vorsprünge an sonst unstrukturierten Oberflächen angebracht werden, wie zum Beispiel am Tibialteil der Kniegelenkprothese, die in der Abb. 5.8a dargestellt ist. Hier gilt wieder das gleiche Prinzip: Die Druckspannungen werden dadurch herabgesetzt, daß man verschiedene, so weit wie möglich auseinanderliegende Vorsprünge benutzt, oder nur einen, der in mediolateraler wie in anteroposteriorer Richtung so groß wie möglich gemacht wird. Auch die Dicke der Vorsprünge, die entlang der Torsionsachse verteilt sind, ist ganz offensichtlich von Bedeutung. Ihre Dimensionen in alle drei Raumrichtungen stellen einen Kompromiß zwischen sich widersprechenden Zielen dar: Wird ein Vorsprung beispielsweise zu dick, so wird dadurch wenig spongiöser Knochen für den Formschluß mit dem Prothesenteil oder dem Knochenzement übrig bleiben, und die zusätzliche Entfernung von spongiösem Knochen kann eine Arthrodese gefährden, wenn diese gefordert werden sollte. Vergleichbare Überlegungen treffen für die prothetischen Auskleidungen der tragenden Flächen der Patella und für die talaren Ersatzstücke von Sprunggelenkprothesen zu. Bei allen diesen Gelenken ist die Wirksamkeit des Formschlusses durch anatomische und chirurgische Faktoren eingeschränkt, und ihr lockerungsfreier Sitz erfordert die Beachtung der Belastungen, die von den Gelenkflächen der Prothesenteile übertragen werden können, wie es im Abschn. 2.1 besprochen wurde.

Eine Verbindung mit Formschluß, die Torsionsbelastungen als Druckspannungen überträgt, wird in den meisten Fällen auch Scherkräfte als Druckspannungen übertragen. Die Betrachtung der Grenzflächen in den Abb. 5.8a und 5.11 zeigt, daß ein Flächenanteil in Richtung senkrecht zu den angreifenden Scherkräften dargestellt ist. Ob dieser Flächenanteil groß genug ist, um die entstehenden Druckspannungen auf einem annehmbaren Betrag zu halten, hängt natürlich von dem Ausmaß ab, mit dem die Gelenkflächen solche Scherkräfte übertragen. Die Grenzflächen und die Gelenkflächen können unabhängig voneinander nicht zweckmäßig konstruiert werden. Flächen, auf die Druckspannungen ausgeübt werden, um mediolaterale Scherkräfte zu übertragen, lassen sich so ausbilden, wie es in Abb. 5.8a dargestellt ist.

5.3.6.4 Praktische Anwendungen

Im Abschn. 3.5 wurde deutlich gemacht, daß die Verwendung von Knochenzement allein (ohne passende Gestaltung der Prothesenoberfläche), die Knochenoberfläche

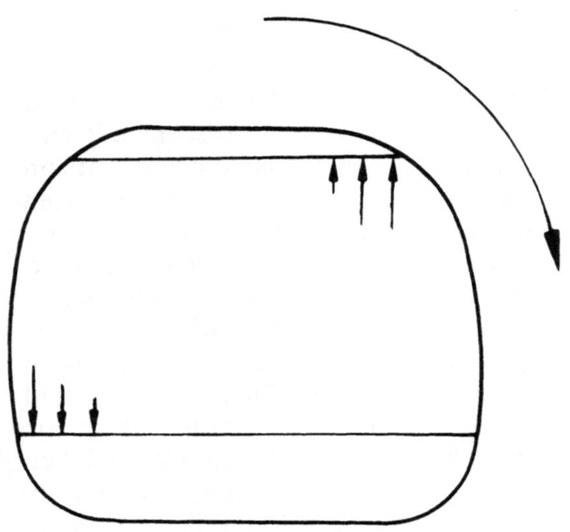

Abb. 5.11. Blick in Richtung des Schaftes auf den Femurteil einer Kniegelenkprothese, die die Gelenkflächen ersetzt. So werden Torsionsbelastungen als Druckspannungen in der Grenzfläche übertragen

oder beide zusammen keinen ausreichenden Formschluß ergeben, der sich aufgrund der Überlegungen von Abschn. 2.2 als notwendig erwiesen hat, wenn die Lastübertragung in der Grenzfläche hauptsächlich durch Druckspannungen erfolgen soll. Nun konnte nachgewiesen werden, daß Prothesenteile mit Grenzflächen konstruiert werden können, welche die meisten oder alle Belastungen, die auf sie ausgeübt werden, in Form von Druckspannungen übertragen (vorausgesetzt, Grenzflächen und Gelenkflächen werden gemeinsam entworfen). Chirurgische Einschränkungen der Art und Weise jedoch, in der die Prothesenteile bei der Operation eingesetzt werden müssen, führen dazu, daß manche Grenzflächen mit Formschluß erst dann wirksam werden können, wenn genügend Zeit verstrichen ist, in welcher der Knochen in die entsprechenden Oberflächenstrukturen einwächst. Unter diesem Umstand gibt es drei mögliche Auswege: (1) eine Periode streng eingeschränkter Belastung; (2) eine vorübergehende apparative Entlastung; (3) die Anwendung eines Füllmaterials, wodurch das Warten auf das Einwachsen des Knochens in die Oberflächenstrukturen der Prothese zur Ausbildung eines Formschlusses vermieden wird. Von diesen drei Methoden ist die dritte die attraktivste, wenn fortlaufend gute Frühergebnisse erzielt werden sollen; sie besteht in der weit verbreiteten Anwendung von Acrylzement.

Das Anliegen der hier vorgeführten Diskussion ist der Nachweis, daß sich für die Erzielung eines Formschlusses zwischen Prothese und Knochen die Gestaltung der äußeren Form des Implantates und die Verwendung von Zement gegenseitig ergänzen und gleichermaßen notwendige Eigenschaften eines Systems sind, das eine gute Befestigung für kurze und lange Zeiten nach der Implantation gewährleistet.

5.3.7 Das Einwachsen von Knochen

5.3.7.1 Einführung

Das Problem des Formschlusses kann offensichtlich auch gelöst werden, wenn der Prothesenteil so lange am Ort der Implantation festgehalten werden kann, bis der Knochen in die passenden Aussparungen in der Prothesenoberfläche eingewachsen ist. Diese Aussparungen können klein und zahlreich sein (weniger als 1 mm groß) und zusammen eine rauhe oder poröse Fläche bilden, es können aber auch einige wenige Aussparungen von einigen Millimeter Größe sein, wie zum Beispiel die Furchen auf den Außenflächen der Hüftgelenkpfanne (Boutin, 1972, 1974; Griss, Heimke u. Andrian-Werburg, 1975). Könnte ein Einwachsen erfolgen, so wäre die in Abschn. 3.6.2 erwähnte Schwierigkeit umgangen, daß die Furchen nicht mit tragfähigem Knochen ausgefüllt sind, weil dieser beim Einsetzen des Prothesenteiles abgeschert wird.

Der gefensterte Stiel einer Femurkopfprothese nach Moore kann als eines der frühesten Beispiele einer derartigen Befestigung angesehen werden, doch offensichtlich ist seine Anwendung begrenzt, weil die Löcher zu groß sind um wirkungsvoll mit Knochen ausgefüllt zu werden. Hauptsächlich in den USA wurden Arbeiten mit dem Ziel durchgeführt, allgemeiner anwendbare Techniken zu entwickeln, vielleicht wegen der Schwierigkeiten in diesem Lande, den Gebrauch von Implantationsmaterial zu legalisieren, das noch nicht vollkommen erprobt ist. Eine Prothese mit poröser Oberfläche bietet den Vorteil, nicht außer dem massiven, bereits klinisch erprobten Implantat noch ein weiteres Material einführen zu müssen.

Die Faktoren, die das Einwachsen von Knochen in Löcher eines Fremdmaterials bestimmen, sind weitgehend biologisch und bereits in Kap. 4 behandelt worden. Die folgende Diskussion beschäftigt sich mit den mechanischen Aspekten.

5.3.7.2 Die mechanischen Bedingungen für das Einwachsen von Knochen

Zu den Forderungen biologischer Natur (passendes Material, lebensfähiger Knochen, annehmbarer Bereich der Porengröße, usw.) tritt die mechanische Bedingung, daß die relative Bewegung zwischen Implantat und Knochen während der Wochen und Monate, in denen das Einwachsen stattfindet, begrenzt sein muß. Es ist einleuchtend, daß grobe Bewegungen von etwa der zehnfachen Porengröße das Einwachsen von Knochen verhindern. Experimente von Cameron, Pilliar und MacNab (1973) bestätigen dies. Lyng u. Mitarb. (1973) implantierten keramische Probekörper so in das Tibiaplateau von Hunden, daß das eine Ende des zylindrischen Körpers den Knorpel überragte und deswegen von den Femurkondylen zyklisch belastet wurde. Die Probekörper waren nach sechs bis acht Wochen fest verankert, fibröses Gewebe und Knochen wurde in den Poren gefunden, deren Größe zwischen 100 und 750 μm lag. Lembert, Galante und Rostoker (1972) berichten von massivem Einwachsen von Knochen in intermedulläre Stiele mit poröser Oberfläche von Hüftkopfprothesen, die in Hunden implantiert waren, welche vom Implantationszeitpunkt an frei herumliefen. Die porösen Oberflächen waren aus gesinterten Titandrähten hergestellt, wobei eine Porengröße von 230 μm entstand. Die beiden letzten Beobachtungen stehen im Einklang mit der Vorstellung, daß der Knochen dann in Poren an der Oberfläche einwächst, wenn während der Wachstumsperiode die relative zyklische Bewegung an der Oberfläche geringer ist als die Porengröße. Für ein kräftiges Einwachsen sollte wahrscheinlich das Bewegungsausmaß um eine Größenordnung kleiner sein als die Porenweite, so daß der überwiegende Teil vom Knochen ausgefüllt werden kann. Fibröses Gewebe bildet sich wahrscheinlich dort, wo die zyklische Bewegung die Anlagerung von Knochen stört. Es wäre interessant die Ergebnisse einer Versuchsreihe zu kennen, bei der Knochen unter bekannten und verschiedenen zyklischen Bewegungen in Poren einheitlicher Größe einwächst. Nimmt man als kleinste Porenweite für ein zuverlässiges Einwachsen bei lastfreiem Implantat

100 μm an (unter Verwendung der in Kap. 4 besprochenen Ergebnisse), so erscheint eine Relativbewegung von rund 10 μm als zulässig. Einfache Berechnungen mit den Elastizitätsmoduln von Kompakta und Implantatlegierungen zeigen, daß die zyklische Bewegung von Teilen des intermedullären Prothesenstieles im Hüftgelenk, das mit dem dreifachen Körpergewicht belastet und am proximalen Ende ausreichend abgestützt wird, rund 10 μm betragen sollte. Der Zahlenvergleich legt die Vermutung nahe, daß bei den vorliegenden mechanischen Eigenschaften der Materialien mit dem Einwachsen von Knochen in Löcher an der Oberfläche des Implantates gerechnet werden kann, sofern eine zeitweilige Befestigung (beispielsweise durch Preßsitz) erreicht wird.

5.3.7.3 Festigkeit

Es ist sicher von Interesse, die Festigkeit einer Verbindung von Knochen mit einem porösen Implantat und mit Acrylzement zu vergleichen. Unglücklicherweise wurden direkte Vergleiche nur für implantierte Zapfen mit poröser Oberfläche gemacht, die nicht belastet wurden. Die Ergebnisse dieser Vergleiche wurden als Scherfestigkeit dargestellt, die aus der Oberfläche der zylindrischen Grenzfläche und der Kraft berechnet wurde, die erforderlich war, um den Zapfen in Richtung seiner Achse aus dem Knochen herauszudrücken (die Zapfen waren teils senkrecht, teils parallel zur Längsachse des Knochens implantiert). Solche Versuche mit unbelasteten Implantaten müssen als beste Ausführung hingenommen werden, die man erhoffen kann. Die Tabelle 5.1 faßt die von drei Gruppen in fünf Arbeiten veröffentlichten Ergebnisse zusammen.

Nilles, Coletti und Wilson (1973) setzten die Zapfen transversal in die Kortikalis von langen Röhrenknochen ein und prüften sie zu Zeiten nach der Implantation, zu denen nach histologischen Befunden ein volles Einwachsen festgestellt werden konnte. Zum Vergleich setzten sie Proben aus rostfreiem Stahl mit glatter Oberfläche, in situ eingebrachtes Methylmethacrylat ein und überprüften den Knochen, der sich in nicht ausgefüllten Löchern der gleichen Größe wie die Zapfen gebildet hatte. Welsh, Pilliar und MacNab (1971) untersuchten eine gesinterte Kobalt-Chrom-Molybdän-Legierung. Cameron, Pilliar und MacNab (1973) überprüften ihre statische

Tabelle 5.1. Scherfestigkeit von Grenzflächen zwischen Knochen und porösen Zapfen[a]

Material	Quelle			
	Nilles, Coletti u. Wilson (1973)	Welsh, Pilliar u. MacNab (1971)	Cameron, Pilliar u. MacNab (1973)	Galante u. Mitarb. (1971); Lembert, Galante u. Rostoker (1972)
Polymethylmethacrylat	2,0			1,5
Rostfreier Stahl (glatt)	1,5			
Rostfreier Stahl (porös)	15,0			
Keramischer Werkstoff (porös)	9,0	0,8 – 1,1		
Knochen	25,0			
Co-Cr-Mo (gesintert)		10,7 – 12,5	17	
Titan (gesintert)				1,4 – 2,4

[a] Alle Festigkeiten sind in MN/m^2 angegeben.

Kobalt-Chrom-Molybdän-Klammer mit poröser Oberfläche. Galante u. Mitarb. (1971) und Lembert, Galante und Rostoker (1972) untersuchten Zapfen mit gesinterten Titan-Oberflächen, die in einen leicht unterdimensionierten Kanal eingeschlagen wurden und verglichen diese mit in situ eingebrachtem Polymethylmethacrylat sechs Wochen nach der Implantation.

Zwar lassen sich aus diesen Ergebnissen keine endgültigen Schlüsse ziehen, doch scheinen sich Implantate mit poröser Oberfläche soweit immobilisieren zu lassen, daß der Knochen einwächst. Scherfestigkeiten, die mindestens gleich, möglicherweise sogar größer sind als die von Polymethylmethacrylat, dürften erwartet werden.

Die Festigkeit einer Verbindung mit einem Implantat mit poröser Oberfläche kann im Laufe der Zeit zunehmen und dann konstant bleiben, während die Festigkeit einer Verbindung mit Knochenzement sehr viel wahrscheinlicher im Laufe der Zeit abnimmt.

5.3.7.4 Offene Fragen

Vier wichtige Fragen sind noch nicht vollständig beantwortet worden:
1. Auf welche Weise ein lastaufnehmendes Implantat über mehrere Monate an einem Ort festgehalten werden kann, während Knochen in die Aussparungen an der Oberfläche einwächst;
2. Ob Knochen, der unter gar keiner oder geringer zyklischer Belastung eingewachsen ist, nach einigen Jahren zyklischer Belastung durch fibröses Gewebe ersetzt wird;
3. Ob das Ermüdungs- und Korrosionsverhalten des Implantatwerkstoffes durch die Anwesenheit von Ecken und Spalten in der porösen Schicht wesentlich beeinflußt wird;
4. Wie man das Implantat wieder entfernt.
Die erste Frage läßt sich möglicherweise lösen, da sich auch nicht einzementierte lastaufnehmende Implantate sicher befestigen lassen. Eine zweckmäßige Konstruktion und eine sorgfältige Operationstechnik können eine ausreichende Sicherheit für eine Teilbelastung während der erforderlichen wenigen Monate bieten. Ob dies routinemäßig und für alle Kliniken der Fall sein wird, darf man anzweifeln. In diesem Zusammenhang scheint eine brüchige oder leicht verformbare poröse Schicht auf der Oberfläche eines Prothesenteiles weitaus wahrscheinlicher zu Schwierigkeiten zu führen, als eine robuste Oberflächenschicht, wenn Preßsitze verwendet werden müssen. Die zweite Frage kann nur durch ausgedehnte klinische Erfahrungen beantwortet werden, doch die Beobachtung einer fibrösen Schicht auf der Oberfläche eines intermedullären Prothesenstieles ein Jahr nach der Implantation in das Hüftgelenk, die teilweise Zacken von 1 mm Tiefe ausfüllte (Biehl, Harms u. Mäusle, 1975), ist nicht gerade ermutigend. Auch die Beantwortung der dritten Frage erfordert klinische Erfahrung, da in Laborversuchen kaum die Spannungsverteilung hergestellt werden kann, die auf das Einwachsen des Knochens nach Monaten und Jahren folgt. Die vierte Frage besitzt ebenfalls unter gewissen Umständen eine mögliche Lösung. Ein infiziertes Implantat wird wahrscheinlich nicht besonders wirkungsvoll vom Knochen durchdrungen, und deswegen stellt die Entfernung kein ernstes Problem dar. Ein gebrochenes Implantat, besonders wenn der Bruch in einem intermedullären Stiel auftritt, wird größere Probleme mit sich bringen als ein einzementierter Stiel, der gebrochen ist. Die Erfordernis, abgenutzte Prothesen ersetzen zu müssen, könnte im Prinzip dadurch vermieden

werden, daß man die Verschleißteile austauschbar macht, ohne daß das Hauptimplantat davon beeinträchtigt wird. Bei Prothesen jedoch, die im wesentlichen aus einer Oberflächenschale bestehen, wird dies in der Praxis nicht gerade einfach sein.

Prothesen, deren Verankerung durch das Einwachsen von Knochen bewirkt wird, können somit nur für den Ersatz bestimmter Gelenke tauglich sein, beispielsweise für solche, die keinen langen intermedullären Stiel benötigen, deren Abnutzung unwahrscheinlich ist oder die einfach mit einer austauschbaren tragenden Fläche angefertigt werden können.

5.3.8 Direkte chemische Verbindungen

Wenn Implantate mit Oberflächen hergestellt werden könnten, die mit Knochen eher eine Verbindung chemischer als mechanischer Natur eingehen, so würde damit eine dauerhaftere Verankerung erreicht werden, als mit irgendeiner Methode, die auf einer mechanischen Verriegelung beruht. Die Arbeit von Hench u. Mitarb. (Hench u. Mitarb., 1975; Piotrowski u. Mitarb., 1975; Clark, Hench u. Paschall, 1976) mit Implantaten aus Glaskeramik auf Siliciumbasis hat gezeigt, daß die chemische Beschaffenheit der Implantatoberfläche, besonders aber ihr Phosphatgehalt, die Reaktion des umgebenden Knochens beeinflußt. Ein bestimmter Phosphatgehalt bewirkt eine kristallisationsartige Verbindung zwischen dem Knochen und dem Implantat, deren Grenzflächenfestigkeit höher ausfällt als die des Implantatwerkstoffes und der Festigkeit des Knochens nahekommt. Ob solche phosphathaltigen Gläser ebenso brauchbar sind, wie es Tonerdekeramiken in anderer Hinsicht sind, bleibt abzuwarten. Aber die Vorstellung, den Einbau eines Implantates über die chemische Beschaffenheit seiner Oberfläche zu steuern, ist von fundamentaler Bedeutung.

5.4 Messungen der Verankerungsfestigkeit

Nachdem die grundlegenden einschlägigen Informationen und ihre Bedeutung für den Entwurf von Grenzflächen dargestellt wurden, ist es angezeigt, einen Überblick über die Messungen zu geben, mit denen die Festigkeit untersucht wurde, die in Knochen implantierte repräsentative Prothesen erreicht haben.

5.4.1 Hüftgelenkprothesen

5.4.1.1 Stiele von Hüftgelenkprothesen

Al Habooby (1969) unterwarf fünf Femurteile von Charnley-Prothesen, die in Leichenfemora einzementiert waren, einer Druckbelastung. Knochen mit Prothesen versagten durch Knochenbruch bei Belastungen, die im gleichen Bereich lagen, wie von Frankel (1960) an intakten Femora gemessene Bruchbelastungen. Grünert und Ritter (1973) setzten Femurkopfprothesen nach Müller, die in frische Leichenknochen einzementiert waren, einer zyklischen Druckbelastung aus. Nach 10 Zyklen mit einer kleinsten Belastungsamplitude wurde diese erhöht, 10 weitere Zyklen wurden durchgeführt und dies fortgesetzt, bis eine Lockerung oder ein Bruch eintrat. Aus diesem Grund kann die gesamte Bedeutung dieser Ergebnisse nicht in einer einfachen Feststellung der Bruchlast vermittelt werden. Für den gegenwärtigen Zweck mag es ausreichen, zu erwähnen, daß bei dem Femur einer 62 Jahre alten Frau bei einem Lastmaximum von 5000 N eine Lockerung eintrat, während bei „stärkeren, jüngeren Knochen" Lastspitzen bis zu 5000 N keine sichtbare Wirkung zeigten. Bei den statischen Experimenten waren Lasten bis zu 12000 N erforderlich, um einen Knochen zersplittern zu lassen.

Zum Vergleich hierzu beträgt die Belastung des Hüftgelenkes beim ebenen Gang das drei- bis fünffache des Körpergewichtes (Paul, 1967). Bei einer Körpermasse von 70 kg entspricht dies bei langsamem Gang (der bei Patienten mit Gelenkprothesen vorausgesetzt werden kann) 2100 N oder aber 3500 N bei verhältnismäßig schnellem Gang.

Der Femurteil einer ICLH-Hüftgelenkprothese, der aus einer Metallkappe in Kalottenform mit zylindrischer Bohrung besteht, die auf einen entsprechend vorgeformten Schenkelhals zementiert wird, wurde von Day im Laboratorium des Verfassers untersucht. Fünf Femora, die mit diesem Prothesenkopf ausgestattet waren, zerbrachen bei Lasten zwischen 3720 und 8530 N, im Mittel bei 6670 N (im allgemeinen im subkapitalen Bereich, nahe am distalen Ende der Kappe). Zwei intakte Femora zerbrachen bei 9400 und 9500 N. Sie wurden mit zwei Femora mit prothetischem Ersatz verglichen, die bei 6670 und 8530 N versagten. Hieraus folgt, daß die Festigkeit des Schenkelhalses infolge der mit der Operation verbundenen Abtragung der Kortikalis um rund 10 bis 30% vermindert wird. Die geringste gemessene Belastung ist mit 3620 N etwas weniger als zweimal so groß wie die Spitzenlast von 2100 N, die schon oben für einen Körper der Masse 70 kg bei gemächlichem Gang angegeben wurde. Diese Sicherheitsgrenze mag als unzureichend angesehen werden, wenn man die Möglichkeit eines Ermüdungsbruches in Betracht zieht (das fragliche Femur stammte von einer 87 Jahre alten Frau, die zum Zeitpunkt ihres Todes eine Körpermasse von 45 kg besaß, davor vermutlich aber eine etwas größere).

Die Ergebnisse dieser wenigen Versuche deuten zunächst an, daß die Verankerung von Prothesenteilen mit und ohne Stiel fester ist als der Knochen, ferner daß die Festigkeit des Knochens durch die erforderliche Bearbeitung bei der Operation gegenüber der eines intakten Schenkelhalses und Kopfes herabgesetzt wird, und schließlich, daß das System Prothese/Knochen wenigstens dreimal so großen Spitzenkräften standhält, wie sie beim gemächlichen Gang von Patienten auftreten, bei denen eine Hüftgelenktotalprothese eingesetzt wurde.

5.4.1.2 Hüftgelenkpfannen

Die Verankerung von Hüftgelenkpfannen wurde von Andersson, Freeman und Swanson (1972), Chen u. Mitarb. (1974), Halleux, Duriau und Blaimont (1974) und Jäger u. Mitarb. (1974) untersucht. Andersson, Freeman und Swanson, sowie Chen u. Mitarb. verwendeten eine oder mehrere Standardpfannen, die in frische Leichenproben implantiert wurden. Sie beobachteten, daß die Torsionsfestigkeit der Zement/Knochenverbindung größer war als das an den Hüftgelenkprothesen gemessene Reibungsmoment. Andersson, Freeman und Swanson wiesen aber darauf hin, daß der Sicherheitsabstand der Festigkeit manchmal so gering war, daß ein Ermüdungsbruch in der klinischen Praxis nicht ausgeschlossen werden kann (ein Bruch, der auf der Knochenseite der Zement/Knochenverbindung eintritt). Jäger u. Mitarb. verwendeten eine spezielle Pfanne mit ungewöhnlich großen Außenrippen, um sicherzustellen, daß der Bruch in der Grenzfläche zwischen Knochen und Zement stattfand. Ihre Ergebnisse waren mit denen anderer Autoren vergleichbar. Die Gruppe von Halleux (1974) setzte eine simulierte Hüftgelenkpfanne ein und untersuchte die Torsionsfestigkeit der Grenzfläche zwischen Knochen und Zement in nach verschiedenen Methoden präpariertem Acetabulumbereich. Sie stellt fest, daß ein Acetabulum, in das Löcher gebohrt und mit Zement gefüllt wurden. Sie sah diesen Acetabulum, in das Löcher gebohrt und mit Zement gefüllt wurden. Sie sahen diesen Unterschied in der Festigkeit als bemerkenswert an. Auch Jäger u. Mitarb. maßen der erhöhten Festigkeit einige Bedeutung bei, die entsteht, wenn in die Ossa pubis, ilium und ischium Löcher von 9 mm Durchmesser und 20 mm Tiefe gebohrt wurden, während Chen u. Mitarb. sowie Andersson, Freeman und Swanson diesen Zuwachs an Festigkeit für unnötig gegenüber dem möglichen Nachteil hielten, der dabei durch die Beeinträchtigung des mechanischen Aufbaues und der Blutversorgung entsteht. Diese beiden Gruppen betrachten die Festigkeit, die man durch Entkapseln und Aufrauhen des spongiösen Knochens erhält, als ausreichend. Diese Ansicht läßt sich mit den klinischen Beobachtungen von Münzenberg und Dennert (1975) vergleichen, die berichteten, daß sie keine aseptischen Lockerungen mehr gesehen haben, seit sie aufhörten, den spongiösen Bereich unter dem Acetabulum bei Patienten mit fortgeschrittener Osteoporose zu eröffnen.

Gegen alle diese Messungen lassen sich zwei kritische Einwände machen: Die Torsionsmomente wurden um die Symmetrieachse der Gelenkpfannen ausgeübt, die mit der Achse der im täglichen Leben normalerweise auftretenden Reibungsmomente nicht übereinstimmt, und ferner, sie geben die Festigkeit der Grenzfläche zur Zeit der Implantation an und nicht nach möglichen Modifikationen, die nach der Implantation eingetreten sein können. (Obwohl Andersson, Freeman und Swanson eine Probe untersuchten, die zwei Jahre implantiert war.) Der zweite kritische Einwand ist wichtig im Hinblick auf die Beobachtungen, die früher und in Kapitel 4 besprochen wurden, nämlich daß sich ein oder mehrere Jahre nach der Implantation fibröse Schichten zwischen Knochen und Zement aufbauen. Wenn, wie es offenbar möglich ist, Vertiefungen bis zu 1 mm anstelle von Knochen von einer solchen Schicht ausgefüllt werden können, dann sind die Folgen für eine Grenzfläche von Kugelkalottenform ohne größere Vorsprünge sehr ernst zu nehmen. Hier sind weitere Untersuchungen erforderlich, und diese könnten die Notwendigkeit für wesentliche Abweichungen von der regulären Halbkugelgestalt der Grenzfläche zwischen Knochen und Zement zur Folge haben.

5.4.2 Kniegelenkprothesen

Nogi u. Mitarb. (1976) beschäftigten sich mit drei Policentric- und drei Geomedic- (oder Geometric-)Kniegelenkprothesen, die sie in Kniegelenke aus Amputationen infolge Gefäßleiden einsetzten. Eine Druckbelastung wurde in Richtung der Femurschaftachse aufgebracht, wobei die Tibia starr oder in Flexion in einem Winkel von 20° festgehalten wurde. Einige Proben gaben unter einer reinen Druckbelastung nach, einige andere unter einer Druckbelastung in Kombination mit einer Rotation des Femur um seine Längsachse (wodurch die Last auf den einen oder anderen Condylus übertragen wurde), wieder andere unter einer wiederholt aufgebrachten Drucklast. Bei den drei Policentric-Prothesen brach der spongiöse Knochen unter den Tibialteilen bei Belastungen zwischen 637 und 2720 N ein. Bei den drei Geomedic-Prothesen wurde unter Lasten zwischen 1827 und 3230 N die Verbindung zwischen Knochen und Zement an dem Tibiateil aufgebrochen. Die zusätzliche Anwendung einer Rotation ohne Messung der daraus folgenden Neuverteilung der Kräfte zusammen mit der Tatsache, daß die verschiedenen Experimente nacheinander an den gleichen Proben ausgeführt wurden, machen die Interpretation dieser Ergebnisse etwas schwierig. Die zum Bruch führenden Lasten können aber mit den Spitzenkräften vom dreifachen Körpergewicht verglichen werden (Morrison, 1970), die 2100 N bei einer Körpermasse von 70 kg ausmachten.

Day, Yamamoto und Bargren haben im Laboratorium des Verfassers die Festigkeiten von vier verschiedenen Kniegelenkprothesen (Geomedic, ICLH, Marmor, Total Condylar) bei Kompression, Torsion und Hyperextension gemessen und die Festigkeiten mit den Belastungen verglichen, die von einem natürlichen Kniegelenk gesunder Personen aufgenommen werden können. Unter Drucklasten zwischen 3000 und 15400 N, die zentral über die Femurteile oder entsprechend geformte Stempel auf die Tibiateile übertragen wurden, brach der spongiöse Knochen ein. Diese Ergebnisse zeigen, welche Bedeutung die tibiale Kortikalis neben dem spongiösen Knochen für die Abstützung besitzt. Exzentrische Drucklasten in medialem oder lateralem Sinne ergaben Einbrüche bei wesentlich geringeren Lastwerten. Bei den Torsionsversuchen zeigten die Ergebnisse eindeutig, in welcher Weise der Widerstand einer Kniegelenkprothese von der Geometrie der Gelenkflächen abhängt. Prothesentypen, bei denen eine konkave Tibiafläche unter Rotation den Femurteil anhebt, üben einen größeren Zug auf die kollateralen Bänder aus und sind deswegen torsionssteifer als der Prothesentyp (Marmor), der eine fast ebene Tibiafläche besitzt. Alle untersuchten Typen dislozierten ohne Beschädigung der Verankerung, wenn die Torsion mit einer vertikalen Druckbelastung von der Größe des Körpergewichtes kombiniert wurde. In Hyperextension versagten alle vier Typen bei Biegemomenten von der Hälfte bis Zweidrittel der Werte, die im Mittel an vier gesunden natürlichen Kniegelenken gemessen wurden. Das Versagen der Kniegelenkprothesen bei Biegemomenten zwischen 51 und 67 Nm läßt sich mit den Biegemomenten von 40 Nm vergleichen, die junge Erwachsene in Hyperextension durch Muskelkraft erzielen.

5.4.3 Prothesen des oberen Sprunggelenkes

Kempson, Freeman und Tuke veröffentlichten (1975) Ergebnisse von Torsionsversuchen an ICLH-Sprunggelenkprothesen. Bei einer konstanten vertikalen Druckkraft von 1800 N versagten vier natürliche Sprunggelenke (durch Ausriß eines Bandes am Malleolus) bei Drehmomenten zwischen 40 und 63 Nm. Vier Sprunggelenke mit implantierten Prothesen versagten ebenfalls durch Ausriß eines Bandes am Malleolus bei Drehmomenten zwischen 29 und 40 Nm. Drei Proben waren gepaart, d. h. sie stammten von der gleichen Leiche. Über die im Leben auf das Sprunggelenk ausgeübten Drehmomente ist wenig bekannt, doch können diese Ergebnisse mit Drehmomenten von 22 Nm verglichen werden, bei denen junge gesunde Erwachsene Schmerz verspüren. Die Autoren schließen hieraus, daß ein Versagen im Leben unwahrscheinlich ist.

5.4.4 Zusammenfassung

Diese Versuchsergebnisse an Prothesen für drei verschiedene Gelenke zeigen, daß die Verankerung unter Umständen widerstandsfähiger gemacht werden kann als der Knochen und daß die Belastungen, die zum Versagen des Gelenkersatzes führen, im allgemeinen zwar geringer sind als bei den entsprechenden natürlichen Gelenken, aber höher als die bei normalem Gang auftretenden Lasten (soweit diese bekannt sind) und die Belastung, die von jungen Erwachsenen durch Muskelkraft erzeugt werden kann. Der Sicherheitsabstand von den im Betrieb zu erwartenden Lasten ist möglicherweise nicht groß genug, um das Ausbleiben von Ermüdungsvorgängen im Knochen völlig zu gewährleisten. Dies betont noch einmal wie wichtig es ist, die Spannung im Knochen so gering wie möglich zu halten, indem man den vollen verfügbaren Querschnitt einschließlich der Kortikalis einbezieht.

5.5 Polymethylmethacrylat als Bindemittel

5.5.1 Grenzen des Polymethylmethacrylats

Es ist wohlbekannt, daß Polymethylmethacrylat als Bindemittel Nachteile besitzt: das Monomer Methylmethacrylat ist toxisch; die erforderlichen Zusätze können toxisch sein; wird ein Pfropfen so fest wie möglich in den medullären Raum eingebracht, so besteht die Gefahr, daß Fett in das Kreislaufsystem gepreßt wird; gelegentlich traten einige Monate nach dem Einbringen des Acrylzementes Unterdruck und Herzstillstand auf; die Polymerisation von Polymethylmethacrylat verläuft exotherm und wird von einer Volumenschrumpfung von 4% begleitet (Ohnsorge u. Grötz, 1974); seine Festigkeit unterscheidet sich von der des Knochens; die Entfernung des Zementes, besonders aus langen Röhrenknochen, kann äußerst schwierig werden. Ein weiterer möglicher Nachteil, der erst neuerdings aufgetreten ist und der in Kap. 4 besprochen wurde, betrifft einen Grad von Lockerung, der selbst durchaus verträglich sein kann, aber mit einem Scheuern zwischen Zement und Knochen verbunden ist, das einen besonderen Abrieb erzeugt, welcher wiederum die Ursache einer Knochennekrose ist, die zu fortschreitender Lockerung führt.

Einige von diesen Nachteilen sind theoretischer Natur, andere betreffen Beobachtungen in der Praxis. Manche sind nur für Polymethylmethacrylat charakteristisch, während andere Nachteile wiederum allgemeine Eigenschaften von einigen oder allen Zementen sind. Alle Nachteile jedoch müssen vor dem Hintergrund einer beträchtlichen klinischen Erfolgsrate gesehen werden und der Wunsch, Fehlschläge auszuschließen, hat zur Untersuchung einer jeden dieser unerwünschten Eigenschaften des Polymethylmethacrylatzementes und zur Suche nach anderen Zementen geführt.

Die biologischen Reaktionen auf den Acrylzement einschließlich der Auswirkungen der Temperaturerhöhung während der Polymerisation wurden in Kap. 4 besprochen. Die folgende Diskussion beschäftigt sich mit den mechanischen Aspekten der oben aufgeführten Faktoren.

5.5.2 Festigkeitseigenschaften

Der Elastizitätsmodul von Polymethylmethacrylat, das unter Industriebedingungen polymerisiert, beträgt ungefähr 3 GN/m^2. Für in situ polymerisierten Zement ist dieser Wert wahrscheinlich geringer, da er von den Luftbeimengungen, dem Einschluß von Fremdstoffen usw. abhängt. Buchholz und Engelbrecht (1970) erzielten Werte von 1,6 und 1,7 GN/m^2 bei Biegeversuchen, wozu Knochenzement unter klinischen Bedingungen gemischt, aber nicht der Berührung mit Gewebe ausgesetzt wurde. Diese Werte werden in Tabelle 5.2 mit typischen Werten für die Spongiosa und die Kompakta und mit Prothesenwerkstoffen verglichen. Die Meßwerte für die metallischen Werkstoffe haben eine Genauigkeit von einigen Prozent, die Werte für Kunststoffe und Knochen (besonders für die Spongiosa) weisen einen größeren Streubereich auf und sollten im vorliegenden Zusammenhang als Größenordnung angesehen werden. Innerhalb dieser Grenzen besitzt Acrylzement gewöhnlich einen kleineren Elastizitätsmodul als Implantatlegierungen und kompakter Knochen, jedoch einen größeren Elastizitätsmodul als Spongiosa und einen nur etwas größeren als Polyäthylen.

Ein optimaler Wert würde zwischen dem des Implantatwerkstoffes und dem des Knochens liegen, jedoch etwas näher beim Knochen, weil die Relativbewegung zwischen Implantat und Zement weniger schädlich ist als zwischen Zement und Knochen. Kein Zement kann dies für alle möglichen Kombinationen leisten (Metall in kompakten Röhrenknochen, Metall in Spongiosa, Kunststoff in kompakten Röhrenknochen, Kunststoff in Spongiosa). Der wirksame Elastizitätsmodul von Knochenzement kann durch eine Luftbeimengung während des Anrührens herabgesetzt werden, und dies und andere Methoden werden hinsichtlich ihrer klinischen Anwendbarkeit überprüft. Wenn man aber daran denkt, mehr als eine grobe Näherung zu erreichen, dann machen diese Methoden die klinische Praxis beträchtlich komplizierter. Andere Zemente als Polymethylmethacrylat, von denen einige einen verschiedenen Elastizitätsmodul haben, werden später noch behandelt.

Tabelle 5.2. Elastizitätsmodul von Methylmethacrylat, Knochen und Prothesenwerkstoffen

Material	Quelle	Elastizitätsmodul GN/m^2
Methylmethacrylat, polymerisiert unter Industriebedingungen	Schrifttum des Herstellers	0,3
Methylmethacrylat, gemischt und polymerisiert unter klinischen Bedingungen (nicht verunreinigt)	Buchholz und Engelbrecht (1970)	1,6–1,7
Kompakter Knochen	Swanson (1971)	10–20
Spongiöser Knochen	Yokoo (1952)	0,09
Rostfreier austenitischer Stahl	Schrifttum des Herstellers	190
Co-Cr-Mo-Legierung		200
Titan		100
Polyäthylen (nicht mit hohem Molekulargewicht)	Schrifttum des Herstellers	0,7

5.5.3 Beimengung von Antibiotika

Die Verhütung und Behandlung von Infektionen gehört eigentlich nicht in dieses Kapitel, jedoch muß die von Buchholz und Engelbrecht (1970) vorgeschlagene und auch klinisch eingesetzte Methode erwähnt werden, dem Knochenzement Antibiotika zur Prophylaxe und Behandlung beizufügen. Hessert und Ruckdeschel (1970) stellten fest, daß von mehreren Antibiotika Gentamicin in bedeutenden Mengen in vitro innerhalb von 24 Stunden freigegeben wurde und daß es ein breites Aktivitätsspektrum besaß. Hessert (1971) wies nach, daß die Zugfestigkeit des Acrylzements Palacos durch Beifügung bis zu 2 g Gentamicin zur üblichen Verpackungseinheit von 40 g Pulver und 20 g Flüssigkeit nicht wesentlich herabgesetzt wird. Dieses Thema wurde noch von Koschmieder, Ritzerfeld und Kleymann (1973), Schulitz und Schöning (1973), Wizgall (1973) und von Levin (1975) besprochen, jedoch beschäftigten sich diese Arbeiten mehr mit den bakteriologischen Auswirkungen als mit den möglichen mechanischen Nachteilen. Diese scheinen, nach den Ergebnissen von Hessert, nicht besonders wichtig zu sein.

5.6 Andere Knochenzemente

Auch andere Knochenzemente als Polymethylmethacrylat sind in Betracht gezogen worden. Zu ihnen gehören Polybutylmethacrylat entweder als Polymer oder als Kopolymer mit Polymethylmethacrylat, Polycyclohexylmethacrylat als Kopolymer mit Polymethylmethacrylat (de Wijn 1974), Zink-Carboxylat (Friend, 1969; Peters u. Mitarb., 1972; Peters, Jackson u. Smith, 1974) und Siliciumelastomer (Kenesi u. Lortat-Jacob, 1973). Das letztgenannte Material wurde einige Zeit in der plastischen Chirurgie und Kieferchirurgie verwendet, und seine Gewebeverträglichkeit unter diesen Bedingungen ist bekannt. Zink-Polycarboxylatzement (auch als Zink-Polyacryl bekannt) wurde einige Zeit in der Zahnheilkunde eingesetzt und ist deswegen als unter gewissen Umständen biokompatibel bekannt. Diese Umstände jedoch waren nicht so, daß Kenntnisse über die Wärmeentwicklung bei der Polymerisation oder über die mechanischen Eigenschaften verlangt wurden, wenn dieser Stoff in Mengen von 10 g und mehr und in Dicken von einigen Millimetern polymerisiert. Das gleiche gilt für andere Zahnzemente, die schon in Gebrauch sind oder genommen werden können, wie etwa Glasionomere (Kent, Lewis u. Wilson, 1973).

Eine weniger drastische Abweichung von der augenblicklichen Praxis ist die Verwendung von Polymethylmethacrylat mit einem anderen Katalysator, und zwar Tri-n-butylboran, der nach Iida u. Mitarb. (1974) eine geringere Polymerisationstemperatur und eine verbesserte Festigkeit ergibt, wobei die letztere aus einer chemischen Bindung an das Kollagen des Knochens herrührt. Die Autoren berichten von einem klinischen Einsatz beim Hüftgelenk mit Nachuntersuchungen bis zu zwei Jahren und über histologische Beobachtungen an Ratten bis zu einem Jahr nach der Implantation von unbelasteten Zementzapfen in die medulläre Femurhöhle. Dabei war die Bildung von neuem Knochen um den Zement zu sehen, jedoch war es nicht klar, ob die Bindung an Kollagen erhalten blieb, die während der Polymerisation eingetreten war.

Es ist ganz lehrreich, unter Berücksichtigung der bekannten Grenzen des Langzeitverhaltens von Polymethylmethacrylat einen Blick auf die Suche nach anderen Knochenzementen zu werfen.

Die Festigkeit von Polymethylmethacrylat liegt schon Größenordnungen unter der von metallischen Werkstoffen, ist von der gleichen Größenordnung wie von Polyäthylen und liegt ferner zwischen der von Kompakta und Spongiosa. Im Hinblick hierauf und angesichts der großen Variation der Eigenschaften des Zementes infolge von Verunreinigungen mit Blut und Luft scheint in der Suche nach einem anderen Knochenzement mit verschiedener Festigkeit kein besonderer Sinn zu liegen. Die Neubildung von Knochen und die Entwicklung einer fibrösen Schicht um Polymethylmethacrylat kann durch Temperaturen verursacht werden, die während der Polymerisation auftreten oder durch eine Reaktion auf das Monomer, und in dieser Hinsicht kann ein Wechsel des Knochenzementes durchaus sinnvoll sein. Doch wurde eine ähnliche fibröse Schicht auch von Bickel, Harms und Mäusle (1975) an einem gezackten und ohne Zement implantierten Prothesenstiel beobachtet, und deswegen erscheint es unwahrscheinlich, daß eine solche Reaktion für Polymethylmethacrylat spezifisch sein sollte. Diese Frage ist aber ausführlich in Kap. 4, Abschn. 4.2.2, besprochen worden.

Wäre eindeutig nachgewiesen, daß abgewetzte Teilchen von Polymethylmethacrylat eine Knochennekrose verursachen und damit eine fortschreitende Lockerung, so würde dies zu weiteren Untersuchungen darüber führen, ob Teilchen von anderen Zementen die gleiche Wirkung besitzen. Es muß nämlich in Rechnung gesetzt werden, daß mit jedem Zement bei Gelegenheit eine leichte Lockerung eintritt, die an sich ohne klinische Bedeutung ist, die aber zuläßt, daß Knochen oder Zement oder auch beides abgewetzt wird.

5.7 Zusammenfassung

Eine absolut starre Verankerung ist nicht zu erreichen. Es muß vermieden werden, daß die leichte Lockerung des Prothesensitzes im Laufe der Zeit zunimmt und zu Schmerz oder Behinderung führt.

Histologische Untersuchungen zeigen, daß zwei Jahre nach der Implantation der an das Implantat angrenzende Knochen durch ein fibröses Gewebe ersetzt wird, dessen Dicke bis zu 1,5 mm betragen kann und das allmählich alle Rauhigkeiten in der Oberfläche des Implantates ausfüllt. Eine Schicht aus fibrösem Gewebe ist bei einzementierten und nicht einzementierten Implantaten beobachtet worden.

Nimmt man an, daß diese Schicht aus fibrösem Gewebe schwach gegenüber Zug und Scherung ist, Druckbelastungen jedoch standhält, so muß durch konstruktive Maßnahmen das Auftreten von Zug- und Schubspannungen in den Grenzflächen zum Knochen verhindert werden, gleichgültig, ob Zement verwendet wurde oder nicht.

Natürliche Gelenke übertragen über ihre Gelenkflächen hauptsächlich Druckbelastungen, über den Bandapparat Zug- und Torsionsbelastungen. Eine Gelenkprothese, die sowohl die Funktion der Bänder als auch die Funktion der Gelenkflächen ersetzt, überträgt deswegen Zug- und Torsionsbelastungen auf ihre Grenzflächen zum Knochen. Da derartige Belastungen in den Grenzflächen zwischen Implantat und Knochen Zug- und Schubspannungen erzeugen, sollten Gelenkprothesen soweit wie möglich nur die Gelenkflächen, nicht aber die Bänder ersetzen. Zug- und Torsionsbelastungen auf die Grenzflächen können durch eine entsprechende Formgebung der Gelenkflächen so eingeschränkt werden, daß oberhalb einer bestimmten Last bei einem gewöhnlichen Gebrauch eine reduzierbare Subluxation eintreten kann. Unter diesen Umständen werden Überbelastungen eher eine Subluxation verursachen als eine Lockerung.

Wenn trotz der entsprechenden Gestaltung der Gelenkflächen Zug- und Torsionsbelastungen auf die Grenzflächen zwischen dem Knochen und der Prothese übertragen werden, dann kann diese Belastung in Form von Druckspannungen aufgefangen werden, wenn ein mechanischer Formschluß vorgesehen wird. Um diese Druckspannungen und auch die Druckspannungen infolge von Druckbelastungen klein zu halten, sollten an den Grenzflächen die größtmöglichen Abstützbereiche angebracht werden. Dies erreicht man durch eine entsprechende Formgebung bei den Außenflächen der Prothesenteile.

Es ist gewöhnlich nicht durchführbar, dafür zu sorgen, daß die für einen Formschluß vorgesehene Gestaltung an den Prothesenteilen schon zum Zeitpunkt der Implantation zu einer festen Verbindung mit dem kompakten Knochen führt, und deswegen muß man eine vorübergehende Verankerung vornehmen, wenn man sich ohne Knochenzement nur auf die Befestigung durch die Oberflächengestaltung verlassen will.

Der Knochenzement gestattet bereits zum Zeitpunkt der Implantation einen Formschluß und vergrößert gleichzeitig die Kontaktfläche (und setzt damit die Spannungen in der Grenzfläche herab), indem er den freien Raum zwischen Knochen und Prothese ausfüllt. In Anbetracht der Knochenneubildung an Oberflächenvorsprüngen und -vertiefungen bis zum Ausmaß von 1 mm sollte durch gleichartige Vertiefungen und Vorsprünge in der Knochenoberfläche für einen Formschluß gesorgt werden. Diese Vertiefungen und Vorsprünge in der Knochenoberfläche können entweder mit Zement allein oder aber durch entsprechende Strukturen auf der Außenfläche der Prothese und einer zusätzlichen dünnen Zementschicht ausgefüllt werden.

Das Einwachsen von Knochen in rauhe und poröse Oberflächen bietet ein weiteres Verfahren, mit dem ein Formschluß durch eine passende Oberflächengestaltung der Prothese erzielt werden kann. Um jedoch das Einwachsen von Knochen zu ermöglichen, muß vermutlich die Prothese während der Monate, in denen er in die vorgesehenen Löcher einwächst, ruhiggestellt werden. Dies kann zu Komplikationen führen, wenn dem Patienten die Belastung einer solchen nichteinzementierten Prothese erlaubt wird; es ist aber noch nicht bekannt, ob der Knochen, der bei einer unbelasteten Prothese eingewachsen ist, nicht durch fibröses Gewebe ersetzt wird, wenn die Belastung einsetzt.

Der Knochenzement Polymethylmethacrylat ist so, wie er im Augenblick verwendet wird, kein ideales Material. Aber in der Praxis sind seine Nachteile nicht schwerwiegend. welcher Nachteil nun eine besondere Eigenschaft dieses Zementes ist und welche er mit anderen Zementen gemeinsam besitzt, ist nicht bekannt.

Literatur

Al Habooby, S.: Load transfer from prosthesis to bone. M. Sc. Dissertation, University of Manchester, Institute of Science and Technology 1969

Amstutz, H. C., Lurie, L., Bullough, P.: Skeletal fixation with self-curing polymethylmethacrylate. A report of 23 canine total hip replacements. Clin. Orthop. *84*, 163 (1972)

Andersson, G. B. J., Freeman, M. A. R., Swanson, S. A. V.: Loosening of the cemented acetabular cup in total hip replacement. J. Bone Joint Surg. *54B*, 590 (1972)

Biehl, G., Harms, J., Mäusle, E.: Tierexperimentelle und histopathologische Untersuchungen über die Anpassungsvorgänge des Knochens nach der Implantation von „Tragrippen-Endoprothesen". Arch. Orthop. Unfallchir. *81*, 105 (1975)

Boutin, P.: Arthroplastie total de la hanche par prothèse en alumine frittée. Rev. Chir. Orthop. *58*, 229 (1972)

Boutin, P.: Les prothèses totales de la hanche en alumine. L'ancrage direct sans ciment dans 50 cas. Rev. Chir. Orthop. *60*, 233 (1974)

Buchholz, H. W., Engelbrecht, H.: Über die Depotwirkung einiger Antibiotica bei Vermischung mit dem Kunstharz Palacos. Chirurg *41*, 511 (1970)

Cameron, H. U., Pilliar, R. M., MacNab, I.: The effect of movement on the bonding of porous metal to bone. J. Biomed. Mater. Res. *7*, 301 (1973)

Charnley, J.: Acrylic cement in orthopaedic surgery. Edinburgh, London: Churchill Livingstone 1970

Chen, S. C., Lowe, S. A., Scales, J. T., Ansell, R. H.: An in vitro experiment to determine the efficiency of fixation of the McKee-Farrar acetabular component in relation to torsional force. Acta Orthop. Scand. *45*, 429 (1974)

Clark, A. E., Hench, L. L., Paschall, H. A.: The influence of surface chemistry on implant interface histology: A theoretical basis for implant materials selection. J. Biomed. Mater. Res. *10*, 161 (1976)

Frankel, V. H.: The femoral neck: an experimental study of function, fracture mechanism and internal fixation. Stockholm: Almquist & Wiksell (1960)

Friend, L. A.: Handling properties of a zinc polycarboxylate cement. An investigation. Br. Dent. J. *127*, 359 (1969)

Galante, J., Rostoker, W., Lueck, R., Ray, D.: Sintered fiber metal composites as a basis for attachment of implants to bone. J. Bone Joint Surg. *53A*, 101 (1971)

Griss, P., Heimke, G., Andrian-Werburg, H. Frhr. v.: Die Aluminiumoxidkeramik-Metall-Verbundprothese. Eine neue Hüftgelenktotalendoprothese zur teilweise zementfreien Implantation. Arch. Orthop. Unfallchir. *81*, 259 (1975)

Grünert, A., Ritter, G.: Experimentelle Untersuchungen zum Problem der Verankerung von Hüftendoprothesen. Arch. Orthop. Unfallchir. *77*, 149 (1973)

Halleux, P., Duriau, F., Blaimont, P.: Etude comparée de différents modes d'ancrage cotyloïdien dans l'arthroplastie de la hanche. Acta Orthop. Belg. *40*, 712 (1974)

Hench, L. L., Paschall, H. A., Allen, W. C., Piotrowski, G.: National Bureau of Standards Special Publication 415, p. 19 (1975)

Hessert, G. R.: Bruchfestigkeit und Struktur des Knochenzementes Palacos nach Zusatz von Gentamycin-Sulfat. Arch. Orthop. Unfallchir. *69*, 289 (1971)

Hessert, G. R., Ruckdeschel, G.:Antibiotische Wirksamkeit von Mischungen des Polymethylmethacrylates mit Antibiotica. Arch. Orthop. Unfallchir. *68*, 249 (1970)

Hulbert, S. F., Matthews, J. R., Klawitter, J. J., Sauer, B. W., Leonard, R. B.: Effect of stress on tissue ingrowth into porous aluminium oxide. J. Biomed. Mater. Res., Symposium no. 5, part 1, p. 85 (1974)

Iida, M., Furuya, K., Kawachi, S., Masuhara, A., Tarumi, J.: New improved bone cement (MMA-TBB). Clin. Orthop. *100*, 279 (1974)

Jäger, M., Küsswetter, W., Rütt, J., Ungethüm, M.: Experimentelle Torsionslockerung technisch verschieden implantierter Hüftendoprothesenpfannen. Z. Orthop. *112*, 34 (1974)

Kempson, G. E., Freeman, M. A. R., Tuke, M. A.: Engineering considerations in the design of an ankle joint. Biomed. Eng. *10*, 166 (1975)

Kenesi, C., Lortat-Jacob, A.: Le scellement aux silicones des prosthèses de Moore. Rev. Chir Orthop. *59*, 469 (1973)

Kent, B. E., Lewis, B. G., Wilson, A. D.: The properties of a glass ionomer cement. Br. Dent. J *135*, 322 (1973)

Koschmieder, R., Ritzerfeld, W., Kleymann, H.: Infektionsprophylaxe beim alloplastischen Gelenkersatz durch Gentamycinzusatz zum Polymethylmethacrylat. Tierexperimentelle Untersuchungen. Z. Orthop. *111*, 244 (1973)

Lembert, E., Galante, J., Rostoker, W.: Fixation of skeletal replacement by fiber metal composites. Clin. Orthop. *87*, 303 (1972)

Levin, P. D.: The effectiveness of various antibiotics in the methylmethacrylate. J. Bone Joint Surg. *57B*, 234 (1975)

Lyng, S., Sudmann, E., Hulbert, S. F., Sauer, B. W.: Fixation of permanent orthopaedic prostheses. Use of ceramics in the tibial plateau. Acta Orthop. Scand. *44*, 694 (1973)

Mittelmeier, H.: Zementlose Verankerung von Endoprothesen nach dem Tragrippenprinzip. Z. Orthop. *112*, 27 (1974)

Morrison, J. B.: Biomechanics of the knee joint in relation to normal walking. J. Biomech. *3*, 51 (1970)

Münzenberg, K. J., Dennert, R.: Pfannenlockerung bei Hüfttotalendoprothesen infolge altersabhängigen Knochensubstanzverlustes. Z. Orthop. *113*, 947 (1975)

Nilles, J. L., Coletti, J. M., jr., Wilson, C.: Biomechanical evaluation of bone-porous material interfaces. J. Biomed. Mater. Res. *7*, 231 (1973)

Nogi, J., Caldwell, J. W., Kauzlarich, J. J., Thomson, R. C.: Load testing of Geometric and Polycentric total knee replacements. Clin. Orthop. *114*, 235 (1976)

Ohnsorge, J., Grötz, J.: Dimensionsänderung des aushärtenden Knochenzementes. Z. Orthop. *112*, 975 (1974)

Paul, J. P.: Forces transmitted by joints in the human body. Proc. Inst. Mech. Engineers *181* (3J), 8 (1967)

Peters, W. J., Jackson, R. W., Smith, D. C.: Studies of the stability and toxicity of zinc polyacrylate (polycarboxylate) cements (PAZ). J. Biomed. Mater. Res. *8*, 53 (1974)

Peters, W. J., Jackson, R. W., Iwano, K., Smith, D. C.: The biological response to zinc polyacrylate cement. Clin. Orthop. *88*, 228 (1972)

Piotrowski, G., Hench, L. L., Allen, W. C., Miller, G. J.: Mechanical studies of the bioglass interfacial bond. J. Biomed. Mater. Res., Symp. No. 6, p. 47 (1975)

Ring, P. A.: Complete replacement arthroplasty of the hip by the Ring prothesis. J. Bone Joint Surg. *50B*, 720 (1968)

Schulitz, K. P., Schöning, B.: Antibiotikazusatz zum Knochenzement oder nicht? Arch. Orthop. Unfallchir. *77*, 31 (1973)

Sivash, K. M.: The development of a total metal prosthesis for the hip joint from a partial joint replacement. Reconstr. Surg. Traumatol. *11*, 53 (1969)

Swanson, S. A. V.: Biomechanical characteristics of bone. In: Advances in biomedical engineering. Kenedi, R. M. (ed.), Vol. 1, p. 137. New York, London: Academic Press 1971

Welsh, R. P., Pilliar, R. M. MacNab, I.: Surgical implants: the role of surface porosity in fixation to bone and acrylic. J. Bone Joint Surg. *53A*, 963 (1971)

Wijn, J. R. de: Reduction of maximum temperature in the polymerization of cold- and heat-curing acrylic resins. J. Biomed. Mater. Res. *8*, 421 (1974)

Willert, H.-G., Puls, P.: Die Reaktion des Knochens auf Knochenzement bei der Allo-Arthroplastik der Hüfte. Arch. Ortop. Unfallchir. *72*, 33 (1972)

Willert, H.-G., Ludwig, J., Semlitsch, M.: Reaction of bone to methacrylate after hip arthroplasty. A long-term gross, light microscopic and scanning electron microscopic study. J. Bone Joint Surg. *56A*, 1368 (1974)

Wizgall, J.. Vergleichende Untersuchungen bei der Implantation von Hüftgelenkstotalprothesen. Arch. Orthop. Unfallchir. *75*, 65 (1973)

Yokoo, S.: Compression test of the cancellated bone. J. Kyoto Prefect. Med. Univ. *51*, 273 (1952)

Kapitel 6

Herstellung von Prothesenteilen

6.1 Das Anliegen dieses Kapitels

Es ist nicht das Anliegen dieses Kapitels, den Herstellungsprozeß von Prothesen in allen Einzelheiten zu beschreiben, dies wäre weder sinnvoll noch nötig. Es wäre nicht sinnvoll, weil zwar die grundlegenden Prozesse allgemein bekannt sind, die Einzelheiten aber bei einer beschränkten Anzahl von Herstellern in Form einer angehäuften Erfahrung vorliegen. Es handelt sich nämlich um einen Produktionszweig, bei dem ein Erfolg nur dann gewährleistet ist, wenn sowohl in grundlegenden Prinzipien als auch in einer Vielzahl von einzelnen technischen Verfahren ausreichende Kenntnisse vorhanden sind. Es wäre nicht unbedingt nötig, weil die meisten Leser dieses Buches Verbraucher und nicht Hersteller von Prothesen für den Gelenkersatz sind. Viele Leser hingegen werden tatsächlich oder möglicherweise Konstrukteure von Prothesen sein und das Anliegen dieses Kapitels besteht in einer soweit ins Einzelne gehenden Beschreibung des Produktionsprozesses, daß Konstrukteure und Verbraucher eine Vorstellung davon erhalten, in welcher Weise Herstellung und Konstruktion miteinander in Beziehung stehen.

6.2 Prothesenteile aus Metall

6.2.1 Allgemeine Grundzüge der Herstellung

Für alle Prothesenteile aus Metall ist die Reihenfolge der einzelnen Arbeitsgänge die gleiche; sie besteht aus folgenden Prozessen:

Herstellung der Legierung im Großen, Präzisionsformgebung, Oberflächenendbearbeitung, Kennzeichnung, Verpackung.

Einige dieser Prozesse sind für alle augenblicklich verwendeten Legierungen gleich oder fast gleich, andere laufen für verschiedene Legierungen auch verschieden ab. Die Hauptunterschiede bestehen in den Verfahren, nach denen die Prothesenteile aus dem legierten Rohmaterial geformt werden. Zwei Überlegungen sind für die Wahl der Verformungsverfahren für Implantate maßgebend: Die Herstellung von Prothesenteilen mit Werkzeugmaschinen aus dem vollen Material wäre von der Wirtschaftlichkeit her gesehen wegen des hohen Zeitaufwandes und Materialverbrauches zu teuer. Dagegen ist es billiger, wenn auch zunächst mühsamer, Vorrichtungen aufzubauen, mit denen Rohlinge der gewünschten Form durch Warmverformung oder durch Aufschmelzen und Gießen hergestellt werden. Für die Anwendung ergibt die Kristallgröße und -struktur in den Gußchargen nicht die besten mechanischen Eigenschaften des Endproduktes, besonders im Hinblick auf die verschiedenen Richtungen, in denen es später beansprucht wird. Die Kristallstruktur kann aber durch eine plastische Verformung des Metalls verändert werden. Eine Kaltverformung ist für manchen Anwendungszweck angebracht, für den vorliegenden Zweck ist sie jedoch nicht brauchbar. Eine Warmverformung wird bei rostfreiem Stahl und bei Titanlegierungen eingesetzt. Die für die tragenden Flächen verwendete Kobalt-Chrom-Legierung („Kobalt-Chrom-Gußlegierung", Tabelle 1. 1; sie ist unter dem Namen Vitallium, Vinerta, Alivium, Protasul 2 bekannt) ist bei allen in Frage kommenden Temperaturen zu spröde für eine Warmverformung. Deswegen wird diese Legierung wieder aufgeschmolzen und in Formen der einzelnen Prothesenteile gegossen.

6.2.2 Herstellung von Legierungen im Großen

Dieser Prozeß besteht im wesentlichen in der Mischung der erforderlichen Bestandteile in geschmolzenem Zustand und natürlich im Ausschluß von unerwünschten Zusätzen (Verunreinigungen). Die Grenzen für die zulässigen Mengen einzelner Bestandteile sind sehr eng, manchmal weniger als 0,1% der Gesamtmasse, und deswegen ist das Verfahren keineswegs einfach. Es ist ebenfalls wichtig, daß die einzelnen Bestandteile innerhalb enger Grenzen in der Gesamtmasse gleichmäßig verteilt sind (wenn dies nicht erreicht wird, so ist eine Folge davon die Korrosion, die einsetzt, falls benachbarte Bereiche der Oberfläche verschieden auf die Anwesenheit von Salzlösungen reagieren). Die Homogenität der Bestandteile darf sich natürlich bei den späteren Verarbeitungsprozessen nicht ändern, da gewöhnlich mehrere Prothesenteile aus einer Legierungscharge hergestellt werden.

Diese hohen Anforderungen an Genauigkeit und Reinheit werden durch Prozesse erreicht, die erheblich komplizierter sind als die Verfahren zur Herstellung von kohlenstoffarmem Stahl für Kraftfahrzeuge, Futtertröge oder Gußröhren. Ein mehrfaches Aufschmelzen, auch unter Vakuum, ist üblich und die allgemeinen Anforderungen an die Sauberkeit müssen höher sein als in gewöhnlichen Gießereien. Deswegen werden die Legierungen für chirurgische Implantate, wie solche für kritische Anwendungen in anderen Zweigen der Technik, in jedem technologisch fortgeschrittenen Lande in einigen wenigen Fabriken erzeugt, typischerweise in einer oder zweien für jede Legierung (weil die Hersteller dazu neigen, sich auf Titan-, Stahl- oder Kobalt-Legierungen zu spezialisieren).

6.2.3 Warmverformung von Stahl und Titan-Legierungen

Rostfreier Stahl und Titan-Legierung werden durch Warmverformung in die geforderte Gestalt gebracht, d. h. das Material wird bei Temperaturen, die es leichter verformbar machen, als sie es in kaltem Zustand sind, zwischen entsprechend gestalteten Matrizen gepreßt. Besonders wichtig ist hierbei, daß sich die Kristalle infolge der Temperaturerhöhung in einer Weise neu ordnen können, die vom Verformungsprozeß vorgegeben wird. Der Fluß des Metalles aus seiner ursprünglichen Gestalt in die Form der Matrize ergibt bei einer richtig gesteuerten Temperatur Kristallstrukturen, welche dem Werkstoff die beste Kombination von Eigenschaften verleihen. Ein schlecht geplanter oder schlecht ausgeführter Schmiedeprozeß kann zu anderen Eigenschaften als den beabsichtigten führen: Überhöhte Sprödigkeit, überhöhte Richtungsabhängigkeit der mechanischen Eigenschaften oder örtliche Trennung der Legierungsbestandteile. Einige Produkte können in einem Ablauf hergestellt werden, andere erfordern zwei oder mehrere Stufen, bei denen Matrizen mit Zwischenformen eingesetzt und die Teile vor jeder neuen Zwischenstufe erneut angewärmt werden müssen.

Mit der Warmverformung erreicht man Genauigkeiten von ± 0,25 mm. Teile, deren Abmessungen nicht kritisch sind, erfordern noch eine glättende Oberflächenbehandlung, jedoch keine Oberflächenendbearbeitung. Tragende Flächen müssen mit Maschinen bearbeitet oder geschliffen werden, um die erforderliche Glätte zu besitzen.

Wenn die Schmiedeteile aus den Matrizen kommen, variiert die Kristallstruktur zwischen den einzelnen Bereichen, weil die einzelnen Bereiche des Teiles verschieden stark verformt wurden. Besonders bei rostfreiem Stahl können diese örtlichen Variationen die Korrosionsanfälligkeit im Körper erhöhen (Kap. 1, Abschn. 1.1.5), und deswegen werden die Schmiedeteile gewöhnlich getempert. Dazu werden sie auf eine Temperatur gebracht, bei der sich die Kristalle so neu ordnen können, daß die Auswirkungen der plastischen Verformung beseitigt werden. Hiermit handelt man sich allerdings eine Herabsetzung der Elastizitätsgrenze und der maximalen Zugfestigkeit ein, und da einige wenige Ermüdungsbrüche beim Gebrauch gezeigt haben (Kap. 1, Abschn. 1.2.3), daß unter gewissen Umständen kein Festigkeitsspielraum mehr vorhanden ist, wird über das beste Verfahren zur Behandlung der Schmiedeteile in diesem Abschnitt der Herstellung noch diskutiert.

6.2.4 Präzisionsformguß mit Kobalt-Chrom-Legierungen

Zunächst fertigt man eine Modellform an, die einen Hohlraum von der Gestalt des Prothesenteiles besitzt, wobei Zuschläge für die Schrumpfung beim Abkühlen und für die spätere Weiterverarbeitung gemacht werden.

Mit dieser Modellform werden so viele Wachspositive des Prothesenteils hergestellt, wie später Endprodukte gewünscht werden. Sollen 1000 Prothesenteile einer Sorte angefertigt werden, so werden eher mehr als 1000 Wachsmodelle vorbereitet, um genügend Exemplare für die nicht zerstörungsfreie Prüfung und für den zu erwartenden Ausschuß zu haben.

Rund 20 Wachsmodelle werden durch Kanäle miteinander verbunden und zu einem gemeinsamen Formkörper zusammengesetzt. Dieser Formkörper wird dann mit verschiedenen Schichten einer Paste übersprüht, die ein hitzebeständiges Pulver enthält. Die erste Schicht besteht aus sehr feinkörnigem Pulver, so daß jede Einzelheit des Modelles von der Paste genau abgeformt wird. Darauffolgende Schichten bestehen aus etwas grobkörnigerem Pulver. Es werden soviele Schichten dieser Paste aufgetragen, daß die Form nach dem Brennen für die weitere Verarbeitung eine ausreichende Festigkeit besitzt.

Danach wird die Form gebrannt. Während dieses Prozesses verbindet sich die hitzebeständige Paste zu einer festen Form, das Wachspositiv schmilzt und das Wachs wird herausgegossen. Damit erhält man eine Hohlform, welche 20 Hohlräume von der Gestalt des Prothesenteiles besitzt, die zu einem einzigen Hohlkörper zusammengefaßt sind, der mit Metall ausgegossen wird. Bei der Zusammenstellung der Wachsmodelle wird auch dafür Sorge getragen, daß beim Eintritt des geschmolzenen Metalles die Luft entweichen kann. Die Zahl der zu einem Gußkörper zusammengefaßten Wachsmodelle hängt von der Größe des Prothesenteiles und von der Menge der im Schmelzofen aufgeschmolzenen Legierung ab, die normalerweise einige Kilogramm beträgt.

Als nächstes wird die geschmolzene Legierung in die entsprechend vorgewärmte Form gegossen, wodurch eine zu schnelle Abkühlung der geschmolzenen Legierung beim Einlauf in die Form vermieden wird. Nach dem Guß kann die Form kontrolliert abkühlen.

Wenn sich die Legierung soweit abgekühlt hat, daß der Gußkörper fest geworden ist, wird die Gußform aufgebrochen und eine Anzahl von Prothesenteilen, die alle miteinander verbunden sind, bleibt übrig. Die einzelnen Teile werden dann herausgebrochen oder herausgeschnitten, das überflüssige Material an den Eingußtrichtern, Steigröhren und Verbindungskanälen entfernt.

Der gesamte Gußvorgang erscheint hinsichtlich Arbeitsaufwand und Materialverbrauch eine Verschwendung zu sein, doch es lassen sich so Prothesenteile mit einer Maßgenauigkeit von ± 0,05 mm herstellen. Für viele Anwendungszwecke ist dann keine weitere Verarbeitung mehr erforderlich, ein Vorteil, der besonders bei schwer zu bearbeitenden Legierungen ins Gewicht fällt. Aus einer Modellform (zu der gewöhnlich ein Positiv angefertigt wird, das sehr teuer ist), können viele Tausende von Wachsmodellen gewonnen werden, und deren Herstellung ist ein wenig Energie verbrauchender Prozeß im Vergleich zum Formschmieden von Stahl und Titanlegierungen. Zwar ist während des gesamten Prozesses eine strenge Überwachung erforderlich, doch ist die Einrichtung dazu, anders als bei der Anfertigung für die Urform der Wachsmodelle, verhältnismäßig einfach und die Verbrauchsmaterialien (Wachs und hitzebeständige Paste) sind billig.

Teile aus Kobalt-Chrom-Legierung werden nach dem Gießen und Putzen einer Wärmebehandlung unterworfen, welche die Sprödigkeit des Materials herabsetzt.

6.2.5 Präzisionsformgebung

Ob ein Prothesenteil nun geschmiedet oder gegossen wird, die tragenden Flächen müssen vor dem Polieren genau bearbeitet werden. Auch die anderen Flächen können eine weitere Bearbeitung erfordern, wenn beispielsweise die Querschnittsabmessungen von intermedullären Prothesenstielen engen Toleranzen unterworfen sind, damit sie beim Patienten ausgetauscht werden können. Keine der bekannten Legierungen läßt sich besonders leicht mit spanabhebenden Verfahren bearbeiten. Die Schneidwerkzeuge neigen dazu, bei rostfreiem Stahl und bei Titan-Legierungen das Material herauszureißen, anstatt es sauber zu zerspanen. Kobalt-Chrom-Legierungen sind für eine Bearbeitung mit normalen Stahlwerkzeugen zu hart; sie benötigen Werkzeuge mit keramischen Schneidplatten. Wenn nicht gerade erhebliche Mengen von Material zerspant werden müssen, so werden Kobalt-Chrom-Legierungen eher geschliffen als spanabhebend bearbeitet.

Sonderwerkzeugmaschinen werden dann eingesetzt, wenn es erforderlich ist, wie zum Beispiel bei der Herstellung von Kugelflächen, und auch ein gewisses Ausmaß an Automatisierung ist bei großen Produktionsserien üblich.

6.2.6 Oberflächenendbearbeitung

Für die Bearbeitung von nichttragenden Oberflächen werden verschiedene Verfahren eingesetzt, deren Verschiedenheit teils aus funktionellen, teils aus ästhetischen Überlegungen herrührt. Die Funktion erfordert, daß alle Oberflächen glatt, d. h. ohne Risse und Defekte sind, die als Orte von Spannungskonzentrationen oder Korrosionsangriffen in Frage kommen. Alles, was darüber hinausgeht, ist eine Frage des Geschmackes. Spiegelnde Oberflächen sehen besonders anziehend aus, ebenfalls eine matte Endbearbeitung. Eine aufgerauhte oder mit einer Textur versehene Oberfläche bietet wahrscheinlich eine bessere Unterlage für den Knochenzement als die beiden anderen Oberflächen.

Die erforderliche Oberflächenglätte wird im allgemeinen mit Schmirgelpapier oder -leinen hergestellt, wobei ebene oder konvexe Teile des Werkstückes an ein Schleifband gehalten werden, während für konkave Teile handgehaltene rotierende Zylinder eingesetzt werden, von biegsamen Wellen angetrieben. Rauhe Oberflächen erhält man durch Sandstrahlen, Oberflächentexturen werden bereits auf die Wachspositive beim Formguß aufgebracht oder in die Matrizen für das Formschmieden eingearbeitet.

Prothesenteile aus rostfreiem Stahl und Titan werden abschließend noch mit Salpetersäure behandelt, teilweise um eine kräftige Oxidschicht zur verbesserten Korrosionsbeständigkeit zu erzielen, teilweise um alle von früheren Bearbeitungsprozessen zurückgebliebenen Eisenteilchen zu entfernen.

Tragende Gelenkflächen werden abschließend poliert, indem man mit einer immer feiner werdenden Polierpaste eine endgültige Oberflächenrauhigkeit von 0,025 bis 0,05 μm erzielt. Herkömmlicherweise ist dies eine Handarbeit, bei der ein Teil gegen eine mit Schleifpaste getränkte Schwabbelscheibe gehalten wird. Facharbeiter können auf diese Weise ganz ausgezeichnete Oberflächen erzielen, doch ist eine ungewöhnliche Geschicklichkeit erforderlich, wenn die in engen Grenzen vorgeschriebenen Toleranzen für tragende Flächen eingehalten werden sollen. Deswegen mußten Spezialmaschinen entwickelt werden, mit denen eine Oberflächenendbearbeitung hoher Maßgenauigkeit (im allgemeinen $\pm$ 12,5 μm) und vorgegebener Rauhigkeit durchgeführt werden kann. Für Kugelflächen wie bei Hüftgelenkprothesen ist die Entwicklung einer derartigen Maschine unkompliziert, sobald aber unregelmäßige Formen wie Nachbildung natürlicher Kondylen für Kniegelenke bearbeitet werden sollen, wird eine solche Entwicklung kompliziert bis unmöglich.

6.2.7 Kennzeichnung

Prothesenteile müssen mit dem Namen des Herstellers, dem Material und anderen Informationen gekennzeichnet sein, die für den Chirurgen erforderlich sind, wie zum Beispiel die Femurkopfgröße. Prothesenteile sollten auch eine Seriennummer tragen, obwohl dies eine noch nicht allgemein geübte Praxis ist. Die Kennzeichnung sollte nicht den Prothesenteil zerstören oder seine Dauersicherheit gefährden, wie es bei einer Kennzeichnung mit Schlagbuchstaben an Stellen der Fall wäre, an denen während des Gebrauches hohe Zugspannungen auftreten. Deswegen sollte über Ort und Art der Kennzeichnung eine gewisse Kontrolle ausgeübt werden.

6.2.8 Verpackung

Prothesenteile müssen so verpackt werden, daß sie bei Transport und Lagerung nicht beschädigt werden. Da alle Metallteile vor dem Gebrauch bei hoher Temperatur sterilisiert werden, erübrigt sich eine sterile Verpackung.

6.2.9 Hinweise für Konstrukteure und Anwender

Formschmieden und Metallguß unterwerfen die Formgebung von Prothesenteilen einer gewissen Einschränkung, besonders wenn sie für den Einsatz bei hohen Spannungen in korrosiver Umgebung gedacht sind. Scharfe Ecken, an denen sich die Spannung konzentriert und die Anfälligkeit für einen Ermüdungsbruch erhöht, sind unerwünscht. Durch Schmieden oder Gießen lassen sie sich ohnehin schwer herstellen. Große Änderungen in der Materialdicke sollen am besten vermieden werden, da sie beim Schmieden und Gießen Schwierigkeiten bereiten (wegen der unterschiedlichen Abkühlungsgeschwindigkeit und damit Schrumpfung). Deswegen werden beim Guß von Hüftgelenkprothesen aus Kobalt-Chrom-Legierung die größeren Prothesenköpfe hohl gemacht, um so größere Massen zu vermeiden. Dieses Verfahren erfordert allerdings, daß sie in zwei Teilen hergestellt und dann verschweißt werden (ein Prozeß, der bei dieser Legierung erlaubt ist, aber nicht bei rostfreiem Stahl, bei dem hierdurch eine ungleichmäßige Verteilung des Chroms entstehen kann und damit eine größere Anfälligkeit für Korrosion). Die Matrizen für das Schmieden und die Gießformen für die Wachsmodelle müssen in zwei oder mehr Teilen angefertigt werden, damit man die Formteile herausnehmen kann. Die Trennung von Formen und Matrizen wird sehr schwierig, wenn Flächen parallel zur Trennrichtung vorhanden sind. Eigentlich parallele Flächen werden deswegen um einige Grade geneigt, um die Formteile besser den Formen entnehmen zu können. Gestaltungen mit Hinterschneidungen können nur in einigen wenigen Fällen hergestellt werden, es sei denn, man fertigt Formen und Matrizen aus drei oder mehr Teilen an, die in verschiedenen Richtungen auseinander genommen werden. Diese Technik wird bei anderen Produktionszweigen für die Formung von Kunststoff und für den Spritzguß mit Aluminium-Legierungen eingesetzt, doch die hohen Kosten machen dieses Verfahren für die industrielle Fertigung von kleinen Auflagen verschiedener Konstruktionen ungeeignet.

Jedes Prothesenteil erfordert einen Satz von Matrizen oder eine Form. Im allgemeinen benötigt man für zusätzliche Größen oder andere Muster eine verschiedene Matrize oder Form. Wird also eine Prothese in vier verschiedenen Größen für rechts und links angefertigt, so braucht man dazu acht verschiedene Matrizen oder Formen. Wenn die Konstruktionsarbeiten abgeschlossen sind und die Anfertigung großer Stückzahlen beginnt, so mag dies tragbar sein, aber während der Konstruktion erfordert jede Änderung eine neue Matrize oder Form, deren Herstellung teuer und zeitraubend ist (beide werden von besonders geübten Fachkräften mit aufwendigen Hilfsmitteln in Spezialbetrieben angefertigt, die meistens nicht zu den Prothesenherstellern gehören). Wenn ferner Sondermaschinen oder Schleifvorrichtungen für ein bestimmtes Prothesenteil in Betrieb genommen sind, so kann eine Konstruktionsänderung neue Vorrichtungen erforderlich machen.

Hiermit soll nicht angeregt werden, notwendige Konstruktionsänderungen aus Bequemlichkeit für den Hersteller zu vermeiden. Konstrukteuren und Entwicklern soll vielmehr nahegelegt werden, sich einen Sinn für die Proportionen zu bewahren und Änderungen soweit wie möglich geplant und in Zusammenarbeit mit dem Hersteller durchzuführen.

6.3 Prothesenteile aus Kunststoff

6.3.1 Die Natur der Kunststoffe

Kunststoffe sind organische Polymere, d. h. Substanzen, die durch den Zusammenschluß von vielen kohlenstoffhaltigen Molekülen zu Makromolekülen entstanden sind. Theoretisch könnte man Prothesenteile herstellen, indem man eine für das Volumen des Teiles ausreichende Menge von Makromolekülen nimmt und sie aneinander bindet, doch in der Praxis sind gewöhnlich noch andere Substanzen anwesend.

Der Polymerisationsprozeß läuft nicht ohne Katalysatoren ab und diese sind kaum zu entfernen, obwohl ihre Reste häufig nur im Verhältnis 1 : 100 000 vorhanden sind. Für die allgemeine Anwendung in der Technik enthalten die Kunststoffe oft noch Weichmacher, Füllstoffe und Farben. Für den vorliegenden Zweck müssen, wie es in Kap. 1 besprochen wurde, die meisten Polymere aus biologischen und mechanischen Gründen verworfen werden. Das einzige annehmbare Polymer, das Polyäthylen mit ultrahohem Molekulargewicht, muß den geringstmöglichen Anteil von Verunreinigungen besitzen, und bewußte Beimengungen von anderen Stoffen, wie zum Beispiel von Weichmachern, müssen einer scharfen Kontrolle unterliegen.

Ein Polyäthylen dieser Art ist gegenwärtig nur von einem europäischen und ein oder zwei Herstellern in den Vereinigten Staaten erhältlich. Es ist chemisch und mechanisch identisch mit einem Polyäthylen, das für eine Anzahl von Industrieanwendungen eingesetzt wird, für die chemische Unangreifbarkeit, gute mechanische Eigenschaften und große Verschleißfestigkeit gefordert werden. Für chirurgische Anwendungen muß zusätzlich sein Reinheitsgrad überwacht werden. Der Markt für Polyäthylen mit ultrahohem Molekulargewicht ist für die Begriffe der Kunststoffindustrie klein und diese Tatsache im Verein mit den scharfen Kontrollen als Implantatmaterial hat wahrscheinlich andere Hersteller davon abgehalten, sich auf diesem Gebiet zu engagieren.

6.3.2 Der Fabrikationsprozeß

Das Polyäthylen wird als Pulver hergestellt. Aus dem Pulver werden unter Druck und erhöhter Temperatur rechteckige Blöcke mit den Abmessungen 800 x 400 x 55 mm gepreßt. Aus diesen Blöcken werden die Prothesenteile mit Werkzeugmaschinen angefertigt.

Polyäthylen wird mit den im wesentlichen gleichen Maschinen bearbeitet, die auch für die Metallbearbeitung verwendet werden. Spezielle Werkzeuge werden für besondere Formen eingesetzt. Doch brauchen neben der Vermeidung von Verunreinigungen keine besonderen oder ungewöhnlichen Vorkehrungen getroffen werden.

Die oben angeführten Grundzüge treffen für die meisten Prothesenteile aus Polyäthylen zu, wie sie im Augenblick üblich sind. Wenn andere Kunststoffe als Polyäthylen mit hohem Molekulargewicht verwendet werden, ist es möglich, daß Einzelteile in ihre endgültige Gestalt ausgeformt werden wie Prothesenteile aus Metall. Wenn große Stückzahlen produziert werden, ist es vorteilhafter, eine einzige Form anzufertigen als hundert oder tausend Einzelteile mit zerspanenden Verfahren herzustellen. Ein solcher Prozeß bietet bei Kunststoffen den weiteren Vorteil, mechanische Eigenschaften und Verschleißfestigkeit durch eine entsprechende Prozeßführung zu verbessern. Diese Techniken, die üblicherweise bei anderen Kunststoffen eingesetzt werden, konnten bisher aber noch nicht auf Polyäthylen mit hohem Molekulargewicht angewendet werden, weil seine Viskosität bei den zulässigen Temperaturen zu hoch ist (und sich bei zu hohen Temperaturen die Kunststoffe zersetzen), und die für andere Kunststoffe üblichen Schmiermittel bergen die Gefahr einer Verunreinigung in sich. Einige Prothesenteile aus Polyäthylen mit hohem Molekulargewicht, besonders solche, deren Geometrie eine zerspanende Bearbeitung äußerst schwierig macht, erhalten ihre endgültige Gestalt nach einer vorbereitenden Bearbeitung mit einer Formtechnik bei hohen Temperaturen und hohem Druck, die der zur Herstellung von Blöcken aus Pulver ähnlich ist.

Es wurden einige Anstrengungen unternommen, verschiedene Herstellungsverfahren für Prothesenteile aus Polyäthylen mit hohem Molekulargewicht zu entwickeln, die weniger Material verbrauchen und gleichzeitig die Verschleißfestigkeit des Endproduktes erhöhen. In dieser Beziehung sind in den nächsten Jahren einige Änderungen in den Herstellungsprozessen zu erwarten.

Die Sterilisation von Polyäthylenteilen ist nicht einfach. Die Anwendung von hohen Temperaturen führt zu Gestaltsänderungen, die chemische Sterilisation birgt Gefahren und die Strahlung beeinflußt die mechanischen Eigenschaften. Trotzdem ist augenblicklich die Strahlung die Methode der Wahl, wobei die Strahlungsdosis auf ein Maß begrenzt wird, das Änderungen der mechanischen Eigenschaften innerhalb annehmbarer Grenzen gewährleistet. Die Prothesenteile müssen dazu in einer beschränkten Anzahl von Einrichtungen, die über entsprechende Möglichkeiten verfügen, bestrahlt werden. Aus diesem Grunde müssen Prothesenteile aus Polyäthylen so verpackt werden, daß sie steril bleiben und die Sterilität erkennbar ist.

6.3.3 Hinweise

Solange Kunststoffteile aus dem vollen Material angefertigt werden, sind die Konstruktionen anderen Einschränkungen des Herstellungsprozesses unterworfen als die Metallteile. Zerspanende Bearbeitung ist für verhältnismäßig einfache geometrische Formen besser, da Krümmungen, dünne Bereiche oder Hinterschneidungen in der Maschinenbearbeitung schwierig oder teuer werden. Andererseits können Konstruktionsänderungen nur zur Änderung einer Vorrichtung oder eines Schneidwerkzeuges führen, was im allgemeinen billiger und schneller erfolgen kann als die Herstellung neuer Gußformen oder neuer Matrizen. Wenn aber die Einführung eines neuen Kunststoffes oder die Entwicklung eines neuen Verfahrens der Warmverformung von Polyäthylen mit hohem Molekulargewicht die zerspanende Bearbeitung durch Gußtechniken ersetzt, dann unterliegen auch Kunststoffteile einigen der Einschränkungen, die für geschmiedete Metallteile gelten. Krümmungen werden weniger Schwierigkeiten verursachen, Hinterschneidungen hingegen mehr, und Änderungen der geometrischen Gestalt bringen Änderungen der Matrizen mit sich, deren Herstellung teuer und zeitraubend ist.

6.4 Prothesenteile aus keramischen Werkstoffen

Keramische Werkstoffe wurden noch nicht so weitgehend eingesetzt, daß sich die Herstellungsprozesse vereinheitlicht haben. Ihr Ablauf wird sich jedoch für die Anfertigung von Prothesenteilen nicht wesentlich von dem für die Anfertigung von Keramikteilen für andere Zwecke unterscheiden. Der Produktionsablauf enthält drei wichtige Stadien:
1. Das Keramikpulver (z. B. Aluminiumoxid) wird in die geometrische Gestalt des Prothesenteiles gepreßt.
2. Der Prothesenteil wird auf Temperaturen von 1600° bis 1800°C erhitzt, eine Temperatur, bei der sich das Material zu einer homogenen Masse verbindet.
3. Alle tragenden Flächen werden sorgfältig geformt und poliert.

Weil Aluminiumoxidkeramik als eines der härtesten Materialien überhaupt bekannt ist, kann es nur mit Diamantwerkzeugen bearbeitet und mit Diamantpaste poliert werden. Andere keramische Werkstoffe, die als Prothesenmaterial in Frage kommen, aber noch nicht dazu verwendet wurden, sind mindestens ebenso hart.

6.5 Poröse Prothesenteile

Aus Metall, Kunststoffen und keramischen Werkstoffen erhält man poröse Teile, indem man ein Pulver so zusammenpreßt, daß sich die geometrische Gestalt des Teiles genügend verfestigt, aber nicht alle Hohlräume zwischen den Pulverteilchen ausgefüllt werden. Eine anschließende Wärmebehandlung verbindet die Pulverteilchen so miteinander, daß die Hohlräume erhalten bleiben. Die endgültige Porösität hängt von der strengen Überwachung vieler Faktoren ab, z. B. von der Größe und Gestalt der Pulverteilchen, dem Formungsdruck, der Temperatur und der Dauer der Wärmebehandlung. Obwohl die Verfahren für alle drei Materialien im Prinzip gleich sind, so sind doch die verwendeten Drücke und Temperaturen offensichtlich stark voneinander verschieden. Für Metalle gibt es noch eine andere Technik: Dünner Draht wird geknickt und zu einem porösen Körper zusammengedrückt, der durch eine Wärmebehandlung in gleicher Weise wie das Metallpulver seine endgültige Gestalt erhält. Diese Technik wurde von Galante u. Mitarb. (1971) eingesetzt. Eine weitere Technik, die sich zur Herstellung poröser keramischer Werkstoffe eignet, wurde von Klawitter und Hulbert (1971) sowie von Lyng u. Mitarb. (1973) angewandt: Aluminiumoxid oder anderes Pulver wird in einem flüssigen Medium mit anderen Materialien gemischt, die bei Erwärmung ein Gas bilden und somit die Masse porös machen. Diese Paste kann in Formen gefüllt und gebrannt werden, wobei die entstehenden Teile für die Weiterbearbeitung und Wärmebehandlung beständig genug sind.

Alle diese Techniken führen aber zu schwachen und spröden Werkstoffen, weil die wirksame Querschnittsfläche verkleinert wird und ein poröses Material in Wirklichkeit aus vielen einzelnen Spannungskonzentrationen zusammengesetzt ist. Deswegen neigt man eher dazu, Teile aus Metall oder Kunststoff mit porösen Überzügen zu versehen, als sie durchgehend porös zu machen. Keramische Werkstoffe sind schon spröde genug, wenn sie nicht porös sind, und ihre Zugfestigkeit gestattet ihre Verwendung nur für ganz bestimmte Teile von Prothesen. Diese Faktoren führen dazu, daß die Verwendung von porösen Überzügen weitaus wahrscheinlicher ist als die von durchgehend porösen Prothesenteilen.

Literatur

Galante, J., Rostoker, W., Lueck, R., Ray, R. D.: Sintered fiber metal composites as a basis for attachment of implants to bone. J. Bone Joint Surg. *53A*, 101 (1971)

Klawitter, J. J., Hulbert, S. F.: Application of porous ceramics for the attachment of load bearing internal orthopaedic applications. J. Biomed. Mater. Res., Symp. No. 2, part 1, p. 161–229 (1971)

Lyng, S., Sudmann, F. Hulbert, S. F., Sauer, B. W.: Fixation of permanent orthopaedic prosthesis. Use of ceramics in the tibial-plateau. Acta Orthop. Scand. *44*, 694 (1973)

Kapitel 7

Normen, Prüfungen und Zulassung

7.1 Vorbemerkungen

Der Chirurg und der Patient dürfen verlangen, daß ein operativer Gelenkersatz mit einiger Gewißheit erfolgreich abläuft. Ob sie nun eine solche Forderung äußern oder nicht, die Information, auf die eine derartige Gewißheit gegründet werden kann, muß verfügbar sein. Um zu untersuchen, was zur Gewißheit eines klinischen Erfolges beitragen kann, müssen alle denkbaren Arten von Fehlschlägen betrachtet werden.

Fehlschläge können in ungefähr der folgenden chronologischen Reihenfolge auftreten:

Tod des Patienten, Infektion, begrenzte Funktion, Lockerung, Korrosion, Implantatbruch, Gewebereaktion auf Verschleißprodukte, Verschleiß.

Einige von diesen, die von geringerer Schwere sind, bedeuten nicht unbedingt einen Fehlschlag; aber jedes von den angeführten Ereignissen kann den Patienten in einen Zustand versetzen, in dem die Behandlung als ein Fehlschlag angesehen werden muß.

Die Faktoren, von denen diese möglichen Arten von Fehlschlägen abhängen, sind die folgenden:

Konstruktion, Werkstoffe, Herstellung, Operationstechnik, Aktivität des Patienten.

Zwei Dinge werden sofort klar: Als erstes kann die Operationstechnik und die Aktivität des Patienten nicht in der gleichen Weise beeinflußt werden wie die Konstruktion, die Werkstoffe und die Herstellung. Zweitens ist keine der möglichen Arten von Fehlschlägen vollkommen von der Operationstechnik und der Aktivität des Patienten unabhängig. Die Korrosionsfestigkeit hängt in der Hauptsache von der Auswahl des Werkstoffes und der Herstellungsverfahren ab, kann aber auch durch eine Beschädigung der Oberfläche während der Operation herabgesetzt werden. Die Möglichkeit des Todes oder einer Infektion hingegen werden kaum von dem Implantat beeinflußt und betreffen fast ausschließlich klinische Faktoren. Die verbleibenden Arten von Fehlschlägen begründen sich teilweise auf dem Implantat selbst (Konstruktion, Werkstoff und Herstellung), teilweise auf seine Anwendung (Operationstechnik, Aktivität des Patienten).

Deswegen muß eine Diskussion von Prüfungen und Normen die Tatsache in Rechnung stellen, daß in der Praxis alle denkbaren Arten von Fehlschlägen teils von Faktoren abhängen, die genau spezifiziert und mit ausreichender Genauigkeit überwacht werden können, und teils von Faktoren, die sich einer Spezifikation entziehen. Aus diesem Grunde gibt es keine Garantie für einen hundertprozentigen Erfolg. Diese Feststellung darf aber nicht als Freibrief angesehen werden, beispielsweise Implantate anzufertigen, die schnell korrodieren, sie setzt vielmehr die Präzision fest, mit der einigen Aspekten der Spezifikation Ausdruck verliehen werden kann.

Zwei weitere allgemeine Überlegungen sollen hier noch angeführt werden. Als erstes können gewisse Aspekte der Konstruktion, aber alle Aspekte der Werkstoffwahl und der Herstellung spezifiziert werden. Viele der Prüfungsverfahren jedoch, welche zum Nachweis verwendet werden, daß die geforderten Eigenschaften auch tatsächlich vorhanden sind, müssen notwendigerweise das Prüfobjekt zerstören und können somit nur an exemplarischen Beispielen durchgeführt werden. Dies bedeutet, daß die Gewißheit über andere als die geprüften Eigenschaften des Implantates von Annahmen über die Beständigkeit aller beteiligten Prozesse abhängt. Zweitens können nur solche Merkmale vollständig spezifiziert werden, die dauerhaft eingeführt sind und sich nur selten ändern. Doch wird es sicher neue Konstruktionen, Werkstoffe und Herstellungsverfahren geben, und jedes System von Spezifikationen muß festlegen, daß einerseits Produkte, die vorgeben, den eingeführten Gebrauchsformen zu entsprechen, dies auch wirklich tun, andererseits aber bei Neuerungen genügend Spielraum für die Beurteilung bleibt, ob sie als allgemeine Praxis angenommen oder verworfen werden müssen.

Im Rest des Kapitels wird untersucht, was im Sinne dieser Vorbemerkungen getan werden kann, um die Fragen des Operateurs oder des Patienten zu beantworten.

7.2 Fragen des Operateurs

Von einem Operateur, der beabsichtigt, eine Prothesenkonstruktion zu verwenden, von der klinische Erfahrungen über einen langen Zeitraum vorliegen, muß angenommen werden, daß er sich an Hand der Literatur von der Brauchbarkeit dieser Konstruktion für seine Zwecke und von der Zuverlässigkeit der an anderen Orten erhaltenen klinischen Ergebnisse überzeugt hat. Er braucht also nur zu wissen, ob es ein beliebiges Vorbild zu der fraglichen Konstruktion gibt, ob es regelgerecht durchgeführt und ob der richtige Werkstoff verwendet wurde.

Der Operatur, der die Verwendung einer Neukonstruktion in Betracht zieht, d. h. einer Konstruktion, über die wenig oder gar keine klinische Erfahrung vorliegt, möchte wenigstens wissen, welche außerklinischen Anstrengungen unternommen wurden, um die Chancen eines klinischen Erfolges zu maximieren. Dies läuft darauf hinaus, daß nach den Ergebnissen von Laborprüfungen der Verschleißrate, der Festigkeit von Prothesenteilen, der Festigkeit der Verankerung und der Gelenkfunktion gefragt wird. Kommen neue Werkstoffe zum Einsatz, so sind die Ergebnisse von Korrosionsuntersuchungen und Prüfungen der Gewebeverträglichkeit von Bedeutung. Alle diese Prüfungen können durchgeführt werden, aber die sich hieraus ergebende Information ist nicht von der gleichen Art wie die Feststellung einer Übereinstimmung mit der eingeführten Praxis.

Deswegen muß sich der Operateur bewußt sein, daß sich die Antworten auf seine Fragen in zwei Gruppen gliedern:
1. Auskünfte über eingeführte Konstruktionen, Werkstoffe und Herstellungsmethoden in Form von sicheren Angaben mit bekannten Fehlerbreiten;
2. Auskünfte über neue Konstruktionen, Werkstoffe und Herstellungsmethoden in Form von Beobachtungen, deren Bedeutung er selbst beurteilen muß.
Auf welche Weise diese Auskünfte zu beschaffen sind, erfährt man am besten, indem man die beiden Gruppen näher betrachtet.

7.3 Eingeführte Konstruktionen,Werkstoffe und Herstellungsmethoden

7.3.1 Allgemeine Anforderungen

Es ist unbedingt erforderlich, über Spezifikationen zu verfügen und auch über die Mittel, mit denen nachgewiesen werden kann, daß bestimmte Produkte diesen Spezifikationen entsprechen. Diese Forderung schließt die Existenz einer Körperschaft ein, welche Spezifikationen zusammenstellt und herausgibt, sowie die Existenz einer Organisation, welche Produkte und Herstellungsverfahren überprüfen kann. Überprüfung kann in diesem Zusammenhang die strenge Überwachung der Fertigungszeichnungen oder die zerstörende und zerstörungsfreie Prüfung von Rohmaterial, Halbfertig- und Fertigprodukten bedeuten. Organisationshinweise werden später besprochen; dieser Abschnitt behandelt praktische Aspekte.

7.3.2 Konstruktionen

7.3.2.1 Spezifikationen

Spezifikationen kann man im allgemeinen in zwei Gruppen einteilen, in solche, die sich auf die auszuführende Funktion beziehen, und in solche, die sich auf die charakteristischen Eigenschaften der Vorrichtung beziehen, die diese Funktion ausübt. Eine Analogie aus der Luftfahrttechnik wäre folgende: Eine Spezifikation der ersten Art würde besagen, daß ein Flugzeug eine vorgegebene Last in bestimmter Höhe mit bestimmter Geschwindigkeit befördern soll, während in einer Spezifikation der zweiten Art Angaben über die Größe der Fenster, die Farbe der Polsterung oder die Grundstruktur einer bestimmten Legierung enthalten wären. Bei der Behandlung von eingeführten Konstruktionen für den Gelenkersatz ist diese Angelegenheit recht einfach: Die Größe, die äußere Form und der Werkstoff sind bekannt, sie können so vollständig mit einer Kombination von Worten und Zeichnungen spezifiziert werden, wie immer man möchte. Damit sind auch die charakteristischen Eigenschaften der Vorrichtung spezifiziert, während dies für die Funktionen auf Grund der Annahme nicht erforderlich ist, daß die Funktionen ebenfalls reproduziert sind, wenn es die charakteristischen Eigenschaften sind.

7.3.2.2 Überwachung

Die Fabrikationszeichnungen können mit den Originalzeichnungen der fraglichen Konstruktion verglichen werden, und das Endprodukt kann überprüft werden, ob es den Fabrikationszeichnungen entspricht. Eine Nachprüfung der Abmessungen ist zerstörungsfrei und kann bei allen Endprodukten vorgenommen werden. In der Praxis werden üblicherweise jedoch nur einige besonders kritische Abmessungen bei allen Endprodukten überprüft, andere Abmessungen hingegen bei einer Auswahl nach statistischen Gesichtspunkten.

7.3.3 Werkstoffe

7.3.3.1 Spezifikationen

Der Umgang mit eingeführten Werkstoffen ist leicht. In allen technologisch fortgeschrittenen Ländern gibt es Körperschaften (British Standards Institution, American Society for Testing and Materials usw.), die Spezifikationen für die Zusammensetzung, Wärmebehandlung und mechanischen Eigenschaften von Legierungen veröffentlichen. Spezifikationen von Legierungen für Sonderanwendungen werden bei Bedarf zusammengestellt und herausgegeben, und somit sind in allen den Ländern, in denen Gelenkprothesen hergestellt werden, die nationalen Spezifikationen für die dabei verwendeten Legierungen zugänglich. Die verschiedenen nationalen Spezifikationen sind für die einzelnen Legierungen zwar nicht in allen Ländern identisch, im allgemeinen aber miteinander vereinbar. Manche Hersteller haben ihre eigenen Spezifikationen ausgearbeitet, die wiederum mit den nationalen vereinbar sind, meistens aber schärfer gefaßte Vorschriften enthalten als die nationalen Spezifikationen. Die Schwierigkeiten, die daraus entstehen, daß die einzelnen Behörden unabhängig voneinander verschiedene Spezifikationen ausarbeiten, sind aber weniger bedeutend, als man annehmen sollte. Selbst wenn dies der Fall wäre, gibt es bereits Anstrengungen auf ein internationales System von Spezifikationen, die von der International Standardisation Organisation unternommen werden, bei der die oben genannten nationalen Körperschaften Mitglieder sind.

Kunststoffe sind mit Spezifikationen weniger vollständig erfaßt als Legierungen. Da wie bereits oben erwähnt, praktisch jahrelang alle tragenden Flächen aus Kunststoff für die Prothesen aus dem Polyäthylen eines einzigen Herstellers angefertigt wurden, mußten gezwungenermaßen die Spezifikationen dieses Herstellers von allen Anwendern akzeptiert werden.

Keramische Werkstoffe können noch nicht in dem hier gebrauchten Sinne als eingeführte Werkstoffe für Prothesen angesehen werden.

7.3.3.2 Überwachung

Ob eine Legierungsprobe die Zusammensetzung oder die mechanischen Eigenschaften besitzt oder nicht, die mit der Spezifikation festgelegt sind, läßt sich meist mit einfachen Prüfmethoden feststellen. Da fast alle diese Prüfmethoden notwendigerweise die Probe zerstören, müssen sie offensichtlich in Form einer statistischen Auswahl vorgenommen werden, und dies führt sofort zu zwei Forderungen:
1. Die einzelnen Chargen des Werkstoffes müssen sich durch den gesamten Produktionsablauf hindurch identifizieren und verfolgen lassen;
2. Der Herstellungsprozeß selbst muß so beständig sein, daß die Prüfung von statistisch ausgewählten Proben innerhalb bekannter Fehlergrenzen als repräsentativ für die gesamte Charge gelten kann.

Diese Forderungen werden von der Industrie, die Präzisionsprodukte herstellt, von denen Leben oder Gesundheit abhängen kann, als normal akzeptiert (z. B. von der Luftfahrtindustrie), und diese Industrie hat auch Organisationsformen und Verfahren zu genau diesem Zweck entwickelt.

7.3.4 Herstellung

7.3.4.1 Spezifikationen

Da die Herstellung von eingeführten Konstruktionen ihrer Natur nach ein wiederholt ablaufender Prozeß ist, kann sie im Prinzip bis ins letzte Detail spezifiziert werden. Solche Dinge, wie die Art des Schneidwerkzeuges und des Kühlmittels, die exakte Aufeinanderfolge der Wärmebehandlungen oder die Art der Polierpaste, die verwendet werden soll, alles dieses kann festgelegt werden. Unerwünschte Verfahren, wie z. B. das Schweißen von rostfreiem Stahl, können verboten, und andere Verfahren, die unbedingt notwendig sind, können vorgeschrieben werden.

Weiterhin kann man auch die Ergebnisse spezifizieren, die durch den Einsatz eines bestimmten Prozesses erzielt werden müssen. Diese Ergebnisse aber hängen von der Konstruktion und dem Werkstoff ebenso ab wie von dem Prozeß. Somit muß eine solche Spezifikation und das zugehörige Prüfverfahren mit allen drei Merkmalen in Beziehung stehen. Die mechanischen Eigenschaften oder die Kristallstruktur eines Endproduktes aus einer Legierung sind offensichtliche Beispiele für derartige Charakteristika.

7.3.4.2 Überwachung

Die Überwachung eines in vielfacher Wiederholung ablaufenden Produktionsprozesses ist im Prinzip einfach; um sie aber wirkungsvoll zu gestalten, bedarf es entweder eines großen Personalaufwandes (oder hoher Kosten), oder der Gewißheit, daß die einzelnen Prozeßphasen so gleichförmig ablaufen, daß eine Überprüfung mit statistisch ausgewählten Proben ausreicht.

7.4 Neue Konstruktionen, Werkstoffe und Herstellungsmethoden

7.4.1 Allgemeine Anforderungen

Manche Neuheiten sind nur im technischen Sinne neu, verändern aber nicht die Funktion eines Implantates. Damit entsteht eine erste Forderung nach einem Entscheidungskriterium, mit dem festgestellt werden kann, welche Neuerung zu den eingeführten Verfahren gerechnet werden darf und welche erprobt werden muß. Für solche Neuerungen, die erprobt werden müssen, ist eine Festlegung erforderlich, welche Prüfungen durchgeführt und welche Ergebnisse vorliegen müssen, damit ein klinischer Einsatz gerechtfertigt werden kann. Diese Forderung trifft für neue Konstruktionen, Werkstoffe und Herstellungsmethoden zu. Die völlig neue Gestaltung einer Prothese erfordert offensichtlich eine Prüfung; bei einem neuen Werkstoff oder einem neuen Verformungsverfahren für einen bereits vorhandenen Werkstoff, mit dem eine geringere Verschleißrate oder eine höhere Festigkeit erzielt werden kann, muß in diesem Sinne eine Leistungsprüfung unternommen werden. Unter diesem Gesichtspunkt kann die Funktion der implantierten Prothese (im Sinne des erreichbaren Bewegungsumfanges), ihre Festigkeit, die Festigkeit der Verankerung im Knochen und der Verschleiß der tragenden Flächen im Laboratorium geprüft werden.

7.4.2 Laborprüfungen

Die statische Festigkeitsprüfung entweder der Prothesenteile selbst oder des Systems aus Prothese und Knochen kann mit leicht zugänglichen Einrichtungen durchgeführt werden. Bei der Untersuchung des Systems aus Prothese und Knochen entstehen durch die wohlbekannten Unsicherheiten in Bezug auf die Verwendung von totem und deswegen möglicherweise nicht repräsentativem Knochengewebe zusätzliche Schwierigkeiten.

Ermüdungsprüfungen von Prothesenteilen unter einer Last einheitlicher Richtung können mit einer Standardausrüstung vorgenommen werden, die allgemein zugänglich ist. Dies trifft auch für die Überprüfung der Korrosionsermüdung zu, wenn diese gefordert wird, weil sie eine große Aussagekraft besitzt. Wenn umfangreichere Ermüdungsuntersuchungen gefordert werden, bei denen versucht wird, das Ausmaß von Bewegung und Belastung so zu gestalten wie im Leben, wird alles erheblich komplizierter.

Hierzu braucht man eine Sondermaschine; wenn diese, wie üblich, die beiden Teile einer Prothese in ihrer beabsichtigten Wechselwirkung untersucht, so wird neben der Prüfung auf Ermüdungsfestigkeit gleichzeitig notwendigerweise eine Prüfung auf Verschleißfestigkeit ausgeführt. Eine solche Vorrichtung nennt man einen Simulator. Konstruktion und Herstellung eines Simulators sind nicht besonders kompliziert; wie immer auf diesem Gebiet liegen die Schwierigkeiten darin, daß man nicht genau weiß, ob die der Simulation auferlegten Prüfbedingungen auch tatsächlich repräsentativ sind. Die gegenwärtigen Kenntnisse über die Belastungen, denen die Gelenkprothesen im Patienten ausgesetzt sind und über die Beziehung dieser Belastungen zu den Bewegungen, sind äußerst begrenzt. Schlimmer noch, die Belastungen, die tatsächlich im täglichen Leben auf eine Gelenkprothese ausgeübt werden, hängen von den Spannungs-Dehnungs-Charakteristiken der Gliedmaßen ab, über welche die Gelenke belastet werden: Für Hüftgelenkprothesen bedeutet dieses beispielsweise die Elastizität von allem zwischen Boden und Becken unter allen möglichen Belastungsarten. Für Kniegelenkprothesen tragen mindestens ebenso viele Faktoren zur tatsächlichen Belastung bei und ihre Auswirkungen sind wahrscheinlich noch größer, weil alle Kniegelenkprothesen in sich einen Rotationswiderstand um Achsen besitzen, die nicht mit der Flexions-Extensions-Achse übereinstimmen. Hierdurch können Kräfte entstehen, die infolge der Kugelform der Gelenkprothese bei der Hüfte nicht auftreten. Selbstverständlich muß man eine große Streubreite zwischen den Patienten in Rechnung stellen, und mit jeder Simulatorprüfung kann man nur einen kleinen Ausschnitt aus dem breiten Bereich von Belastungen und Bewegungen überstreichen. Zu den allgemeinen Schwierigkeiten einer Verschleißprüfung (wie sie in Kap. 3 besprochen wurde) treten also noch die soeben erwähnten Schwierigkeiten der Simulatorprüfung hinzu, die zusätzlich dadurch erschwert wird, daß man nicht genau die gleiche Schmierflüssigkeit verwenden kann wie beim natürlichen Gelenk.

Ein Überblick des Autors aus jüngerer Zeit (Swanson, 1976) konnte nachweisen, daß nur wenige neue oder abgeänderte Prothesenkonstruktionen vor der Implantation in Patienten auf Simulatoren geprüft wurden, obwohl mindestens 15 Simulatoren in wenigstens 5 verschiedenen Ländern vorhanden sind (Tabelle 7.1 und Tabelle

Tabelle 7.1. In der Literatur erwähnte Simulatoren

Standort des Simulators	Erste Erwähnung
Stanmore, England	Mk 1: Scales, Duff-Barclay u. Burrows, 1965 Mk 2: Scales u. Wright, 1975
Leeds, England	Walker u. Mitarb., 1969
Hospital for Special Surgery, New York, USA	Walker u. Gold, 1971
Cincinatti, Ohio, USA	Dumbleton, Miller u. Miller, 1972
Imperial College, London, England	Freeman, Swanson u. Heath, 1972
Lyon, Frankreich	Bousquet u. Grammont, 1972
MIT, Cambridge, Mass. USA	Weightman u. Mitarb., 1972
Pau, Frankreich	Boutin, 1972
Winterthur, Schweiz (Gebrüder Sulzer)	Weber u. Semlitsch, 1972
Cachan, Frankreich (Beniost Girard)	Lagrange u. Letournel, 1973
Grand Rapids, Mich. USA	Swanson, 1973
GUEPAR, Frankreich	Aubriot, Deburge u. Schramm, 1973
Irvine, Calif. USA	Waugh u. Mitarb., 1973
München, Deutschland	Ungethüm u. Mitarb., 1973
Syracuse, New York, USA	Shaw u. Murray, 1973

Tabelle 7.2. Simulatorprüfungen in Verbindung mit besonderen Konstruktionen

Syposium	Implantierte Konstruktionen	Konstruktionen des Simulatoreigners	Im Simulator geprüfte Konstruktionen
Total Hip Replacement, Clin. Orthop., Sept.-Okt. 1970	8	1	0
Arthroplasty of the Hip, herausgegeben von Chapchal 1972	3	2	2
Arthroplastie du Genou, Acta Orthop. Belg., Jan.-Feb. 1973	11	6	3
Total Knee Replacement, Clin. Orthop., July-Aug. 1973	12	4	3
Total Knee Replacement, Institution of Mechanical Engineers, Sept. 1974	15	4	1

7.2); vieles von dem, was man aus Simulatorprüfungen erfahren kann, war schon bekannt oder konnte ebensogut mit einfacheren Verfahren ermittelt werden, und kein bedeutenderes Merkmal der zur Zeit gängigen Praxis läßt sich auf Simulatoruntersuchungen zurückführen. Diese offensichtlich magere Ausbeute aus den Simulatoruntersuchungen beruht hauptsächlich auf den oben erwähnten Schwierigkeiten, eine realistische Spezifikation für die Prüfläufe mit Gelenkprothesen aufzustellen.

Im Rahmen der soeben besprochenen Einschränkungen können die Ergebnisse
der Laborprüfungen zu folgendem genutzt werden:
Die Festigkeit und besonders die Ermüdungsfestigkeit können unter den schlimmsten denkbaren Belastungsverhältnissen gemessen werden.
Die statische Festigkeit des Verbundes aus Knochen und Prothese kann gemessen
werden.
Die Ergebnisse aus diesen beiden Messungen können mit den besten verfügbaren Informationen verglichen werden. Diese sind:
die im täglichen Leben auftretenden Belastungen (soweit bekannt);
die in entsprechenden natürlichen Gelenken oder in entsprechenden eingeführten
Prothesen gemessene Festigkeit.
Die Art des Versagens bei einer Überbelastung kann beobachtet werden, besonders
wenn ein Implantatbruch, eine Lockerung, ein Knochenbruch oder eine reversible
Subluxation beteiligt ist.
Die Verschleißrate kann gemessen und mit der von anderen Prothesen, vorzugsweise
von eingeführten Konstruktionen, verglichen werden.

7.4.3 Die Aufstellung von Spezifikationen

Laborprüfungen dienen der Beschaffung von Informationen, die den Chirurgen bei
der Entscheidung unterstützen, ob und unter welchen Umständen er eine Prothese
einsetzt. Hierzu liefern einige von den oben vorgeschlagenen Prüfverfahren Ergebnisse, die sich von selbst verstehen (z.B. der Bewegungsumfang oder die Art des Versagens bei Überbelastung), andere jedoch müssen ausgewertet werden, um nützlich
zu sein. Schließlich muß irgend jemand entscheiden, ob ein vorliegendes Ergebnis
zu einer klinischen Anwendung berechtigt oder nicht, und dies läuft auf die Vorbereitung einer Spezifikation hinaus, selbst wenn es sich nur um eine formlose Vorbereitung handelt. Zur Zeit der Niederschrift dieses Buches könnte ein neues Hüftgelenk (gleichgültig ob von neuer geometrischer Gestalt, mit einem neuen Werkstoff oder nach einem neuen Herstellungsverfahren) im Hinblick auf Festigkeit, Verschleißrate und Art des Versagens mit eingeführten Hüftgelenkprothesen verglichen
werden, die unter denselben Bedingungen geprüft wurden. Dies ist aber mit einer
Prothese für ein anderes Gelenk nicht möglich. Das beste, was im Falle eines anderen
Gelenkes unternommen werden kann, ist beispielsweise ein Vergleich mit der Festigkeit des natürlichen Gelenkes oder mit der Verschleißrate einer eingeführten Hüftgelenkprothese. Die Besprechung der mechanischen Spannungen in Prothesenteilen
und der Einfluß der Verankerung (Kap. 2, Abschn. 2.3.2) und der Verschleißrate
(Kap. 3) zeigten, daß viele experimentelle Faktoren überwacht werden müssen, wenn
die Ergebnisse aus verschiedenen Prüfungen stichhaltig miteinander verglichen werden sollen.

Es kann also hieraus der Schluß gezogen werden, daß es zum gegenwärtigen
Zeitpunkt unrealistisch ist, für alle Gelenke außer dem Hüftgelenk Spezifikationen
vorzubereiten, die mehr bewirken als den Ausschluß offensichtlicher Unsicherheiten,
und ferner, daß sich die Laborprüfungen auf Ergebnisse beschränken, mit denen die
bedingte Sicherheit einer Prothese nachgewiesen wird. Auf dieser Basis muß ein Chirurg oder ein Gremuim von Chirurgen entscheiden, ob klinische Erprobungen durchgeführt werden sollen oder nicht. Für das Hüftgelenk bedeutet die Existenz eingeführter Konstruktionen, daß deren Festigkeit und Verschleißrate zu Grenzwerten er-

klärt werden, nach denen die Einführung neuer oder abgewandelter Konstruktionen beurteilt wird, die unter den gleichen Bedingungen geprüft wurden. Wird für andere Gelenke ein vergleichbarer Erfahrungsschatz zusammengetragen, so kann diese Möglichkeit auch auf andere Prothesen erweitert werden. Wenn, wie auf anderen Gebieten der Technik, sämtliche Phänomene ausreichend verstanden sind, kann man möglicherweise auf die Messung einiger Verhaltensweisen von Prothesen verzichten, weil diese sich zuverlässig aus charakteristischen Eigenschaften voraussagen lassen, die man auf wesentlich einfachere Weise bestimmen kann. Wird beispielsweise der Verschleißprozeß besser durchschaut, so kann man vielleicht aus einer bestimmten Oberflächenbearbeitung und Paßgenauigkeit die Verschleißrate für einen vorgegebenen Werkstoff angeben, der Spannungen aus einem vorgegebenen Bereich unterworfen ist. Dann könnte man nämlich einfach fordern, daß diese charakteristischen Eigenschaften innerhalb genau angegebener Grenzen liegen müssen und auf einige Verschleißprüfungen verzichten. Für die meisten Aspekte des Verhaltens von Prothesen jedoch wird eine Überprüfung des Endproduktes, welche die Konstruktion, den Werkstoff und die Herstellungsverfahren einschließt, aus Sicherheitsgründen stets verlangt werden.

7.5 Organisation und Durchführung

Es herrscht eine allgemeine Übereinstimmung darin, daß in einem Zweig der Chirurgie, der sich in so weiten Grenzen wie dieser auf Gerätschaften mit einem so hohen Anteil an Technologie verlassen muß, ein gewisses Ausmaß an Kontrolle erforderlich ist.

Aus den obigen Ausführungen wird deutlich, daß, wenn überhaupt in einem Land, in dem Prothesen hergestellt und eingesetzt werden, eine Kontrolle ausgeübt werden soll, eine Organisation unvermeidlich sein wird, die Spezifikationen hinsichtlich Konstruktion, Werkstoffen und Herstellung herausgibt und den Versuch unternimmt, für die Einhaltung der Spezifikationen zu sorgen. In einem Land, in dem Prothesen nur eingesetzt, aber nicht hergestellt werden, können diese Kontrollen nur indirekt ausgeübt werden, etwa durch eine Entscheidung, welche Produkte anderer Länder zugelassen werden.

Die Auswertung der Prüfergebnisse von neuen Konstruktionen, Werkstoffen und Herstellungsmethoden könnte im Prinzip von jedem interessierten Kliniker selbst durchgeführt werden, den meisten wäre aber die Unterstützung einer Körperschaft mit der nötigen chirurgischen und ingenieurwissenschaftlichen Sachkenntnis willkommen. Dies führt zu der Überlegung, daß in jedem der betreffenden Länder ein nationales Gremium für diesen Zweck eingerichtet werden müßte. Es erscheint wünschenswert, in Neuentwicklungen die Lehren aus den angehäuften klinischen Erfahrungen einzubringen, um so unter besonderer Beachtung der Fehlschläge einen Prozeß von kontinuierlichen Verbesserungen einzuleiten. Dabei ist es wichtig zu wissen, ob ein plötzliches oder ein allmähliches Versagen der Konstruktion den charakteristischen Eigenschaften des Werkstoffes oder der Herstellung einer besonderen Charge von Implantaten anzulasten ist, oder vielleicht einer falschen Anwendung. Dies soll heißen, daß eine Information über Fehlschläge von geringem Nutzen ist, wenn sie nicht den kompletten Herstellungsprozeß und die vollständige klinische Geschichte des betreffenden Implantates enthält. Hieraus ist wiederum abzuleiten, daß jedes Implantat eine Seriennummer besitzen sollte, die über die Aufzeichnungen des Herstellers dem Werkstoff und den Produktionschargen zugeordnet werden kann, und daß die vollständigen klinischen Berichte für jeden einzelnen Fall verfügbar sein müssen. Es ist einleuchtend, daß eine zentrale Körperschaft, welche die Ergebnisse von Erfahrungen dazu verwendet, die zukünftige Entwicklung in die richtigen Bahnen zu lenken, nur dann erfolgreich arbeiten kann, wenn ihr der vollständige Rückfluß von Information über klinische Ergebnisse, besonders aber über Fehlschläge, zugesichert wird. Dies führt zu der Vorstellung, daß auf die Kliniker ein gewisser Zwang ausgeübt werden muß, die Fehlschläge im Detail und die Ergebnisse im allgemeinen zur Verfügung zu stellen. Die Durchführung einer solchen Politik wäre zudringlich, teuer und mühsam, und man muß fragen, ob der damit erzielte Nutzen die Kosten rechtfertigt. In diesem Zusammenhang muß bemerkt werden, daß ein großer Anteil der Fehlschläge (in dem weiten Sinne der Bezeichnung, wie er zu Anfang dieses Kapitels festgelegt wurde) auf klinische und chirurgische Faktoren zurückzuführen ist. In den Fällen aber, in denen Fehlschläge wenigstens teilweise den Prothesen angelastet werden können, wie etwa die übermäßige Verschleißrate von Teflon-Pfannen oder die Ermüdungsbrüche von Stielen der Hüftgelenkprothesen, kann ein Verfahren zur Behebung dieser Schwächen festgelegt werden, ohne daß eine große Anzahl von Exemplaren im Detail untersucht wird, gleichgültig ob sich dieses Verfahren dann leicht oder schwer durchführen läßt.

Welche Körperschaft auch immer sich um die Zulassung von Prothesen bemüht, sie muß vor allem das Vertrauen der Orthopäden in dem betreffenden Land besitzen. In den Ländern, in denen die Zentralregierung an der Gesundheitsfürsorge beteiligt ist, muß eine derartige Zulassungskommission das Vertrauen des zuständigen Ministeriums haben und vielleicht sogar förmlich diesem Ministerium angehören.

Die Zulassung und die Prüfung von Werkstoffen und Herstellungsverfahren ist weniger eine Angelegenheit der Orthopäden als von Ingenieuren und der Industrie. Aus allem, was bisher dazu gesagt wurde, geht klar hervor, daß die Prüfung und Untersuchung von Proben durch die Vertreter einer Organisation unzulänglich bleiben muß, wenn nicht der gesamte Fabrikationsprozeß von der Herstellung der Legierung bis zur Verpackung des Endproduktes so organisiert überwacht wird, daß alle charakteristischen Eigenschaften des Endproduktes von dem an einer statistischen Probe gemessenen Prüfwert nur innerhalb bekannter Fehlergrenzen abweichen. Dieser Forderung gehorcht das Konzept der Qualitätsgarantie, das nur durch die Industrie verwirklicht werden kann. Externe Prüfer können zwar schlechte Produkte ausmachen, sie können aber keine schlecht produzierende Industrie dazu bringen, bessere Produkte herzustellen. Wie bereits erwähnt, wurde in der Luftfahrtindustrie (die schon mehrfach zum Vergleich herangezogen wurde) die Notwendigkeit einer Qualitätskontrolle durch eine vom Hersteller unabhängige Organisation allgemein anerkannt; und in allen Ländern, in denen Prothesen hergestellt oder wahrscheinlich einmal hergestellt werden, gibt es Organisationen, die über die entsprechende Erfahrung verfügen und auch das Vertrauen der Regierung, der Kunden (sofern dies nicht die Regierung selbst ist) und der beteiligten Industrie besitzen. Da die Anforderungen einer Qualitätskontrolle für Prothesen denen für Flugzeugteile sehr ähnlich sind, scheint es ein vernünftiger Vorschlag zu sein, die Sachkenntnis dieser bereits bestehenden Organisationen hierzu einzusetzen.

In vielen Ländern ermächtigte die Gesetzgebung das zuständige Ministerium der Zentralregierung durch Verordnungen eine Kontrolle über Substanzen und Geräte auszuüben, die bei Heilverfahren eingesetzt werden, und in diesen Ländern können alle die Probleme, die in diesem Kapitel besprochen wurden, eines Tages Gegenstand einer gesetzlichen Regelung sein. In der Praxis haben jedoch die zuständigen Regierungsstellen eine Regelung durch Verordnung so weit wie möglich unterlassen und haben die Orthopäden und Ingenieure ermutigt, bei der Vorbereitung von Vorschlägen für die Zulassung und Überwachung zusammenzuarbeiten. Geht man davon aus, daß die letzte Handlung in dieser Folge die Entscheidung des Chirurgen ist, welches Implantat er verwenden will und wie, dann erscheint es mehr als unwahrscheinlich, daß etwas außer dem Nachweis beruflicher Sachkenntnis und der Sorgfaltspflicht vom Gesetz her geregelt wird. Den gesamten Gesetzesapparat auch auf die Vorstufen dieser letzten Entscheidung des Arztes auszudehnen, die durch eine allgemeine Übereinstimmung der beteiligten Parteien ausreichend kontrolliert werden können, wäre sicher nicht angebracht.

Auf jedem Betätigungsfeld, auf dem die Sicherheit besonders wichtig ist und die Hilfsmittel beschränkt sind, besteht das Problem in der Entscheidung, welche Mühe man sich mit den Kontrollen geben soll. Jeder wird sofort zugeben, daß ungeeignete Werkstoffe und gefährliche Implantate dem Chirurgen erst gar nicht zugänglich gemacht werden sollten. Andererseits ist es ein Anliegen dieses Kapitels, klarzumachen, daß es auf diesem Gebiet einen vollständigen Erfolg nicht geben kann. Da ein hundertprozentiger Erfolg nicht zu garantieren ist, müssen sich die Regierung und die Fachleute vorsehen, daß sie sich nicht aus bürokratischen Gründen in zeitraubende und lästige Verfahren verwickeln lassen, die hinsichtlich der Gesamtsicherheit für den Patienten kaum einen meßbaren Effekt bringen.

Literatur

Aubriot, J. H., Deburge, A., Schramm, P.: La prothèse Guepar. Acta Orthop. Belg. *39*, 257 (1973)

Bousquet, G. Grammont, P.: Etude expérimentale de la longevité des prothèses de hanche du point de vue mécanique. Acta Orthop. Belg. *38*, Suppl. 1, 123 (1972)

Boutin, P.: Arthroplastie total de la hanche par prothèse en alumine frittée. Rev. Chir. Orthop. *58*, 229 (1972)

Chapchal, G. (ed.): Arthroplasty of the hip. Stuttgart: Thieme 1972

Dumbleton, J. H., Miller, D. A., Miller, H. E.: A simulator for load bearing joints. Wear *20*, 165 (1972)

Freeman, M. A. R., Swanson, S. A. V., Heath, J. C.: Biological properties of the wear particles generated by all cobalt-chrome total joint replacement protheses. In: Arthroplasty of the hip. Chapchal, G. (ed.), p. 8. Stuttgart: Thieme 1972

Lagrange, J., Letournel, E.: Principes et réalisation de la prothèse totale de genou „LL". Acta Orthop. Bel. *39*, 280 (1973)

Scales, J. T., Wright, K. W. J.: Experimental methods for the assessment of wear of materials potentially useful for endoprotheses. Acta Orthop. Belg. *41*, Suppl. 1, 160 (1975)

Scales, J. T., Duff-Barclay, I., Burrows, H. J.: Some engineering and medical problems associated with massive bone replacement. In: Biomechanics and related bio-engineering topics. Kenedi, R. M. (ed.), p. 205. Oxford: Pergamon 1965

Shaw, J. A., Murray, D. G.: Knee joint simulator. Clin. Orthop. *94*, 15 (1973)

Swanson, A. B.: Low modulus force-dampening materials for knee joint protheses. Acta Orthop. Belg. *39*, 116 (1973)

Swanson, S. A. V.: The limitations of simulators. In: The evaluation of artificial joints with particular reference to joint simulators. Conference, Leeds, 16 January 1976. Wright, V. (ed.). (To be published)

Ungethüm, M, Hildebrand, J., Jäger, M., Moslé, H. G.: Ein neuer Simulator zur Testung von Totalendoprothesen für das Hüftgelenk. Arch. Orthop. Unfallchir. *77*. 304 (1973)

Walker, P. S., Gold, B. L.: The tribology (friction, lubrication and wear) of all-metal artifical hip
joints. Wear *17*, 285 (1971)
Walker, P. S., Dowson, D., Longfield, M. D., Wright, V.: A joint simulator. In: Lubrication and
wear in joints. Wright, V. (ed.), p. 104. London: Sector 1969
Waugh, T. R., Smith, R. C., Orofino, C. F., Anzel, S. M.: Total knee replacement. Operative tech-
nic and preliminary results. Clin. Orthop. *94*, 196 (1973)
Weber, B. G., Semlitsch, M.: Total hip replacement with rotation-endoprosthesis. Problem of wear.
In: Arthroplasty of the hip. Chapchal, G. (ed.), p. 71. Stuttgart: Thieme 1972
Weightman, B. O., Simon, S., Paul, I. L., Rose, R., Radin, E. L.: Lubrication mechanism of hip
joint replacement prostheses. J. Lubr. Technol. (ASME) *94*, 131 (1972)

Sachverzeichnis

J. Charnley

Low Friction Arthroplasty of the Hip

Theory and Practice

1979. 440 figures, 205 in colour, 22 tables.
X, 376 pages
Cloth DM 96,–; approx. US $ 52.80
ISBN 3-540-08893-8
Prices are subject to change without notice

One of the world's leading authorities and innovators in hip surgery describes his method of total hip arthroplasty for the first time in a single publication. The book is primarily a technical manual, profusely illustrated, and designed to guide surgeons through the operative process step-by-step. John Charnley also sets out to standardize his procedure in view of the large number of varying techniques currently being practiced throughout the world.

The book emphasizes the precise details of the operative technique (particularly the use of acrylic cement) in what the author terms "an exercise in practical mechanical engineering." In this way, the procedure becomes a series of simple steps which will assure a high rate of success like a well-tested engineering technique. Each stage is illustrated by a diagram as seen by the operating surgeon; the diagrams are accompanied with descriptive text. Thus, difficult orientations in this very exact procedure quickly become self-evident.

Total hip replacement is considered to be the treatment of choice in degenerative osteoarthritis. Long term results testify to the effectiveness of the procedure.

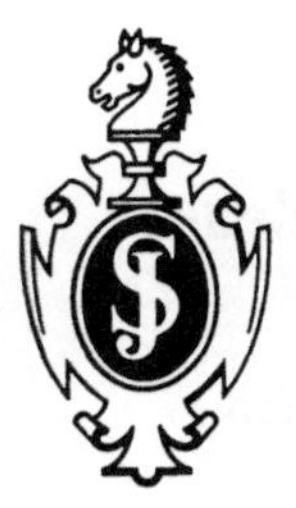

Springer-Verlag
Berlin
Heidelberg
New York